Clinical Practice of Emergency Medicine in US

美国急诊临床经验荟萃

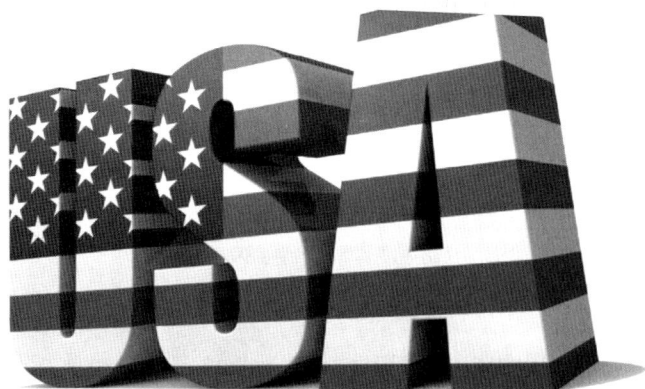

美国急诊
临床病例解析100例

(美)肖锋 / 编著

EMERGENCY MEDICINE PRACTICE IN US:
100 CASE STUDIES

中南大学出版社
www.csupress.com.cn

丁香园
WWW.DXY.CN

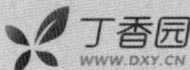

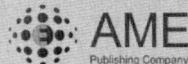

AME
Publishing Company

图书在版编目(CIP)数据

美国急诊临床病例解析100例/肖锋编著.

—长沙:中南大学出版社,2015.9

ISBN 978 – 7 – 5487 – 1891 – 8

Ⅰ.美... Ⅱ.肖... Ⅲ.急诊 – 病案 – 美国 Ⅳ.R459.7

中国版本图书馆 CIP 数据核字(2015)第 200466 号

美国急诊临床病例解析100例

肖 锋 编著

□责任编辑	李 娴 孙娟娟	
□责任印制	易红卫	
□出版发行	中南大学出版社	
	社址:长沙市麓山南路	邮编:410083
	发行科电话:0731-88876770	传真:0731-88710482
□印 装	湖南鑫成印刷有限公司	

□开 本	720×1000 1/16	□印张 18.75	□字数 365 千字
□版 次	2015 年 9 月第 1 版	□印次	2015 年 9 月第 1 次印刷
□书 号	ISBN 978 – 7 – 5487 – 1891 – 8		
□定 价	89.00 元		

总序

2008 年 4 月，美国急诊医师协会（American College of Emergency Physicians，ACEP）将急诊医学定义为：致力于诊断和治疗不可预见的疾病和外伤。2013 年 ACEP 对急诊医学临床模式（Model of the Clinical Practice of Emergency Medicine）进行了更新，进一步明确了急诊医学实践模式的三维内容，包括急诊医生的业务范畴（Physician Tasks）、患者病情判断（Patient Acuity），及急诊医学临床实践必须掌握的中心内容（Medical Knowledge，Patient Care，Procedural Skills）。国际急诊医学联盟（International Federation of Emergency Medicine，IFEM）认为急诊医学是一门临床学科，其知识和技能用以预防、诊断、治疗所有年龄的患者由于危重或急性疾病以及外伤导致的各类生理和行为紊乱；另外它还包括研究和发展院前及院内急诊医疗体系及其所需的技能。

总而言之，急诊医学兼具跨学科和综合性等专业特点。在任何一个国家和地区的医疗体系中，急诊科都是唯一一个处理所有有急性需求患者的前沿阵地。因此，作为一名急诊医生，一定要做到如下几点：知识要博而广；诊断要敏而全；治疗要精而准；操作要快而熟。

中国的急诊医学自 20 世纪 80 年代中期作为专科成立以来已经取得了突飞猛进的发展，但在专科建设、科室管理、人员（住院医师）培训、继续教育、临床实践等方面与美国相比还有很大的差距。与医学领域的其他学科相比，急诊医学尽管还很年轻，但其在循证医学方面的发展却日新月异。本系列丛书旨在通过 100 个真实的急诊病例（美国急诊临床病例解析 100 例）、200 个专题讨论（美国急诊临床必知 200 招）、365 个一日一题（美国急诊临床 365 问），向国内同仁及时介绍美国急诊临床标准化实践和基于循证医学的国际急诊医学的最新进展，对临床常见甚至罕见病例以及查房时最常碰到的问题提供科学的解答。同时，希望本系列丛书能够作为医学院临床实习学生、各专业住院医生、基层医生、全科医生、危重病医生、急诊医生，以及任何到急诊科轮转或需要处理急诊病人的其他专科医生必备的参考书。

《美国急诊临床荟萃》丛书具备如下特色：

1. 循证：及时反应当前美国和基于循证医学的国际急诊医学新理念新实践。

2. 短小：一题一答，一问一解，一个病例一个专题。

3. 易读：条理清晰，中英对照，是学习医学专业英语不可多得的辅助材料。

4. 实用：能够帮助临床医生解决实际的临床问题。

　　要了解和学习新的病例、新的必知和新的每日一题，可关注我的微信公共平台（美国急诊临床经验荟萃，或 Dr_XiaoUSA）、我的微博（微博名：Dr_XiaoUS）、丁香园急救与危重病专栏（丁香园 ID：Dr_XiaoUS），以及我与《中华急诊医学杂志》和《中国急诊网》合作的专栏：马里兰大学医学院急诊科必知（http：//blog. sina. com. cn/s/articlelist_1904076233_14_1. html）。你也可以扫描下面的二维码直接关注。同时欢迎大家通过这几个平台或下面的电子邮箱进行反馈和交流。

　　感谢 Drs. Brian Browne，Laura Pimentel 和 Fermin Barrueto 对我的支持和帮助。感谢与我同舟共济 25 年的太太（徐燕）和我的两个可爱的儿子（Adam 和 Derek）对我的理解和支持。

Feng Xiao，MD

肖锋，医学博士

美国马里兰医学中心附属 Upper Chesapeake 医院急诊科

北京和睦家医院急诊科

fxiao88@gmail. com

2014 年 8 月 28 日于美国

序

谨以本书献给在我的中美急诊医学生涯中影响最大的两位启蒙老师！

1. 中国急诊医学创始人之一，北京协和医院邵孝□教授

美国时间 2013 年 5 月 9 日下午，也就是我开始(2013 年 5 月 2 日)在新浪微刊上贴《美国急诊室故事》的第一个星期，看到了这条微博：

@清华医院王仲 V：沉痛宣告：第一届、第二届中华急诊医学会主任委员，北京协和医院急诊科创始人，我的恩师邵孝鋄教授因病医治无效于2013年5月9日20时36分在北京去世。🕯️🕯️🕯️

2013-5-10 03:16　来自三星GalaxyNote　　　　　　　转发(167)　评论(77)

作为邵老的开门弟子，我怀着沉重和怀念的心情，立刻将我受邵老熏陶的回忆以"邵老永远活在我的心中"为题贴到了我的《美国急诊室故事》上。

邵老永远活在我的心中

请允许我借用这一园地，用几张照片来悼念我最尊敬的启蒙导师邵孝鋄教授！没有邵老，就没有我的今天。

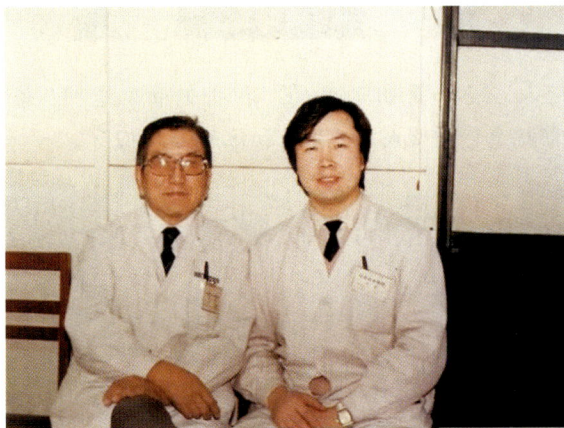

1984 年，我有幸成为邵老的急诊医学研究生。他严谨的科学作风，精湛的医术，和蔼可亲的协和老教授的风范，对急诊事业的热爱、执着、谦逊和诚实，以及与世无争的为人处事的态度，一直都是我从协和到美国一路走来的榜样。

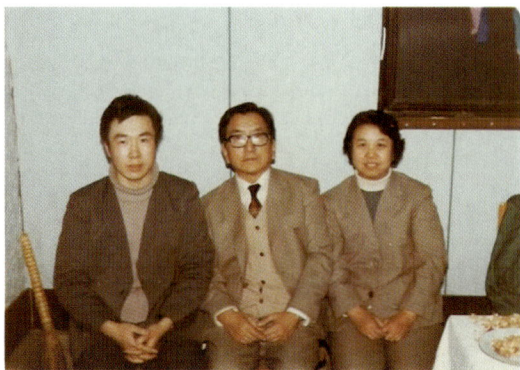

在急诊科最开始的艰苦创业阶段,邵老和我们一样战斗在第一线。记得邵老总是每天都把洗漱用具带上,以防万一。"不要只看现在,我们是在为中国急诊医学的明天打基础。"

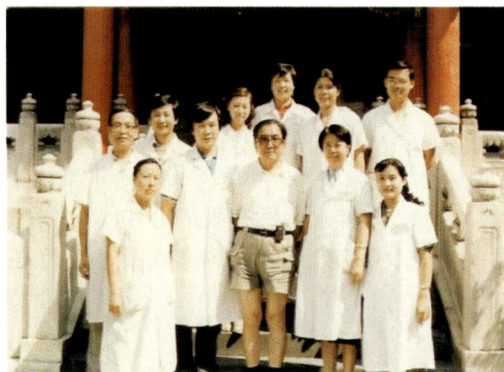

邵老的平易近人在协和是出了名的。护士们管邵老叫"老头",邵老叫她们"小鬼"。当时我们把急诊科昵称为"邵老和他的女儿们"。

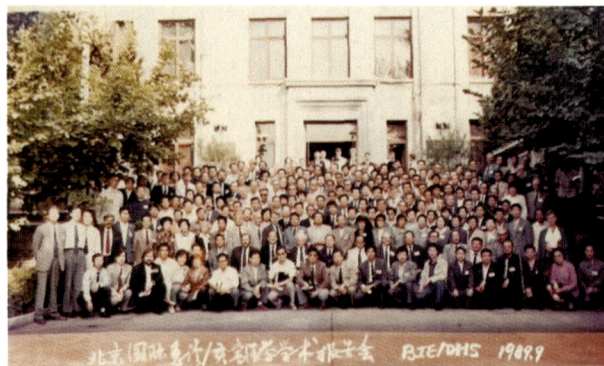

这是在邵老(第二排中)领导下，我们举办的第一届国际急诊医学会议，从此打开了与国际急诊同行交流的平台。本人在前排左二。

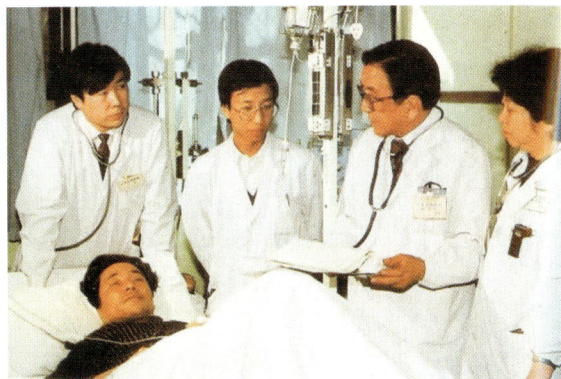

邵老不管有何事，每日的早查房和每周的主任查房必到，风雨无阻。为我们树立了光辉榜样。

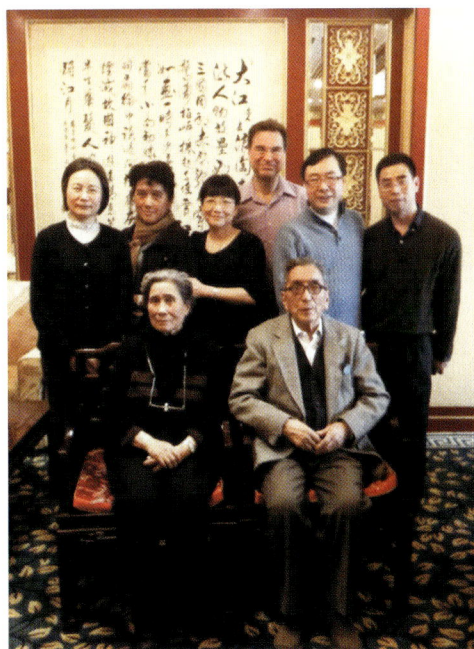

这是我和邵老全家于 2011 年 1 月 26 日在北京全聚德庆祝邵老生日时的合影。

邵老，安息吧！

永远尊敬您，爱戴您，想念您的学生，肖锋敬叩！

第二天(2013年5月11日)，我又按捺不住对邵老的思念，发表了下面的微博。

邵老永远活在我们心中！再次致敬邵孝鉷教授！

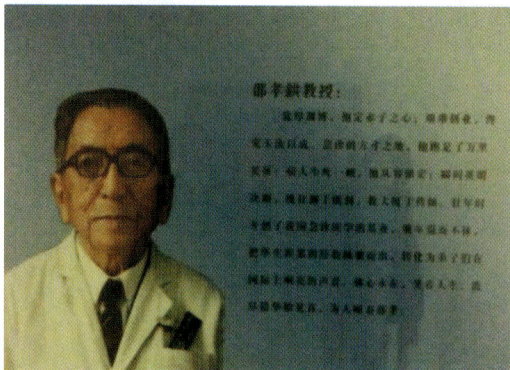

这是挂在协和医院从老楼到住院楼长廊一旁的邵老近期肖像和对邵老一生的精辟总结。今年年初因私事经过，读后感慨甚深，特拍下留念。现将内容转抄于这里，望大家共勉之，以不负老人对全国急诊医学之望！

邵孝鉷教授：

宽厚渊博，抱定赤子之心；艰难创业，终究玉汝以成。

急诊的方寸之地，他跑足了万里长征；患者生死一刻，他从容镇定；

瞬间英明决断，挽狂澜于既倒，救大厦于将倾。

壮年时开创了我国急诊医学的基业。

晚年退而不休，把毕生积累的经验倾囊而出，转化为弟子们在国际上响亮的声音。

佛心永在，笑看人生，洗尽铅华始见真，为人师表邵孝鉷。

2.国际复苏学鼻祖，国际急诊医学和危重病医学创始人之一，美国匹兹堡大学Peter Safar教授

1991年11月26日，背负着邵老的期望，我以博士后的身份来到了"Safar Center for Resuscitation Research"(Safar复苏研究中心，当时又名"国际复苏研究中心，International Resuscitation Research Center, IRRC")。由于我的出色表现，两个月内他就给了我一个独立的题目：低温在大鼠8分钟窒息性心脏骤停中的应用。三个月后，他开始按住院医师第三年的薪酬标准(年薪32000美元)付我。我还记得他当时跟我的谈话："Feng, you are exceptional!（锋，你是特例了!）"下面的几张照片见证着我在Peter身边三年的成长历程。

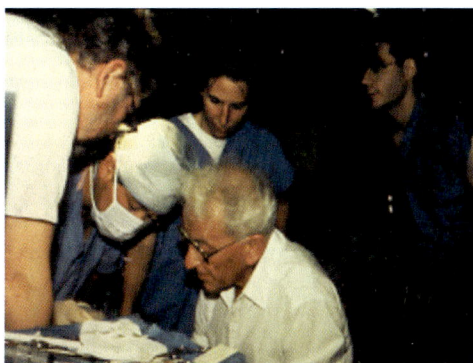

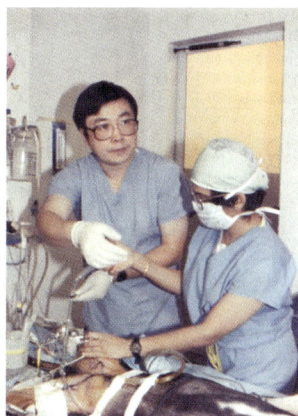

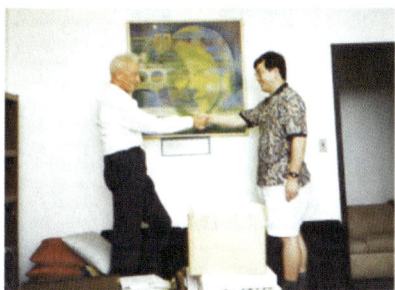

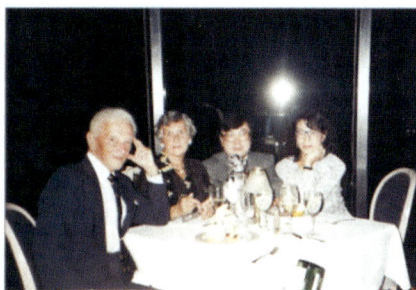

　　我和 Safar 教授的关系从老板与雇员到同事再到朋友。他在国际和国内的学术地位及政治影响在几年后我办理身份转换和住院医师申请时起到了决定性的作用。

　　作为 Safar 教授的关门弟子，我有幸成为他一生中最后和最关键的有关复苏性低温的动物实验负责人，实验结果发表在 1996 年的《脑卒中 (Stroke)》杂志。图为实验组部分成员 (包括德国、日本、巴西和挪威的医生)。

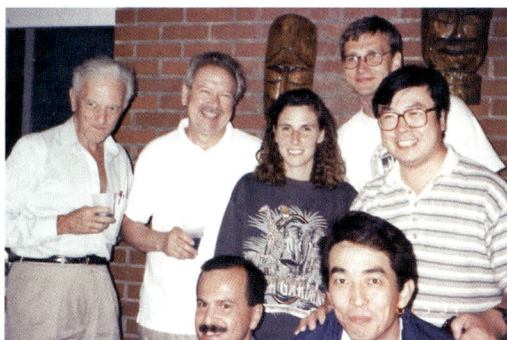

在与 Safar 教授共事的三年里，我一共发表了 8 篇原始论文和 48 篇国际和国内会议摘要。因为他要退休，我于 1994 年 9 月不得不离开，南下路易斯安娜州立大学，开始走上了通向急诊临床医学的不归路。右下图是分别时 Safar 教授赠的油画像及签字——To Feng Xiao, with affection and friendship! Peter Safar To remember the IRRC, University of Pittsburgh, 1991–1994.

在去年教师节整理回国的讲座资料时，我将两个导师赠与我的油画像放到了一起。太神奇了！不是吗！在天的二老，安息吧！

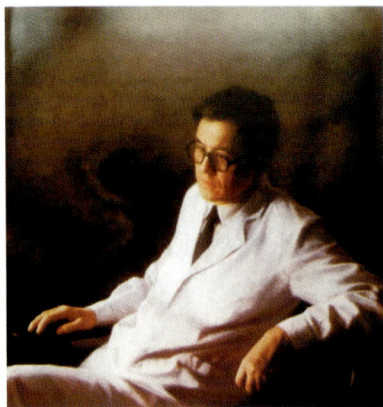

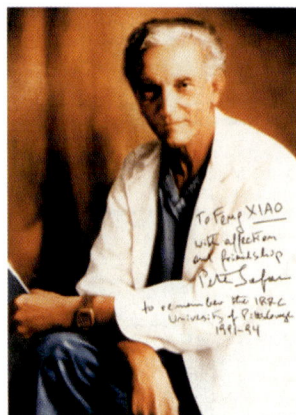

前　言

　　这些病例都是我自己和同事最近两年在美国亲自接诊过的真实病例。每个病例都具有如下的一个或几个特点：①能反应最新指南的典型病例，如急性 ST 段抬高型心肌梗死的急诊处理、介入治疗和缺血性脑卒中的急诊溶栓处理、脓毒症的急诊处理要点等。②危及脏器、肢体以及生命的疾病在急诊科的识别和处理，如主动脉夹层、主动脉瘤破裂、心包填塞、坏死性筋膜炎、骨筋膜室综合征等。③常见疾病的急诊处理，如糖尿病酮症酸中毒（diabetic ketoacidosis，DKA）、电解质紊乱、尿潴留等。④罕见并容易误诊或漏诊的病例，如棉花热、Kikuchi 病、异位双胎妊娠等。⑤常用的急诊操作，如肩关节/踝关节/指关节复位、脓肿切开引流、简易气胸导管等。

　　为了帮助读者更好地了解这些病例，理解每一个病例诊断和治疗的临床思维过程，每一个病例都从如下几个方面展现给大家：病例简介、体格检查、实验室及辅助检查、本病例的急诊诊断、本病例的处理、病程进展或随诊，以及通过本病例需要掌握的急诊医学要点。这样的编排，旨在通过层次明晰的讲述，使大家领略到不同体制下的急诊医学的理念及实践。有比较，才有鉴别、吐纳和发展。

　　衷心感谢美国马里兰医学中心附属 Upper Chesapeake 医院急诊科的全体同事在提供病例方面给予的无私帮助。

Feng Xiao，MD
肖锋，医学博士
2014 年 8 月 28 日于美国

目　录

危重病篇 (Critical Care)

心肺脑复苏篇
(Cardiopulmonary Cerebral Resuscitation)

心血管疾病篇 (Cardiovascular Emergencies)

美
国
急
诊
临
床
病
例
解
析
100
例

2

呼吸系统疾病篇（Respiratory Emergencies）

神经系统疾病篇（Neurological Emergencies）

感染性疾病篇（Infectious Disease Emergencies）

消化系统疾病篇（Gastrointestinal Emergencies）

肾脏疾病篇（Nephrology Emergencies）

血液和肿瘤疾病篇（Hematology/Oncology Emergencies）

目
录

5

骨科疾病篇（Orthopedic Emergencies）

皮肤疾病篇（Dermatology Emergencies）

临床技能篇（Clinical Skills）

美国急诊临床病例解析100例

有趣影像篇（Interesting Imagings）

其他篇（Miscellaneous）

危重病篇(*Critical Care*)

病例一：ST段抬高型心肌梗死伴糖尿病酮症酸中毒和高钾血症 (STEMI with DKA and hyperkalemia)

病史简介：患者，男，74岁，有高血压(hypertension，HTN)、糖尿病病史，冠心病伴冠状动脉血管旁路移植术后。因呼吸困难和神志不清半小时于凌晨7时由救护车送到急诊科，院前测毛细血管血糖超出正常值上限。

体格检查：

患者处浅昏迷状态，呼吸深但缓慢(每分钟8次)，双侧瞳孔等大等圆，直径为3 mm，对光反射迟钝，心、肺、腹体格检查未见明显异常，四肢皮肤无外伤。

实验室检查：

电解质示：Na^+ 124 mEq/L(mmol/L)，K^+ 8.4 mEq/L(mmol/L)。血尿素氮(BUN)77 mg/dL(27.5mmol/L)，血肌酐(BCr)3.4 mg/dL(300 mmol/L)。血糖(BG)1248 mg/dL(69 mmol/L)。血气分析示：二氧化碳(CO_2) 7 mEq/L(mmol/L)，阴离子间隙(AG)27，pH 6.9。血酮体为大量。

患者急诊心电图见图1-1：

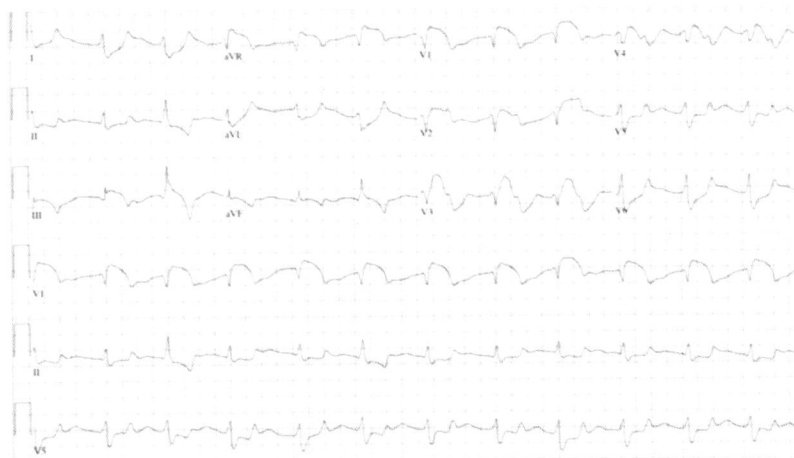

图1-1 患者急诊心电图

本病例的急诊诊断：

1. 急性呼吸衰竭(Acute respiratory failure)

2.急性前壁 ST 段抬高型心肌梗死（Acute inferior ST elevation myocardial infarction，STEMI）

3.糖尿病酮症酸中毒（Diabetic ketoacidosis，DKA）

4.高钾血症（Hyperkalemia）

5.急性肾衰竭（Acute renal failure）

6.低钠血症（Hyponatremia）

本病例的处理：

1.因患者有神志障碍，行紧急气管插管，以保持呼吸道通畅。

2.心电图显示明确的 STEMI，给阿司匹林（Aspirin）、肝素（Heparin）、氯吡格雷（Clopidogrel），具体给药方法见本病例需要掌握的急诊医学要点，并通知心导管室及心导管医生会诊。

3.患者有 DKA，因此迅速建立三个静脉通道，快速静脉滴注 0.9% 氯化钠注射液，短效胰岛素 10 U 静脉推注，然后以胰岛素每小时 5U 持续静脉滴注。

4.除上述措施（扩容、胰岛素、氯化钠）外，静脉注射葡萄糖酸钙（calcium gluconate）10 mL，以拮抗高血钾对心肌的作用。

5.液体复苏，留置导尿，监测尿量。

病程进展（经上述治疗后的系列变化）：

时间：07:20 a.m.

K^+ 8.2 mEq/L（mmol/L），CO_2 7 mEq/L（mmol/L），AG 26，BG 1248 mg/dL（69.3 mmol/L），肌钙蛋白 I（cTnI）0.07 ng/dL（μg/L）。心电图示：$V_1 \sim V_3$ 导联 ST 段抬高；I、aVL、$V_5 \sim V_6$ 导联 ST 段压低（图 1-2）。

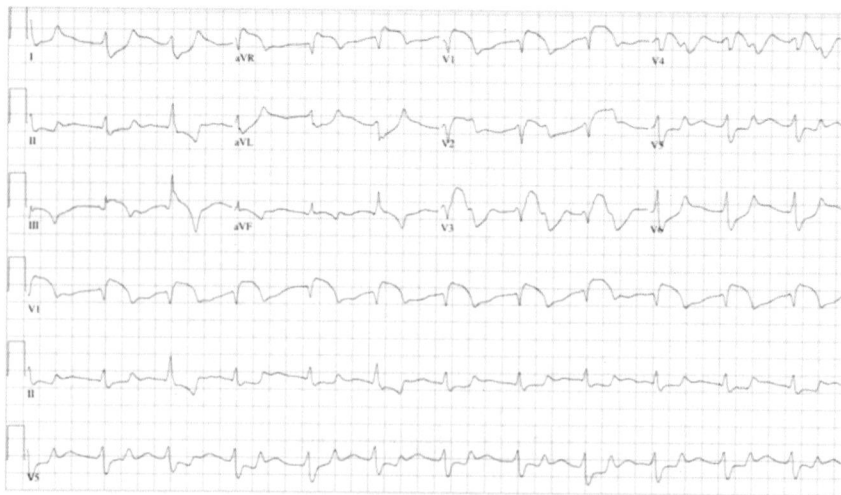

图 1-2　治疗后心电图（07:20 a.m.）

时间：07：29 a. m.

心电图示：交界性心律，$V_1 \sim V_3$ 导联 ST 段抬高有明显改善（图1-3）。

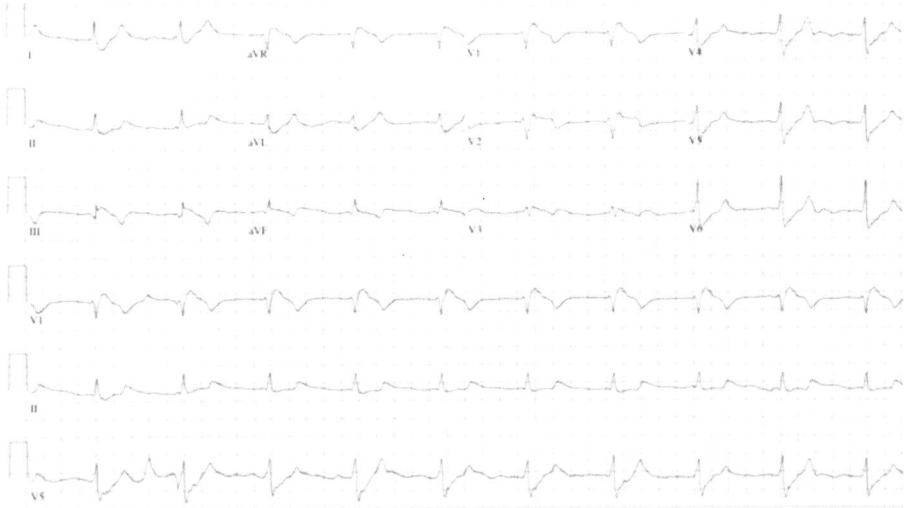

图1-3 治疗后心电图(07：29 a. m.)

时间：08：10 a. m.

K^+ 7. 5 mEq/L(mmol/L)，CO_2 7 mEq/L(mmol/L)，AG 27，BG 1202 mg/dl
(66. 7 mmol/L)。心电图示：窦性心律伴一度房室传导阻滞，Ⅲ导联 Q 波（图1-4）。

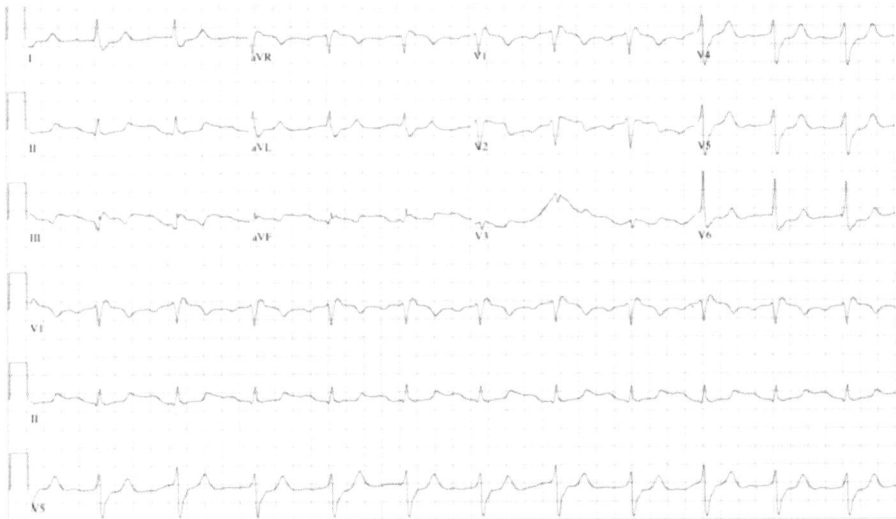

图1-4 治疗后心电图(08：10 a. m.)

时间：10:04 a.m.。

心电图示：窦性心律伴一度房室传导阻滞，ST 段恢复正常（图 1-5）。

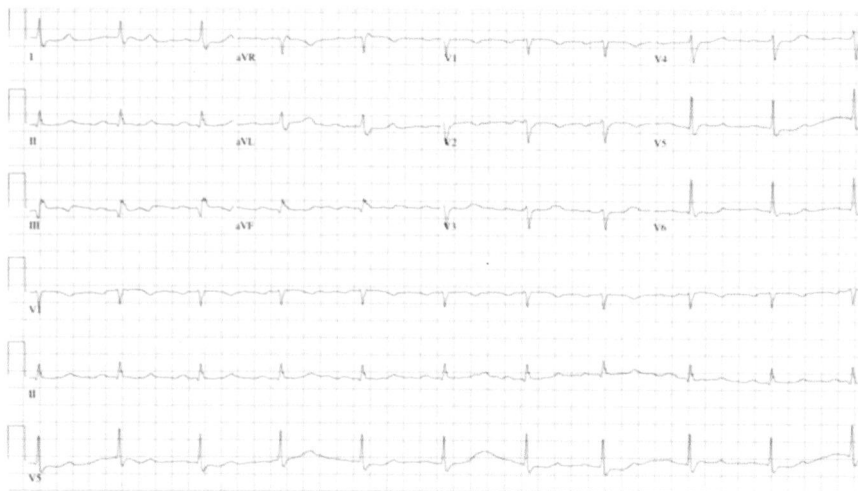

图 1-5 治疗后心电图（10:04 a.m.）

时间：12:11 p.m.

K^+ 5.9 mEq/L(mmol/L)，CO_2 13 mEq/L(mmol/L)，AG 22，BG 964 mg/dL (53.5 mmol/L)，cTnI 1.92 ng/dL(μg/L)。心电图示：窦性心动过缓，心率 51 次/min（图 1-6）。

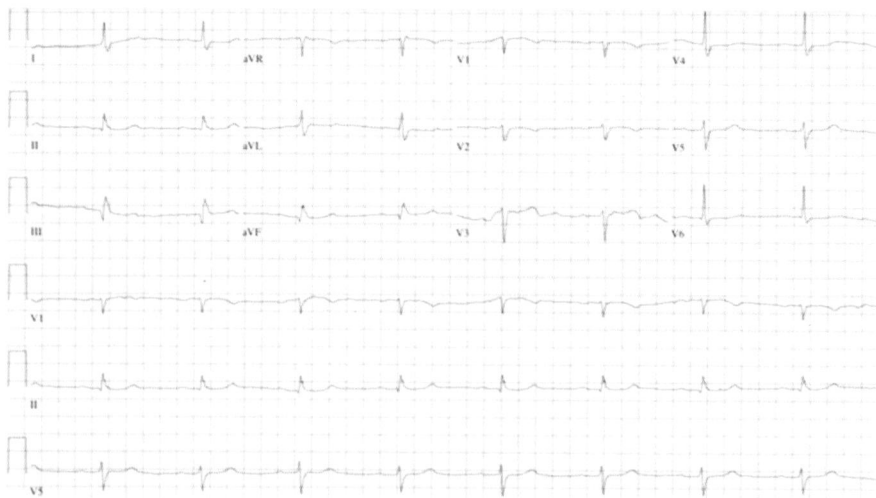

图 1-6 治疗后心电图（12:11 p.m.）

时间：第2天08:29 a.m.

K$^+$ 4.1 mEq/L(mmol/L)，CO$_2$ 22 mEq/L(mmol/L)，AG 11，Bs 146 mg/dL(8.1 mmol/L)，cTnI 6.39 ng/dL(μg/L)。心电图示：正常窦性心律，Ⅲ导联 QS 波，V$_1$ ~ V$_3$导联 rQs 波(图1 –7)。

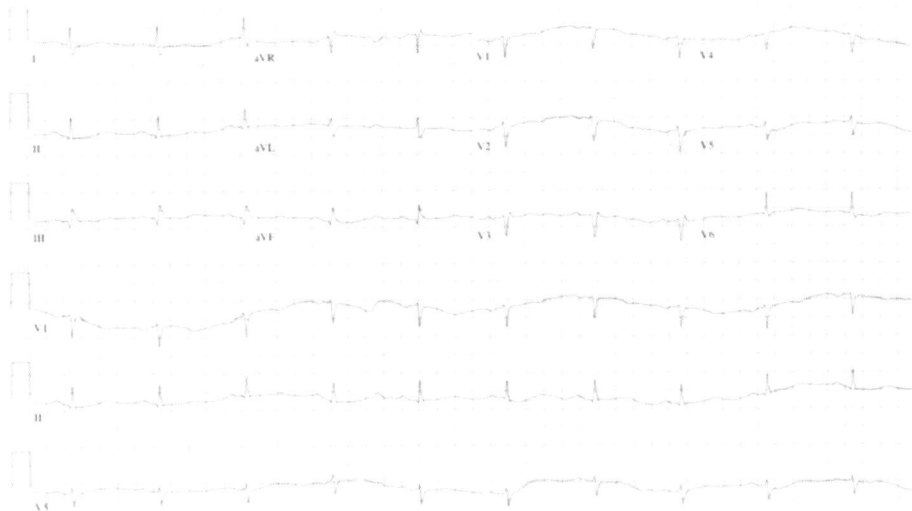

图1 –7 治疗后心电图(第二天08:29 a.m.)

时间：第3天，患者神志明显改善；第4天，拔除气管插管。

通过本病例需要掌握的急诊医学要点：

1. 对本患者进行快速顺序气管插管(rapid sequence intubation，RSI)时可以用琥珀胆碱(suxamethonium)吗？为什么？

此患者有糖尿病病史，临床已测得的血糖值非常高，糖尿病酮症酸中毒(DKA)伴高血钾可能性很大，因此不要用琥珀胆碱。因为在无神经肌肉疾病的个体中，琥珀胆碱通常会使钾短暂升高大约0.55 mEq/L(mmol/L)。而在患有神经肌肉疾病的患者中，使用琥珀胆碱钾平均增高值为1.8 mEq/L(mmol/L)(参考文献：JEM，Vol. 43，280)。

2. 对神志不清或机械通气、不能口服药物的 STEMI 患者，如何给予阿司匹林和氯吡格雷？

阿司匹林可以直肠给药，氯吡格雷可以粉碎后经胃管给予。要注意和了解所在医院提供的药物剂型和说明。

3. 能对这个患者做紧急经皮冠状动脉介入治疗(percutaneous coronary intervention，PCI)吗？可做溶栓治疗吗？

在 DKA、高血钾和急性肾衰竭的情况下，PCI 的危险性极高（会加重肾衰竭，增加发生心室颤动和心脏骤停的危险）。此时溶栓，可增加严重出血（脑和消化道出血）合并症，同时由于酸中毒和高血钾的存在，溶栓的效果也会明显减弱。因此心导管医生一般会建议先保守治疗，待病情稳定后行择期 PCI。

4. 该患者有严重的代谢性酸中毒（pH 6.9），需要给碳酸氢钠（sodium bicarbonate）吗？

DKA 时要小心应用碳酸氢钠，因其可以加重细胞内酸中毒及低血钾，在儿童 DKA 中可导致脑水肿。根据目前的指南，应用碳酸氢钠的指征包括休克或 pH < 7.0。本患者接受了碳酸氢钠 0.5 g/10 mL 缓慢静脉注射 20 mL，因为该患者的 pH 为 6.9。

5. 该患者血钠低的原因是什么？需要静脉补钠吗？

在严重高血糖状态下，过量的水分将从细胞内渗入到细胞外，进而稀释了细胞外钠浓度，导致稀释性低钠血症。超过 100 mg/dL 以上血糖的增高，将使血钠降低 1.6 mEq/L（mmol/L）。因此，该患者的实际血钠应该是 124 + [（1248 - 100）/100] × 1.6 = 142。该患者的体内绝对钠量在正常范围，因此不需要补钠。

6. 为什么不考虑这个患者有高糖高渗状态（HHS）？

DKA 和 HHS 是糖尿病患者两个严重但不同的并发症。HHS 患者的死亡率（15%）要比 DKA 高（2% ~ 5%）。HHS 的诊断标准为：血糖 > 600 mg/dL（33.3 mmool/L），渗透压 > 320，没有酸中毒，没有或轻微的酮症。这个患者有完全符合 DKA 的三联征：血糖 > 260 mg/dL（14.4 mmol/L），酸中毒和酮症没有明显检验报告。

病例二：严重脑出血（Extensive intracerebral hemorrhage）

病例简介：患者，男，93岁，有高血压、糖尿病、心力衰竭、脑卒中病史。急救医疗处（emergency medical service，EMS）送到急诊科前20分钟，患者妻子发现患者突然出现神志不清、呼吸困难、全身抽搐。

体格检查：

到急诊科时，患者神志不清，对疼痛刺激无反应，右侧瞳孔直径4 mm，左侧瞳孔直径3 mm，无对光反射，颈强直。BP 211/112 mmHg。

辅助检查：

快速顺序气管插管（RSI）后行紧急脑CT检查（图2-1）：

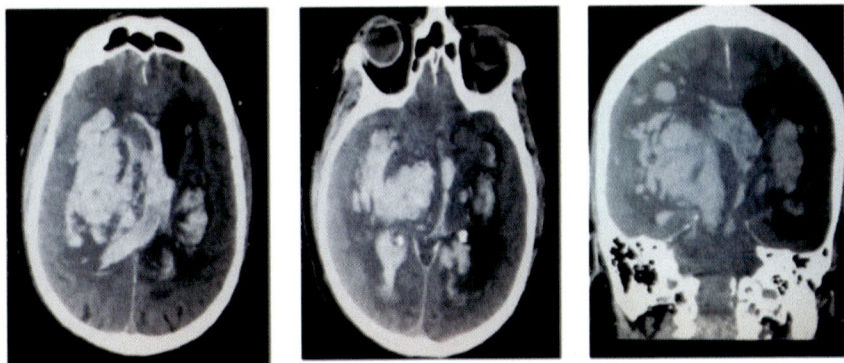

图2-1　患者脑CT影像

CT报告：①右脑室周围及基底节出血8.1 cm×5 cm×6 cm；②左额叶、顶叶、枕叶出血；③中线向左移位1.6 cm；④弥漫性脑水肿。

本病例的急诊诊断：

高血压危象伴脑出血（Hypertensive intracerebral hemorrhage）

本病例的处理：

向亲属（患者妻子，两个弟弟）交代病情，明确指出患者恢复的可能性几乎为零，继续抢救是无效的（futile），只会增加患者的痛苦。亲属完全理解，同意停止一切抢救措施，并给予适量吗啡。

病程进展：

患者两小时后去世。患者亲属全程陪在患者身旁。

通过本病例需要掌握的急诊医学要点：

1. 这位患者的情况（停止抢救，treatment withdrawal）在美国很常见，一般亲属的接受能力都很强，因为他们都知道继续抢救的后果。

2. 在国内情况非常特殊，要放弃治疗执行起来可能会遇到很多问题。

3. 个人经验

（1）要自信、果断，绝对不能含含糊糊。

（2）要将患者所有主要亲属集中到一起交代病情。

（3）强调疾病的严重性和后果（无效）。

（4）继续抢救不但不可能恢复，反而只会增加患者的痛苦。

（5）如发现有任何医疗不安全因素，一定要有保安甚至警察在现场。

病例三：你见过这么大的气道异物吗？（**Have you seen this size of foreign body in upper airway?**）

病例简介：患者，男，78 岁，曾因患缺血性脑卒中致左侧肢体肌力轻度减退，但能拄拐行走，同时伴有轻度吞咽困难。一天在医院做完康复治疗后，随亲属到附近一家西餐厅就餐，吃到一半时，患者突然出现窒息现象，周围有人立即对他实施海姆利希(Heimlich)手法急救，并从口中取出少许食物。但患者仍表现为面色、口唇青紫，呼吸表浅，神志恍惚。患者被放到地上后，成恢复位(recovery position)。

体格检查：

患者被 EMS 转到急诊室时，神志不清，呼吸极度减弱，口唇发绀，脉搏心音尚在。

本病例的急诊诊断：

气道异物窒息（Airway obstruction due to foreign body aspiration）

本病例的处理：

根据病史，立即行直视喉镜检查，发现一个大块异物完全将声门堵塞。在 Miller 喉镜直视下用 Magill 钳取出异物(见图 3 – 1，7.5 cm×5 cm ×2.5 cm 大小的牛排)。取出后还隐隐可以闻到烤牛排的香味。

取出异物后，患者呼吸没有立即改善，随即行气管插管，转入 ICU。

病程进展或随诊：

1. 转入 ICU 后，病情日渐好转，于第 4 天顺利拔管。

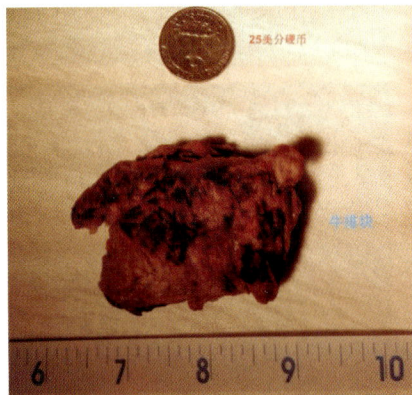

图 3 – 1 喉镜下取出的牛排异物

2. 住院第 6 天，胃肠科会诊，建议在心脏科会诊后行胃镜和经皮胃造口术。

通过本病例需要掌握的急诊医学要点：

1. 儿童吸入异物很常见，其中 80% 年龄小于 3 岁。常见异物为花生、其他坚果、爆米花。60% 异物嵌顿在右肺支气管，23% 在左肺支气管。

2. 成人异物误吸要比儿童少见，主要为蔬菜、骨头和西瓜子。也有因牙齿问题、吞咽困难，或患帕金森综合征的老年人经常会误吸没有咀嚼好的肉块，造成危急生命的呼吸道梗阻(如本例患者)，称为 cafe coronary syndrome(咖啡店冠状动脉综合征)。

3. 海姆利希(Heimlich)手法是院前抢救异物误吸的标准手法，适用于任何年龄的患者。这里以成人手法为例介绍其正确使用的 8 步法(图 3 - 2)。

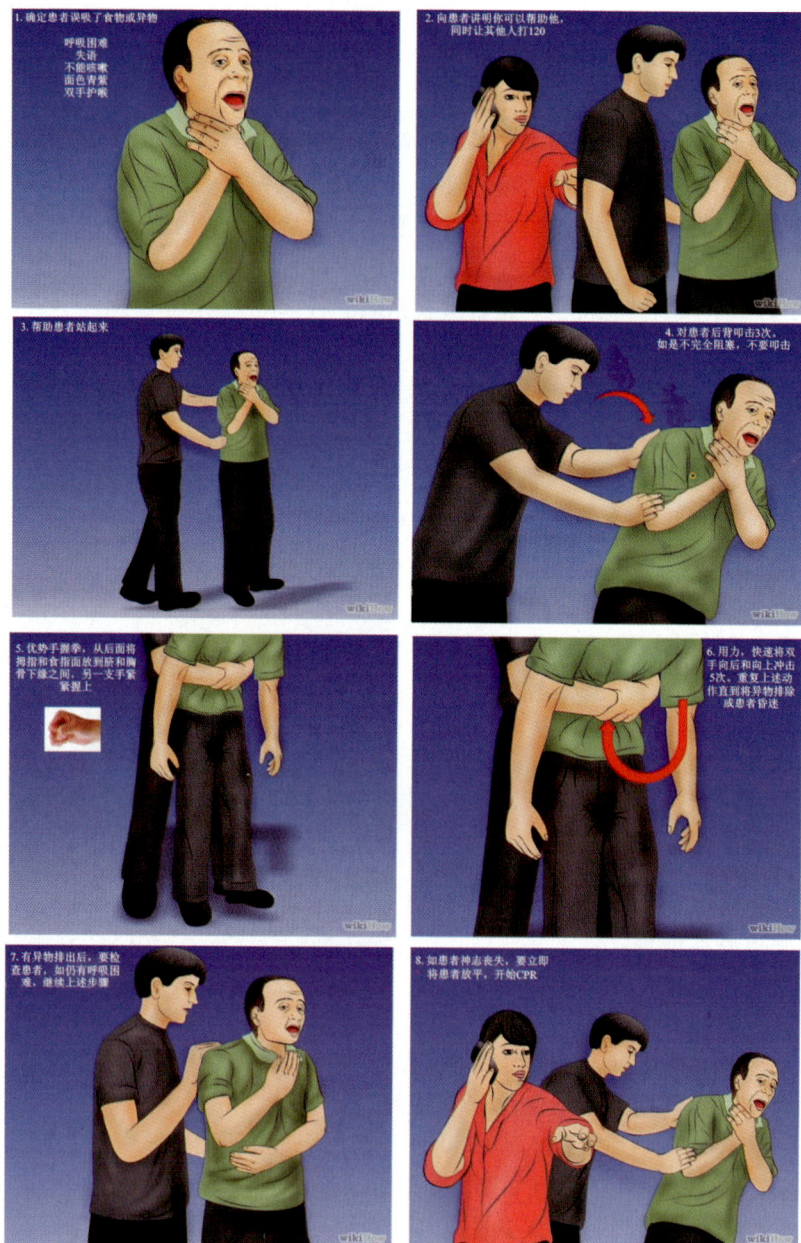

图 3 - 2　海姆利希的 8 步手法

(原图来自于 Wikihow.com，已获许可)

病例四：高血压危象，肺水肿和心房扑动 2∶1 房室传导（Hypertensive emergency with acute pulmonary edema and atrial flutter with 2∶1 conduction）

病例简介: 患者，男，58 岁，有高血压和糖尿病病史。2 周前因双侧胸腔积液和呼吸困难诊断为充血性心力衰竭。服用阿司匹林(Aspirin，ASA)、氯吡格雷（Clopidogrel）、赖诺普利（Lisinopril）、托洛尔（Metoprolol）、托伐他汀（Atorvastatin），呋塞米（Furosemide）、螺内酯（Spironolactone）、格列齐特（Gliclazide）。因呼吸困难加重来就诊。

体格检查:

BP 252/161mmHg，HR 150 次/min，RR 46 次/min，血氧饱和度 67%（面罩给氧）。坐式呼吸，大汗，口唇发绀，肺部弥漫湿啰音，双侧下肢浮肿。

辅助检查:

心电图检查见图 4 - 1：心率为 150 次/min 左右。

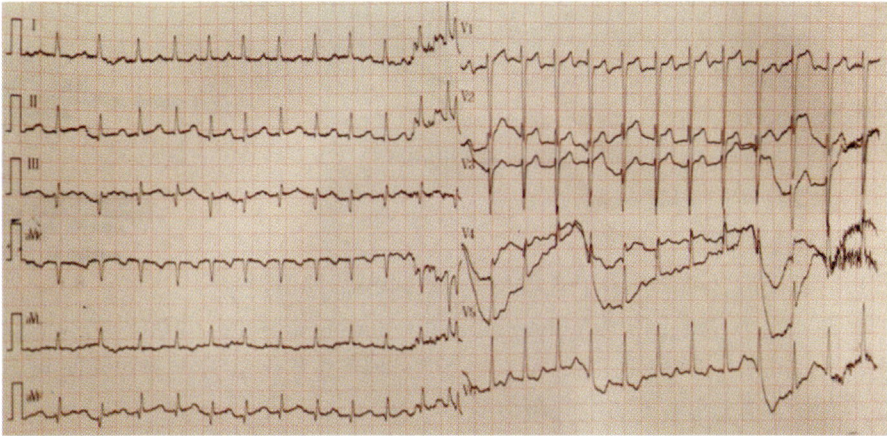

图 4 - 1 患者入院时心电图

摄胸部 X 线片(图 4 - 2)时将气管插管向内调整了 1.5 ~ 2.0 cm。

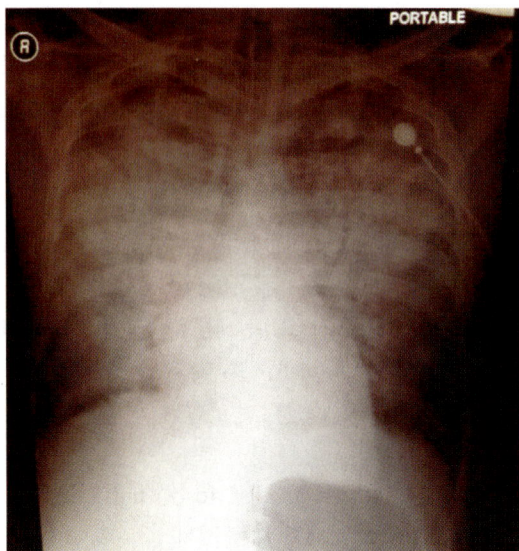

图 4-2　患者入院时胸部 X 线影像

本病例的急诊诊断：

1. 高血压危象（Hypertensive emergency）

2. 急性肺水肿（Acute pulmonary edema）

3. 急性心力衰竭（Acute heart failure）

4. 急性呼吸衰竭（Acute respiratory failure）

5. 心动过速（Tachycardiac arrhythmia）

本病例的处理：

1. 立即硝酸甘油 2 片舌下含服及呋塞米 40 mg 静脉注射。

2. 用双水平气道正压通气（bilevel positive airway pressure，BiPAP）进行非创呼吸支持（non-invasive ventilation，NIV）。5 分钟后患者病情无改善，氧饱和度在 60% ~70%，患者出现明显的呼吸疲劳。

3. 紧急快速顺序气管插管（RSI），气道见许多白色泡沫状分泌物。呼吸机呼气末正压通气（positive end expiratory pressure，PEEP）为 10 cmH$_2$O。

4. 硝酸甘油（Nitroglycerin）静脉滴注。

病程进展或随诊：

经上述紧急处理后复查心电图示心率明显增快，150 次/min，心房扑动（图 4-3）。同时，心电监护仪显示氧合指数有明显改变（图 4-4）。

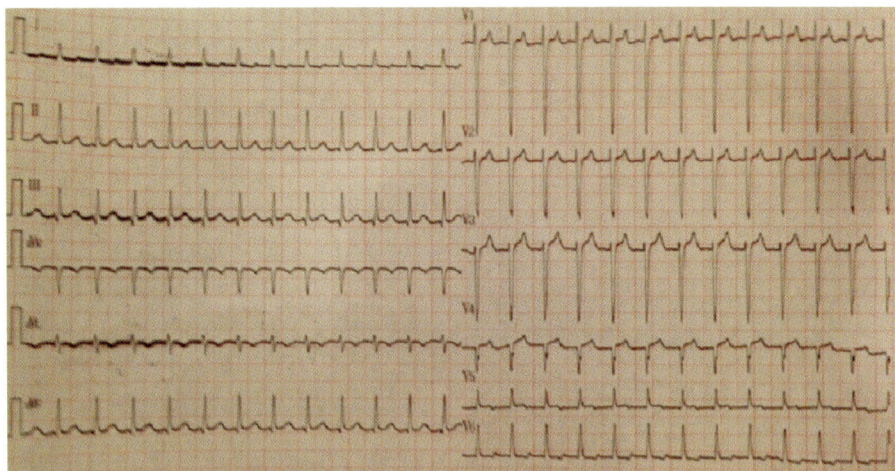

图4-3 治疗后心电图

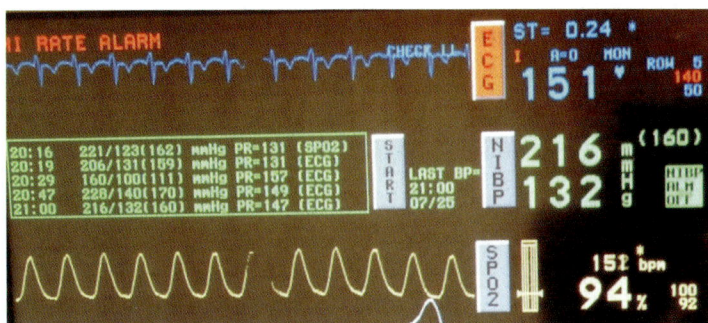

图4-4 心电监护仪显示各项指标

心电图诊断：心房扑动2:1房室传导伴快速室性心律。

在给予地尔硫草后，复查心电图示心率127次/min（图4-5），心电监护仪显示各项指标接近正常（图4-6）。

患者经几天的治疗后逐渐脱离呼吸机，神志正常。做心导管检查，显示多血管病变，冠状动脉左前降支（left anterior descending, LAD）100%阻塞，准备择期行冠状动脉旁路移植手术（coronary artery bypass grafting, CABG）。

通过本病例需要掌握的急诊医学要点：

1. 心房扑动2:1房室传导通常表现为规则的（regular）心律。

2. 对有器质性疾病的中老年患者，无其他明显原因心率持续在150次/min左右的，要考虑有心房扑动2:1房室传导。

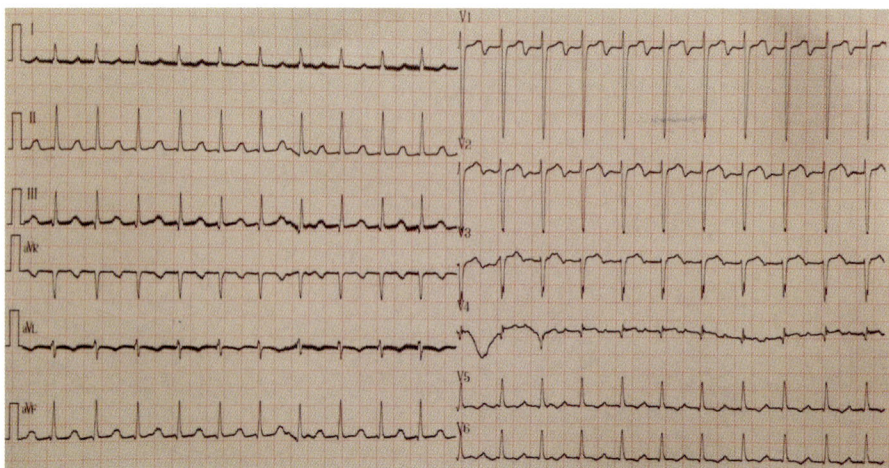

图 4 - 5 服用地尔硫䓬后心电图

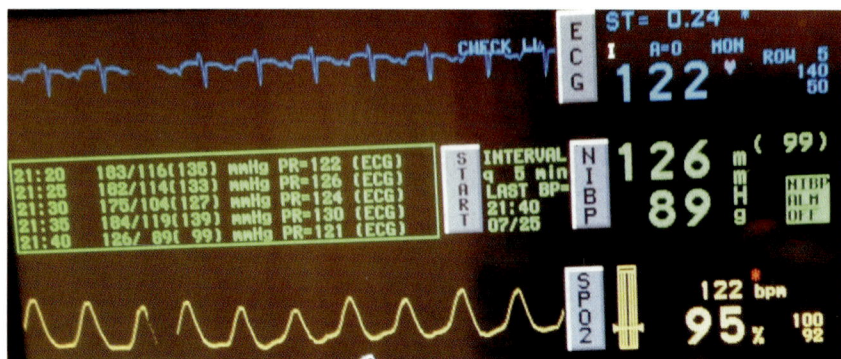

图 4 - 6 服用地尔硫䓬后心电监护仪显示的各项指标

3.一定要仔细研究心电图,可以发现隐藏的规律性 P 波(此患者心电图的 V₅、V₆ 导联,如图 4 - 7 红箭头所示)。

4.如不确定,可给地尔硫䓬,如诊断明确,心率会降下来,心房扑动性 p 波会更清楚,具有治疗和诊断作用(见图 4 - 5)。

5.基于本病例的严重性和需要尝试 CPAP/BiPAP 的必要性(需要患者合作),可以不应用吗啡。另外,最近有很多文献证实吗啡在急性心力衰竭中的应用会增加呼吸支持的频率,延长住院时间,增加死亡率(2010 HFSA 和 2009 AHA/ACC 科学年会中都没有谈到应用吗啡)*。

---

* HFSA:美国心力衰竭学会;AHA/ACC:美国心脏协会与美国心脏病学会。

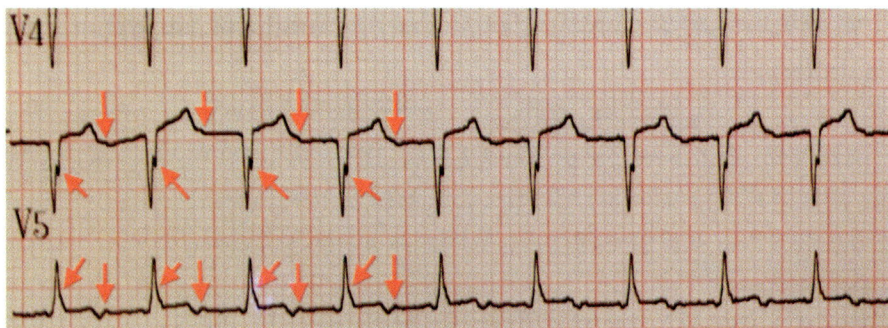

图 4 – 7　V₅、V₆ 导联心电图

6. 本例使用的地尔硫䓬是在下列情况下慎重考虑后试用的：①完全呼吸支持后；②氧合指数明显改善后；③持续性心房扑动 2∶1 房室传导伴快速心率会加速和恶化心功能。本例没有考虑使用胺碘酮，在不知心房颤动（A-flutter）的发生时间和心脏条件（有无心内血栓）的情况下，要小心胺碘酮潜在的转复作用。

病例五：乳突炎引起的硬脑膜下脓肿（Subdural empyema due to mastoiditis）

病例简介： 患者，男，56 岁，因患艾滋病（HIV）予以三联用药。3 天前出现左耳痛，服用阿莱格拉（allegra）无好转。2 天前体温 104°F（40℃），12 小时前出现神志改变和失语。就诊前不能行走，从床上摔下，没有伤到头部。

体格检查：

T 97.4°F（36.3℃），P 93 次/min，RR 16 次/min，BP 110/84 mmHg，血氧饱和度 99%（室内氧）。嗜睡但易唤醒，双侧瞳孔等大等圆，直径约 3 mm，对光反身灵敏，左耳鼓膜充血，左乳突有压痛，神经检查不配合。

实验室及辅助检查：

WBC $34.25 \times 10^3/\mu L$（$34.25 \times 10^9/L$），乳酸（lactate）1.9 mmol/L。

头部 CT 如图 5 − 1 所示（注意两侧对比）：左侧 6 mm 硬膜下低密度改变（红箭头），伴 5 mm 左到右中线移位（绿箭头），左乳突部分实变（黄箭头）。

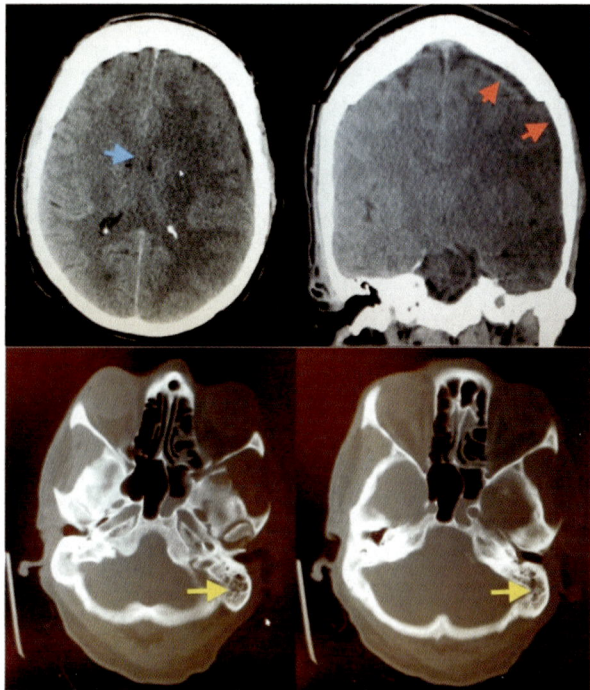

图 5 − 1　患者头颅 CT 影像

本病例的急诊诊断：

1. 左侧硬脑膜下脓肿（Left subdural empyema）

2. 左侧乳突炎（Left mastoiditis）

3. 艾滋病服药治疗后

本病例的处理：

予以广谱抗生素万古霉素（Vancomycin）和哌拉西林－三唑巴坦（Piperacillin-tazobactam）治疗，后转至约翰·霍普金斯医院（Johns Hopkins Hospital）。

病程进展或随诊：

患者接受了紧急脑脓肿清洗及引流，患者出院时有轻微的智力障碍。

通过本病例需要掌握的急诊医学要点：

1. 乳突炎的颅内合并症是有生命危险的，需要紧急处理。发病率大约在 0.1%～2.0%，包括化脓性栓塞性血管炎、脑膜炎和颅内脓肿。

2. 凭经验应用抗生素要针对耐甲氧西林金黄色葡萄球菌（methicillin-resistant staphylococcus aureus，MRSA）和铜绿假单胞菌（pseudomonas aeruginosa）。

心肺脑复苏篇
(*Cardiopulmonary Cerebral Resuscitation*)

病例六：心脏骤停（Cardiac arrest）

病例简介：患者，女，46岁，有糖尿病病史，嗜酒，被家人发现俯卧在地板上神志不清，周围大量咖啡样呕吐物。现场急救员（paramedics）发现患者是心脏停搏（asystole），立即开始心肺复苏术，同时进行气管插管和吸氧。入院前第二期复苏时间20分钟，共注射了3支肾上腺素。

体格检查：

到急诊科后，患者无反应，仍为心脏停搏，继续予以CPR，证实了气管插管的位置。

实验室及辅助检查：

测毛细血管测血糖显示超出正常值，床旁超声检查，仪器无反应。

但是在给予肾上腺素1 mg（2支）、碳酸氢钠10 mL（1支）和氯化钙10 mL（1支）后，患者自主循环恢复（restoration of spontaneous circulation，ROSC），但血压只能由多普勒仪（dopplerable）听到。测心电图如图6-1，显示QRS波增宽心律紊乱。

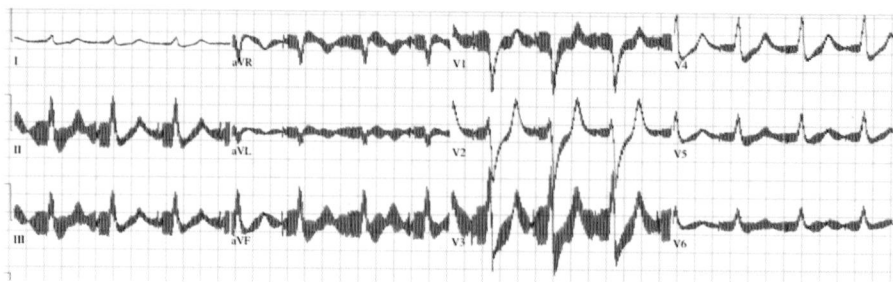

图6-1

本病例的急诊诊断：

还记得导致心脏停搏和无脉电活动（pulseless electrical activity，PEA）的 Hs（Hypovolemia：低容量；Hypoxia：缺氧；Hydrogen ion：氢离子增高 - 酸中毒；Hypokalemia/hyperkalemia：低钾或高钾血症；Hypoglycemia：低血糖；Hypothermia：低温）和 Ts（Toxins：中毒；Tamponade：心包填塞；Tension pneumothorax：张力性气胸；Thrombosis：血栓栓塞；Trauma：外伤）吧？

这位患者目前发现有如下几项：

1. Hypovolemia（低容量，消化道出血）

2. Hypoxia（低氧，心脏骤停前的呼吸紊乱）

3. Hyperkalemia（高钾血症，上述心电图显示 QRS 增宽伴高尖 T 波，由代谢性酸中毒导致的钾由细胞内向细胞外移动）

4. Hydrogen ion（糖尿病酮症酸中毒）

本病例的处理：

复苏后处理（post-resuscitation care）1（在血气分析和实验室检查结果回来前进行的急救处理）：

1. ROSC 后，给予 10 U×2 支胰岛素，实验结果回来后，又给了 10 U，同时以每小时 5 U 持续静脉滴注。

2. 放置 3 腔深静脉管和动脉管。

3. 继续补充液体（共 4 L 0.9% 氯化钠注射液）。

4. 给氯化钙 10 mL（1 支）。

5. 静脉给予碳酸氢钠 10 mL（1 支）。

6. 去甲肾上腺素（Norepinephrine）0.5 mg（1 支）。

7. 低温监护。

8. 放置胃管，引流出中等量的咖啡样胃内容物。

9. 泮托拉唑钠（Protonix）40 mg（1 支）溶解后加入 0.9% 氯化钠注射液中静脉滴注。

实验室结果：

血气分析结果：pH 6.91，二氧化碳分压 34 mmHg，氧分压 458 mmHg，HCO_3 小于正常值下限，血红蛋白（Hb）7.0 g/dL（70 g/L），血细胞比容 21%（0.21 L/L），K 7.7 mEq/L（mmol/L），BUN117 mg/dL（41.7 mmol/L），BCr 7mg/dL（618.8 mmol/L），BS 956 mg/dL（53 mmol/L），AG 40，乳酸 21 mmol/L，乙醇：阴性。

复苏后处理（post-resuscitation care）2：

1. 继续上述生命支持。

2. 快速输注新鲜同型全血 900 mL。

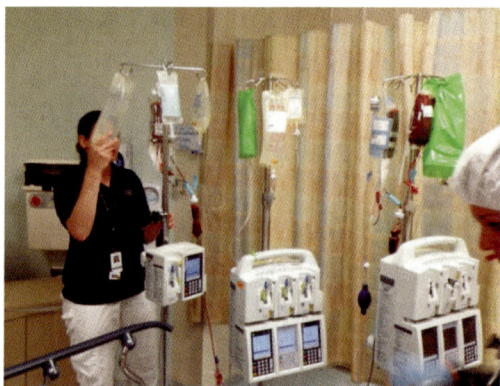

图 6 - 2 　ICU 病房

3. 将呼吸机潮气量从 350 mL 升至 400 mL。

病程进展或随诊：

在患者被转入 ICU 后，病情继续恶化，出现多脏器衰竭和 DIC，患者亲属决定放弃治疗。患者于当日半夜拔除气管插管，几小时后死亡。

通过本病例需要掌握的急诊医学要点：

1. 心脏骤停后综合征（post-resuscitation syndrome）的处理

（1）心脏骤停后综合征处理的目的是减轻脑损伤、心脏损伤和炎性介质反应。

（2）应用治疗性低温监护以保护神经系统。

（3）完全控制呼吸道：如在抢救时没有气管插管，应及时补插；不要过度通气，避免过度给氧（保持氧饱和度在刚过 90%）。

（4）控制血压：最好放置动脉导管以监测血液动力学指标；理想的平均动脉压为 80 ~ 90 mmHg；低于此值时，可使用升压药，防止低血压的发生是非常重要的。

（5）治疗造成心脏骤停的原因：如考虑是心脏因素，要将患者送到心导管室；在插入心导管前或心导管中都要保持低温；2013 年国际急救医学学会 STEMI 指南将有 ECG 显示 STEMI 的心脏骤停后患者的低温和心导管治疗列为第一类适应证。

（6）镇静和肌肉松弛：颤抖会增加机体代谢和热的产生；一旦有颤抖，就要给肌松药；苯二氮䓬类可帮助防止颤抖。

（7）癫痫的控制：如患者处于瘫痪状态，要考虑做脑电图检查；苯二氮䓬类和丙泊酚的适量使用会起到预防作用；没有文献支持抗癫痫预防性用药；一旦见有癫痫发作，要积极处理。

（8）血糖控制：保持血糖在正常范围；不需要严格控制；什么是理想的血糖范围还不清楚。

（9）预防性抗生素：虽然误吸是非常常见的，如胸片或临床上没有吸入性肺炎的征象，积极使用抗生素是无益的。

（10）激素：无证据支持激素类药的常规使用；在顽固性低血压或有肾上腺功能低下病史时，可考虑应用。

（11）肾脏替代治疗：不需要常规使用肾透析治疗；应随时监测电解质和尿量。

2. 临床轻度低温（mild hypothermia）监护

（1）背景资料

大多数研究侧重于轻度低温（32℃～35℃）监护；多个应用模型证实：脑损伤（出血性/缺血性脑卒中，外伤）、脊髓损伤、肝性脑病、新生儿缺氧缺血性脑病在临床上运用轻度低温监护有较好疗效。

（2）作用机制

神经保护作用（最有力的数据）：①降低脑葡萄糖和氧的消耗和新陈代谢；②减少酸中毒及氧自由基；③最大限度地减少脑水肿和血栓形成；④导致脑电活动稳定和升高癫痫发作阈值。

心肌保护作用（可减少梗死面积）：①增强细胞膜和线粒体的稳定性；②提高三磷酸腺苷（ATP）的生产；③改善心肌微血管及血流量。

（3）应用指征

①心脏骤停自主循环恢复（ROSC）；

②心室颤动/室性心动过速恢复正常后可改善 6 个月的神经恢复和生存率；

③由于 ST 段抬高型心肌梗死造成的心脏骤停（及时就诊并应用气囊，可改善 6 个月的神经恢复和生存率）；

④心搏停止/PEA（没有明确的利处，但无害）；

⑤新生儿缺氧缺血性脑病。

（4）如何低温监护

诱导阶段：体温尽可能快速降温至32℃～35℃；用4℃液体输液、镇静，可考虑用镁制剂预防发抖；必要时使用肌松药。

维持阶段：12～24 小时内保持在 32℃～35℃；间歇使用冰袋；外部用降温毯；血管内设备降温。

复温阶段：以每小时将体温升0.25℃的速度逐渐使体温恢复到36℃～37℃。

（5）潜在的并发症

可能发生并发症，但一般没有什么临床意义。

常见的并发症包括心肺异常：心动过缓、低血压、心律失常、肺水肿；细胞和体液免疫降低；凝血功能障碍及血小板减少症；改变药物代谢(CYP450)。

参考文献

[1] Reynolds JC, Lawner BJ. Management of the post-cardiac arrest syndrome. Journal of Emergency Medicine, 2012, 42: 440 – 449.

[2] Ice ice baby! A decade of therapeutic hypothermia. Medscape Apr 12, 2013.

[3] Therapeutic hypothermia after cardiac arrest. Circulation, 2013, 127: 244 – 250.

[4] Hypothermia therapy: neurological and cardiac benefits. J AM Coll Cardiol, 2012, 59(3): 197 – 210.

[5] Circulation. Cardiovascular Interventions, 2010, 3: 400 – 407.

病例七：海洛因中毒致心脏骤停（Cardiac arrest due to heroin overdose）

病例简介： 患者，男，31岁，喝酒和使用海洛因后心脏骤停，现场二期复苏术（ACLS）时间为30分钟。

体格检查：

到达急诊科时，CPR仍在进行中，患者仍无呼吸和心跳。

本病例的急诊诊断：

1. 心脏骤停（Cardiac arrest）

2. 海洛因中毒（Heroin intoxication）

本病例的处理：

由于患者年轻，又有毒物中毒史，因此又继续进行了大约30分钟的ACLS，包括使用纳洛酮（Naloxone）。最后尝试使用静脉脂肪乳（Intralipid）后自主循环恢复，实施降温后转入ICU。

病程进展或随诊：

到ICU的第2天，通过核素脑血流图和脑电图检查，临床确诊为脑死亡。由于要为器官移植做准备，患者继续接受生命支持，包括血液透析，以改善和维持各脏器功能。

通过本病例需要掌握的急诊医学要点：

1. 静脉输注脂肪乳在急诊医学中应用的新认识

静脉输注脂肪乳目前主要用于顽固性的局部麻醉药、抗精神病药中毒，例如布比卡因（Bupivacaine）、β受体阻滞药、钙拮抗药维拉帕米（Verapamil）、三环抗抑郁药阿米替林（Amitriptyline）和可卡因（Cocaine）等。目前还没有用于海洛因中毒方面的报告。

它对亲脂性药物更有效可能是因为其作用机制："脂肪沉淀（脂肪库）"。这种机制是指脂质将药物包裹使其与药物受体分离或沉淀在血管内间隙。最近的一篇论文谈到了另外一种机制：认为脂肪乳有直接增强肌力的效果。

当危及生命的心律失常（如宽QRS室速/QT延长）对常规治疗（碳酸氢钠和镁）无效时，可考虑将静脉输注脂肪乳作为一个新的大有希望的治疗方案。

建议静脉输注脂肪乳的初始剂量为1.5 mL/kg（20%的脂肪乳剂）。然后以0.25 mL/（kg·min）的速度静脉注射。最近的一篇论文对美国毒物控制中心进行了调查，发现美国30/45毒物中心有明确的使用脂肪乳的方案。美国毒物控制中心也越来越推荐它的使用。

静脉输注脂肪乳曾经被认为只是一种用于抢救末期的实验性治疗，但将来它可能成为主要的抢救手段，对其安全性和治疗效果的认知也将会继续增加。

2. 脑死亡的诊断标准

脑死亡是指脑和脑干功能的永久丧失(6~24 小时内)。其诊断通常可以通过床旁检查完成。

临床床旁检查的必备前提：临床或神经影像学符合急性中枢神经系统损伤；排除了其他脑死亡可能的原因(如电解质紊乱、酸碱失衡、内分泌或循环衰竭)；排除了中毒，体温在36℃以上；收缩压高于 100 mmHg(可以用升压药)。

神经系统检查：昏迷，对疼痛无反应，下列反射都为阴性(瞳孔对光反射，角膜反射，眼前庭反射，咽反射)，经气管导管吸痰时无咳嗽反射。

窒息试验阳性：在上述所有指标满足后，才可以做窒息试验。停止呼吸机辅助呼吸后 8~10 分钟仍没有自主呼吸，肺泡二氧化碳分力(PaCO_2)大于 60 mmHg 或高于患者正常水平 20 mmHg。

辅助检查：在临床诊断有困难的情况下，可做脑血流图和脑电图检查。

参考文献

[1] Arora N, Berk W, et al. Usefulness of Intravenous Lipid Emulsion for Cardiac Toxicity from Cocaine Overdose. The American Journal of Cardiology. Volume 111, Issue 3. Feb 2013.

[2] Fettiplace MR, Ripper R, Lis K. Rapid Cardiotonic Effects of Lipid Emulsion? Infusion. Crit Care Med, 2013.

[3] Christian MR, Pallasch EM, Wahl M, et al. Lipid Rescue 911: Are? Poison Centers Recommending Intravenous Fat Emulsion Therapy for? Severe Poisoning? J Med Toxicol, 2013 – 5 – 10.

[4] Wijdicks EF, Varelas PN, Gronseth GS, et al. Evidence-based guideline update: determining brain death in adults: Report of the Quality Standards Subcommittee of the American Academy of Neurology. Neurology, 2010, 74(23): 1911 – 1918.

心血管疾病篇（*Cardiovascular Emergencies*）

病例八：早期 ST 段抬高型心肌梗死患者的动态 ECG（Dynamic ECG evolution from STEMI）

病例简介：患者，男，57 岁，即往体健，不吸烟，无冠心病家族史。在健身时突然出现胸前区疼痛，伴呕吐，大汗。健身房工作人员紧急呼叫 911。

17:00，救护车抵达现场，立即给予阿司匹林和硝酸甘油舌下喷雾，紧急做第 1 次心电图检查（如图 8-1）。

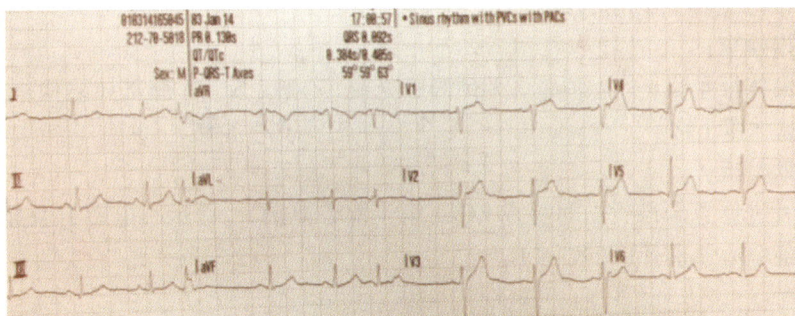

图 8-1　患者第 1 次心电图

17:05，患者疼痛有所缓解，做第 2 次 ECG 检查出现如下改变（图 8-2）。将心电图检查结果传回急诊科。

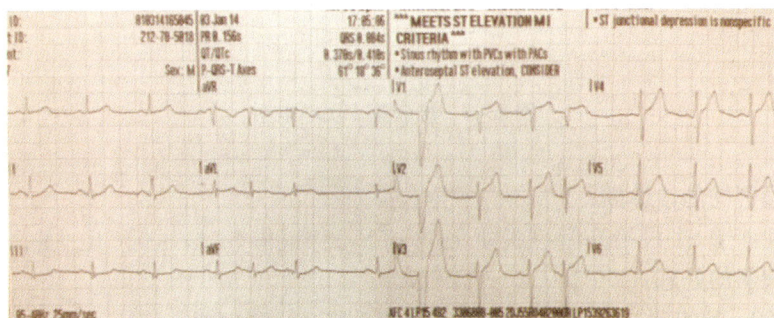

图 8-2　患者第 2 次心电图

17:07，给患者做第3次心电图检查如图8-3所示。

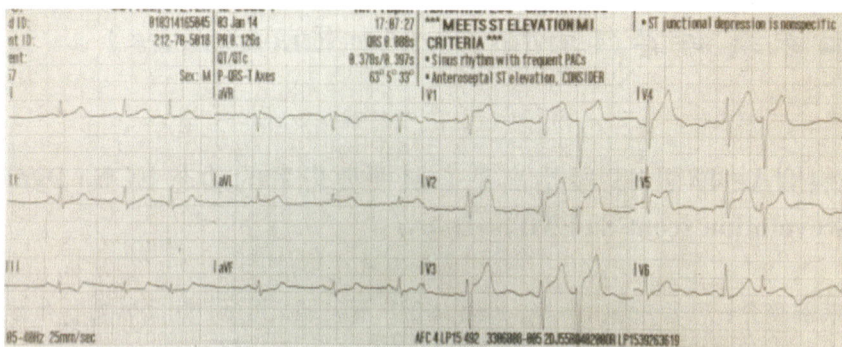

图8-3　患者第3次心电图

17:11，患者抵达急诊科。

体格检查：

生命体征平稳，神志清楚，无颈静脉充盈，心脏、肺部、腹部体格检查未见异常，动脉脉搏正常。

辅助检查：

患者进住急诊科后立即复查ECG（第4次心电图），所示心电图有明显ST段抬高伴前壁心肌梗死（图8-4）。

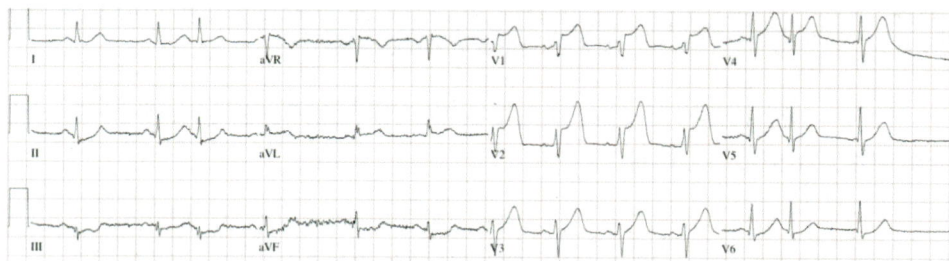

图8-4　患者第4次心电图

本病例的急诊诊断：

急性前壁ST段抬高型心肌梗死（$V_1 \sim V_5$）伴镜像ST段压低（Ⅱ，Ⅲ，aVF）。

本病例的处理：

17:09，呼叫所有心导管室人员，包括心脏介入科医生。

17:11，患者到达急诊科。

17:23，肝素 4000 U 静脉注射。

17:25，氯吡格雷（Clopidogrel）600 mg 口服。

17:26，吗啡 4 mg，肌内注射。

17:27，通知 ICU 医生。

17:40，患者转入心导管室。

病程进展或随诊：

心导管诊断：左前降支（LAD）100% 阻塞，置入支架后血流完全恢复，症状缓解。

通过本病例需要掌握的急诊医学要点：

急性心肌梗死早期心电图改变：在典型 ST 段抬高出现前，患者的心电图可以正常或有高宽大的 T 波。因此，密切动态观察心电图变化在诊断和处理急性 ST 段抬高型心肌梗死时是十分重要的。

病例九：导管介入治疗中心的 ST 段抬高型心肌梗死患者的急诊处理（STEMI management in a PCI center）

病例简介：患者，女，89 岁，有高脂血症病史。20:00 出现胸前区疼痛，伴呼吸困难，大汗。

21:42，我们收到院前急救车传来患者的 ECG（图 9-1），心电图示广泛心前壁及高侧壁 STEMI。

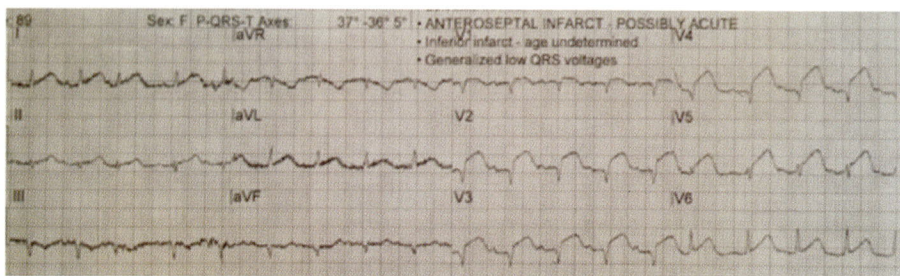

图 9-1 患者院前心电图（第 1 次检查）

21:43，与心脏介入科医生联系，并通知导管介入治疗 PCI 中心团队。（说明：这是我工作的第一家医院，是 PCI 中心。）

21:45，接到 EMS 有线报告，5 分钟内将送来一个 89 岁的女性，有高血脂病史。20:00 出现胸前区疼痛，伴呼吸困难，大汗。他们已给患者口服阿司匹林和 2 片硝酸甘油，症状无明显缓解。

21:50，患者抵达急诊科，胸痛指数仍为 10。

体格检查：

BP 122/70 mmHg，HR 100 次/min，RR 24 次/min，血氧饱和度 92%（室内氧），没有颈静脉怒张，双肺呼吸音清晰。

辅助检查：

心电监测出现短暂室性心动过速。入院后心电图检查（第 2 次），示 ST 段抬高较院前加重（图 9-2）。

本病例的急诊诊断：

广泛前壁及高侧壁 STEMI 伴房性期前收缩（Anterolateral STEMI with PACs）

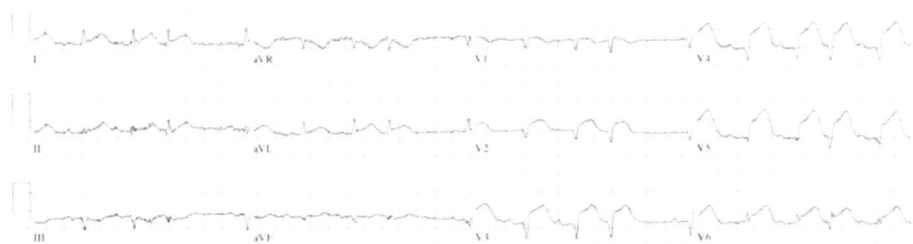

图 9 - 2　患者入院后心电图(第 2 次检查)

本病例的处理：

静脉滴注硝酸甘油 5 mg，静脉注射吗啡 10 mg，氯吡格雷(Clopidogrel)600mg 口服，同时静脉注射肝素 2500 U。没有给血小板抗糖蛋白 I b/ III a 受体药(基于患者的年龄，需要冠状动脉旁路移植手术的可能性大)；静脉注射胺碘酮 150 mg，然后 1 mg/min 静脉滴注。

22:10，第 3 次行心电图检查(见图 9 - 3)，所示 ST 段略有恢复。疼痛指数还有 7/10。

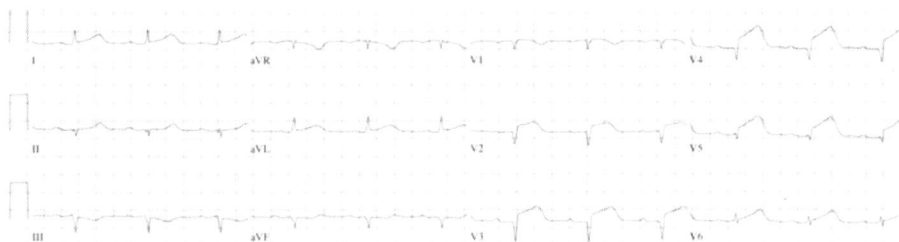

图 9 - 3　患者第 3 次心电图

22:30，患者送达心导管室。

病程进展或随诊：

23:30，从心导管室转入 ICU。左心导管显示左前降支 100% 阻塞，成功置入了一个支架，疼痛立即缓解。2 小时后肌钙蛋白 I (cTn I)从正常升到 40 ng/dL (μg/L)。

通过本病例需要掌握的急诊医学要点：

1. 马里兰大学附属 Upper Chesapeake 医学中心是政府认定的 PCI 中心，要求所有的 PCI 应该在患者到达医院后的 90 分钟内进行。本病例为 40 分钟(即 Door-to-needle 时间)。

2. 在美国，患者如在院前诊断为 STEMI，可越过其他的医院，直接送达认证

心血管疾病篇

的 PCI 中心。

3.考虑本病例出现的室性心动过速是在再灌注前，为防止心室颤动的发生，因此给予了胺碘酮。对再灌注后出现的室性心动过速，可观察。

4.严格按照 2013 年美国心脏病基金会学院（ACCF）和美国心脏病协会（AHA）关于 ST 段抬高型心肌梗死（STEMI）的治疗指南中有关 PCI 的要点进行治疗。

院前急救人员在现场第一时间内对怀疑有 STEMI 的患者应做 12 导联心电图检查。

在症状出现后 12 小时内对所有 STEMI 患者应进行再灌注治疗。在有条件的情况下，尽快进行早期经皮冠状动脉导管介入治疗（PCI）。

急救医疗处（EMS）要直接将患者送到 PCI 中心，使患者能够在 90 分钟内接受 PCI。

在没有禁忌证的情况下，对于在不能做 PCI 的医院或由于不可避免的延误使患者不能在 120 分钟内转到 PCI 中心并接受 PCI，要进行溶栓治疗。

如果溶栓治疗作为首选的再灌注手段，则要在患者到达医院 30 分钟内开始。

在 12～24 小时内，如 STEMI 患者有临床和/或 ECG 持续缺血表现，也可以进行再灌注治疗，PCI 也是治疗首选。

对于合并有心源性休克或急性严重心力衰竭的 STEMI 患者，不论发病后所耽误的时间有多长，都要进行早期 PCI。

病例十：非导管介入治疗中心的 ST 段抬高型心肌梗死患者的急诊处理（STEMI management in a non-PCI hospital）

病例简介：患者，男，54 岁，有高血压病史，1 小时前在后院活动时突然出现胸前区疼痛。疼痛性质为锐性，呈持续性，无大汗、恶心、呕吐、呼吸困难和放射性疼痛。

17:36，患者及家属私车抵达急诊科。

体格检查：

生命体征平稳，体检无异常发现。

辅助检查：

17:37，紧急做 ECG 检查（第 1 次）如图 10 - 1 所示：

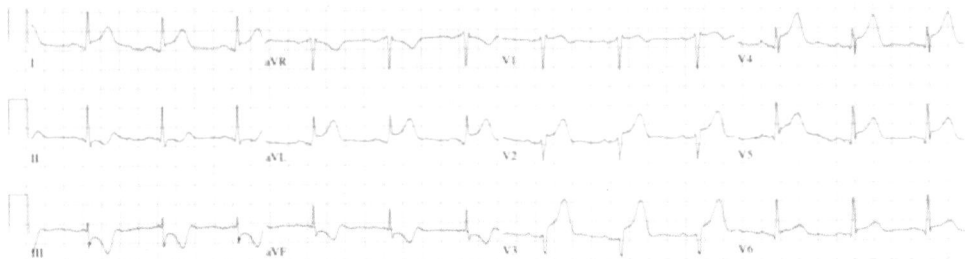

图 10 - 1　患者紧急做心电图检查（第 1 次）

本病例的急诊诊断：

急性广泛前壁及高侧壁 ST 段抬高型心肌梗死（Anterolateral STEMI）

本病例的处理：

17:40，与心脏介入医生联系，给患者口服阿司匹林（Aspirin）、氯吡格雷、肝素和依替巴肽（Integrillin）。准备转送至我们的兄弟医院 PCI 中心做 PCI 治疗。（说明：这是我工作的第二家医院，当时还不是 PCI 中心）。

病程进展或随诊：

17:50，在等待急救车的过程中，患者意识尚失，无脉搏，监护显示心室颤动。经心肺复苏术（CPR）及除颤后恢复正常。

17:50—18:10，患者共出现心室颤动 7 次，皆在除颤后恢复，患者完全清醒。期间接受了胺碘酮 150 mg 2 次，镁 1 g。第 2 次做心电图，如图 10 - 2 所示。

18:07，为保证转运路程安全，行快速顺序气管插管（RSI）。

19:00，患者被转出。

(a)

(b)

(c)

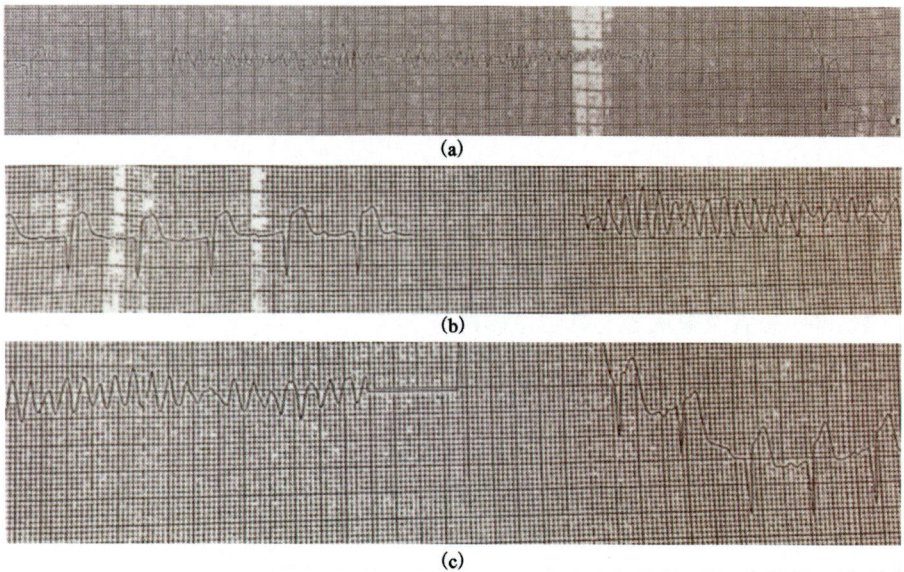

图 10 – 2　患者第 2 次心电图

本病例随诊：

心导管诊断：

1. 心射血分数(EF)35% ~ 40%；

2. 左主冠状动脉(LM)30% 狭窄；

3. 右冠状动脉(RCA)30% 狭窄；

4. 左前降支(LAD) 90% 狭窄；

5. 回旋支 30% 狭窄。

心导管介入治疗：左前降支经皮冠状动脉腔内成形术 (percutaneous transluminal coronary angioplasty，PTCA)后置入一个支架。

PCI 后心电图检查(第 3 次)见图 10 – 3 所示。

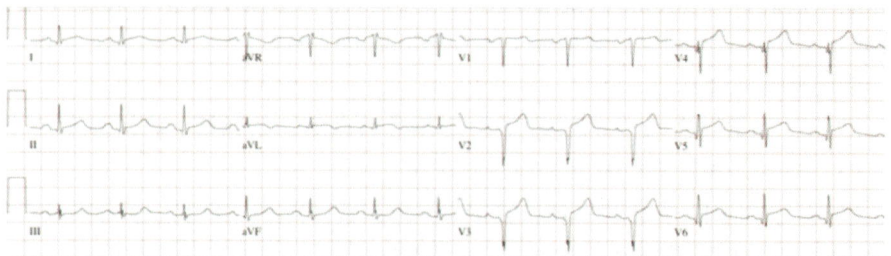

图 10 – 3　患者经 PCI 治疗后心电图(第 3 次检查)

PCI 治疗后第 2 天做心电图检查(第 4 次),如图 10 - 4 所示。

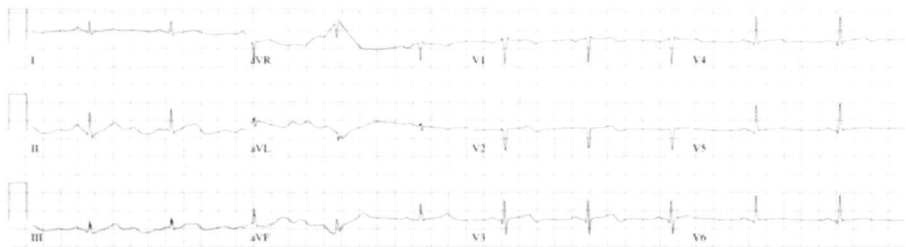

图 10 - 4　患者经 PCI 治疗后做心电图(第 4 次检查)

患者住院 3 天后出院,做超声心动图检查,心射血分数(EF)60%。出院前做心电图检查(第 5 次),如图 10 - 5 所示。

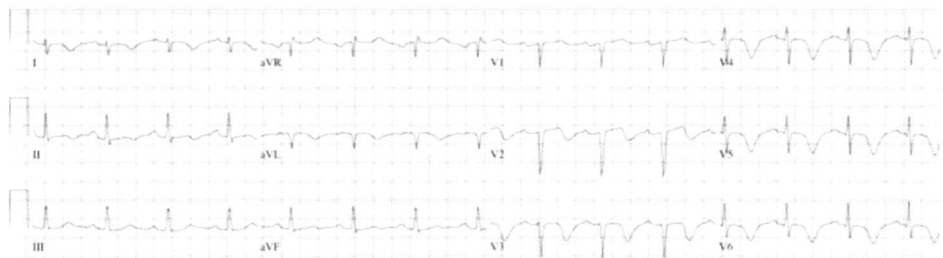

图 10 - 5　患者出院前做心电图(第 5 次检查)

通过本病例需要掌握的急诊医学要点:

1. 电击除颤在院内室颤心脏骤停中的应用是至关重要的,不要因为任何原因而延误。每延误 1 分钟就会使生存率降低 3% ~ 5%。

2. 根据 2010 高级心脏支持(ACLS)指南,在抢救顽固性室颤心脏骤停时,胺碘酮是首选的抗心室颤动药。

3. 根据 2013 年美国心脏病基金会学院(ACCF)和美国心脏病协会(AHA)ST 段抬高型心肌梗死(STEMI)治疗指南,如果一个 STEMI 患者就诊于或被送到一家不能做 PCI 的医院时,应迅速地在第一时间内将患者送到 PCI 中心,使患者能够在 120 分钟内接受 PCI。

4. 这是一例典型的急性心肌梗死(AMI)后心电图的演变过程,抬高→降低→Q 波形成→T 倒置,最后 T 波可正/倒置/双向。

5. 心脏骤停时,2 g 镁可稀释在 5% 葡萄糖注射液 10 mL 中,在 5 分钟内静脉注射。妊娠子痫时,4 ~ 6 g 镁可在 5 ~ 10 分钟内静脉注射。但不要超过 125 mg/(kg·h)。

病例十一：胸痛突然恶化（Sudden worsening of chest pain）

病例简介：患者，男，59岁，有高血压和高血脂病史，2年前运动负荷试验阴性。

15:00，胸前区压榨性疼痛，放射到左臂，用力后加重。没有心悸、呼吸困难、恶心、呕吐和大汗，自服阿司匹林81mg×2片。

体格检查：

18:10，到达急诊科，一般情况好，疼痛指数为2，护士又给了一片阿司匹林（81 mg）。

BP 184/95 mmHg，P 74次/min，RR 20次/min，T 99°F（37.2℃），血氧饱和度100%（室内氧）。

辅助检查：

入急诊科紧急做心电图检查，如图11-1所示。

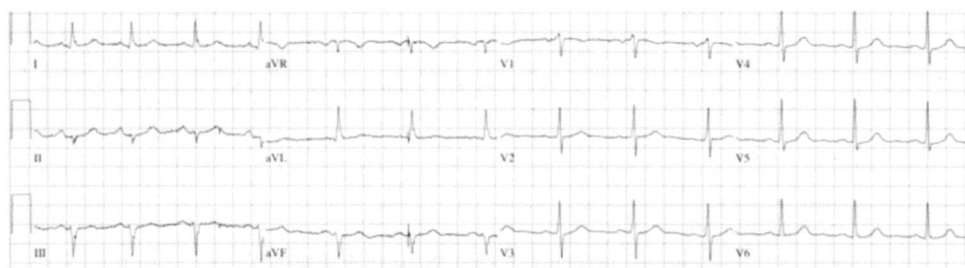

图 11-1 患者急诊时心电图

18:36，患者脸色苍白，大汗，BP 97/56 mmHg。将床头降低，给予静脉快速补液。再次行心电图检查（第2次），如图11-2所示。

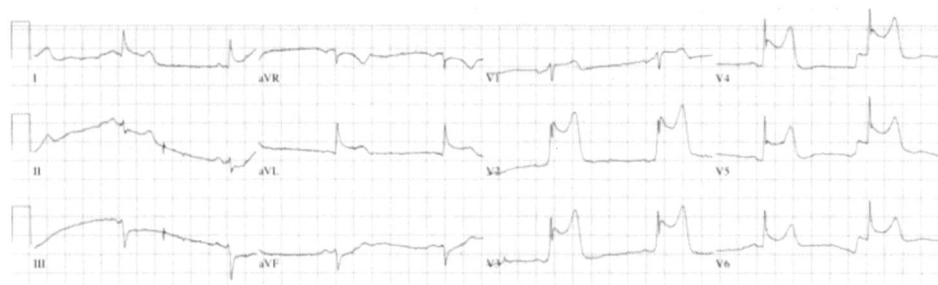

图 11-2 患者心电图（第2次检查）

本病例的急诊诊断：

急性广泛前壁及高侧壁 ST 段抬高型心肌梗死（Anterolateral STEMI）

本病例的处理：

18:42，HR46～60 次/min，与 PCI 介入心脏科医生联系，呼叫所有的 PCI 成员。

18:50，肝素 4000 U 静脉注射，氯吡格雷 600 mg 口服，并口服依替巴肽（Eptifibatide 或 Integrillin）。

19:00，患者进入心导管室。

病程进展或随诊：

心导管诊断：心射血分数（EF）60%，左前降支（LAD）95% 狭窄，右冠状动脉（RCA）70% 狭窄，回旋支 90% 狭窄。

介入治疗： LAD 置入支架。患者将在 1 周后择期行 RCA 和回旋支动脉支架置入。

效果：置入支架后，患者胸痛立刻缓解，生命体征恢复正常。复查（时间20:49）心电图如图 11-3 所示。

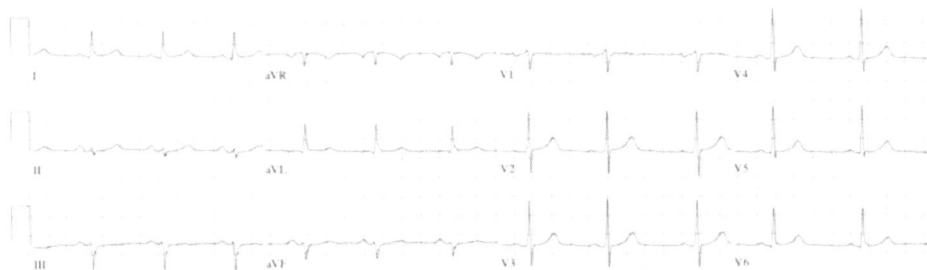

图 11-3 患者置入支架后心电图

通过本病例需要掌握的急诊医学要点：

1. 对心绞痛的患者，如有任何变化时，要立即复查心电图。

2. 时间就是心肌！（TIME IS MUSCLE！）

3. STEMI 处理原则：阿司匹林用药越早越好，然后予以硝酸甘油舌下含服。心肌酶谱是一定要查的，对 STEMI 的患者不要只是被动地等结果而应根据指南积极用药。是否处理高血压，要视情况而定。如胸痛是由血压高引起，一定要积极降压，首选硝酸甘油，β 受体阻滞药，若无效可用钙拮抗药。

4. 此患者病情恶化时，血压和心率已不允许用硝酸甘油（NTG）。根据 AHA 指南，低血压（收缩压 <90 mmHg 或低于基线 30 mmHg），严重的心动过缓（HR <

50 次/min），非心脏衰竭性心动过速（HR > 100 次/min）和右心室心肌梗死是使用硝酸甘油的禁忌（Circulation，2010，122：S787）。

5. β 受体阻滞药的应用：此患者在就诊时的印象诊断为非 STEMI 的急性冠脉综合征（ACS），不需要紧急给 β 受体阻滞药。即使是诊断为 STEMI，目前的用药指征也是很严格的。

病例十二：典型心绞痛症状和病史，但 ECG······（Typical angina and history，but ECG...）

病例简介：

患者，男，44 岁，肥胖，有高血压、糖尿病、高脂血症、冠心病病史。2011 年 6 月在心脏左前降支（LAD）置入了一个支架。患者一个月前停止服用阿司匹林和氯吡格雷。2 周前开始出现压榨性胸前区疼痛，伴呼吸困难，并传导到颈部和左臂，每次在服用硝酸甘油后缓解。患者就诊前再次出现心绞痛，并伴大汗、恶心和呕吐，服用硝酸甘油后无缓解。

体格检查：

到达急诊科时，患者神志清楚，焦虑状，生命体征平稳，心肺检查无异常。

辅助检查：

做 ECG 检查见图 12 - 1：

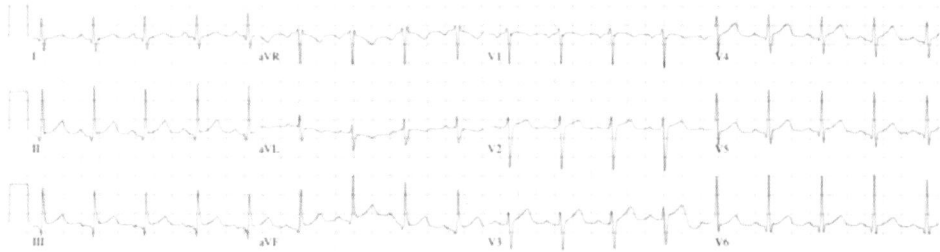

图 12 - 1　患者急诊时心电图

本病例的急诊诊断：

急性冠脉综合征，急性 ST 段抬高型心肌梗死（前壁）可能性大（ACS，possible anterior STEMI）。

本病例的处理：

由于患者有多发危险因素伴典型心绞痛症状，ECG 可疑 ST 段抬高（$V_2 \sim V_5$，Ⅱ，Ⅲ，aVF），怀疑急性 ST 段抬高型心肌梗死（前壁）可能性大，紧急邀请心脏科介入医生会诊，行 PCI 治疗。

病程进展或随诊：

心血管造影结果：左前降支 95% 狭窄，PTCA 后置入一个支架。

通过本病例需要掌握的急诊医学要点：

1. 对有典型心绞痛伴多发危险因素的患者，要积极进行干预性治疗。

2.2012 年第 3 版心肌梗死通用定义为：1 型，由于冠状动脉硬化斑块破裂造成的缺血性心肌坏死(急性冠状动脉综合征，ACS)；2 型，不是由 ACS 造成的缺血性心肌坏死，如血供与需求失衡、血管痉挛、栓塞、贫血、低灌注和(或)心律失常；3 型，突发性心脏骤停；4 型 a，与经皮冠状动脉介入治疗相关；4 型 b，支架血栓形成；5 型，与冠状动脉旁路移植术有关。

参考文献

[1] Thygesen K, Alpert JS, Jaffe AS, et al. Third Universal Definition of Myocardial Infarction. J Am Coll Cardiol, 2012, 60: 1581-1598.

病例十三：无痛性心肌梗死（Painless myocardial infarction）

病例简介： 患者，女，63岁，有高血压、高脂血症和短暂性脑缺血发作（Transient ischcmic attacks，TIA）病史。每天吸半包烟，没有特殊的家族史。患者一天来感觉头晕，无力。在早些时候有过几秒钟的后背发紧。没有胸前区疼痛、呼吸困难、恶心和呕吐，也没有大汗。下班后感觉疲劳加重，开车回家后不放心，来急诊就诊。

体格检查：

生命体征平稳，查体无异常。

辅助检查：

心电图如图13-1显示急性ST段抬高型心肌梗死。

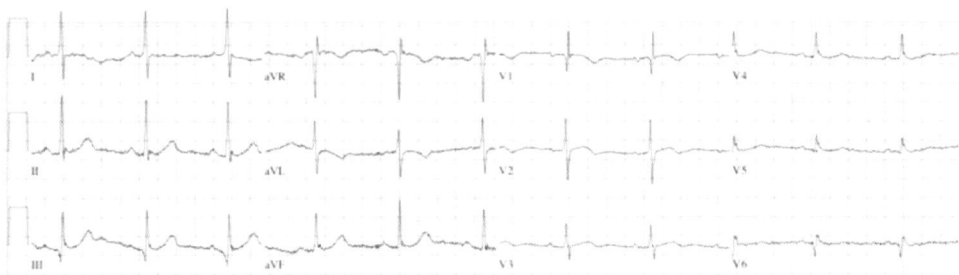

图13-1 患者就诊时心电图

本病例的急诊诊断：

急性ST段抬高型心肌梗死（STEMI）。

依据：可疑ST段抬高（Ⅱ，Ⅲ，aVF），多发危险因素伴心绞痛类似症状。

本病例的处理：

紧急行心血管造影结果：右冠状动脉90%狭窄，置入一个支架。

病程进展或随诊：

3天后心电图显示：Ⅱ，Ⅲ，aVF ST段恢复正常（图13-2）。

通过本病例需要掌握的急诊医学要点：

无痛性心肌梗死：

接近1/3的证实有急性冠状动脉综合征的患者在就诊时没有心绞痛。其他的临床表现（与心绞痛类似的）包括呼吸困难、大汗、恶心/呕吐和晕厥/近晕厥。你有可能认为无痛性心肌梗死的患者要比有心绞痛的心肌梗死患者的预后好。但不幸的是，这并不正确。无痛并不意味着会有好的预后。总的住院期间的死亡率在

心血管疾病篇

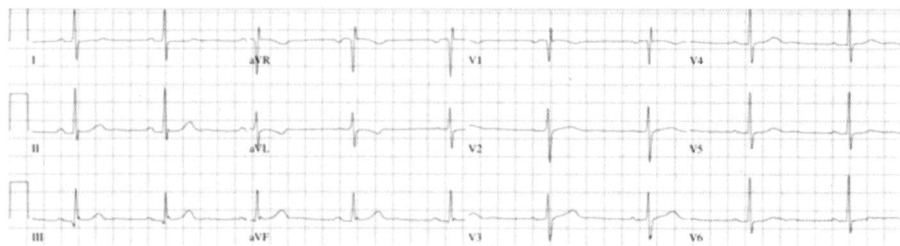

图 13 - 2　患者入院治疗 2 天后心电图

无痛和有痛患者中分别是 13% 和 4.3% 。一个新的研究支持以前文献的观点，即缺乏疼痛并不意味着会有一个良性的过程。事实上，无痛性心肌梗死的患者有较高的住院期间死亡率和一年死亡率。有几个因素可能与无痛性心肌梗死和不良预后有关(如无痛性心肌梗死多发生在年纪大的患者和女性)，但不论怎样，一定要记住：很多心肌梗死的患者会没有心绞痛；没有典型的症状并不一定是好现象。

参考文献

[1] Brieger D, et al. Acute coronary syndromes without chest pain, an underdiagnosed and undertreated high-risk group: insights from the Global Registry of Acute Coronary Events. Chest, 2004, 126: 461 - 469.

[2] Cho JY, et al. Comparison of outcomes of patients with painless versus painful ST-segment elevation myocardial infarction undergoing percutaneous coronary intervention. Am J Cardiol, 2012, 109: 337 - 343.

美国急诊临床病例解析 100 例

病例十四：STEMI，但近期心脏核素负荷试验阴性（STEMI with recent negative stress test）

病例简介：患者，女，51岁，有高脂血症和高血糖（饮食控制）病史，不吸烟。2013年10月23日因胸前区不适做了核素心脏负荷试验，结果为阴性，同时行心电图检查，见图14-1。因无明显异常而回家继续口服以前药物。

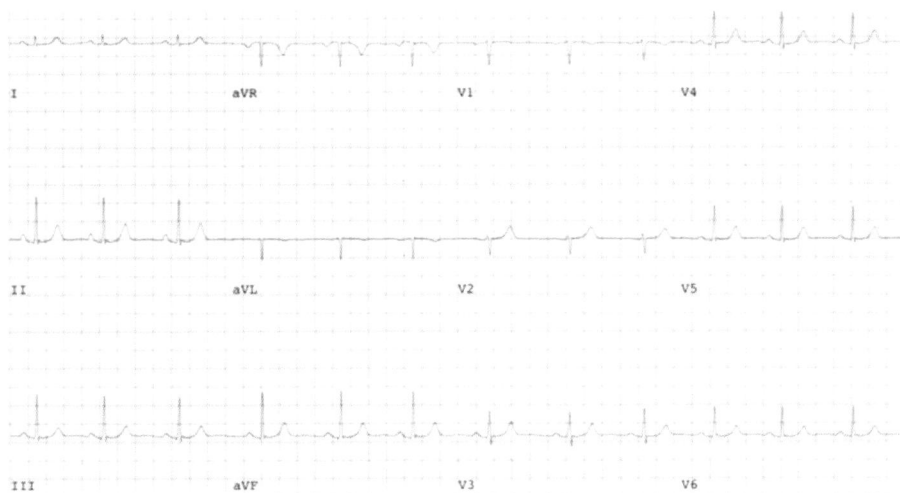

图14-1　患者2013年10月23日心电图

2013年12月3日因持续性胸部不适，伴呼吸困难和恶心一天就诊。

体格检查：

生命体征平稳，无呼吸困难，但呈痛苦状，其他体检无异常。

辅助检查：

就诊时做心电图检查，见图14-2。

本病例的急诊诊断：

急性ST段抬高型（下壁和前间壁）心肌梗死（Anteroseptal and inferior STEMI）

本病例的处理：

紧急心导管诊断：左前降支（LAD）中段90%狭窄，右冠状动脉（RCA）近端99%狭窄。

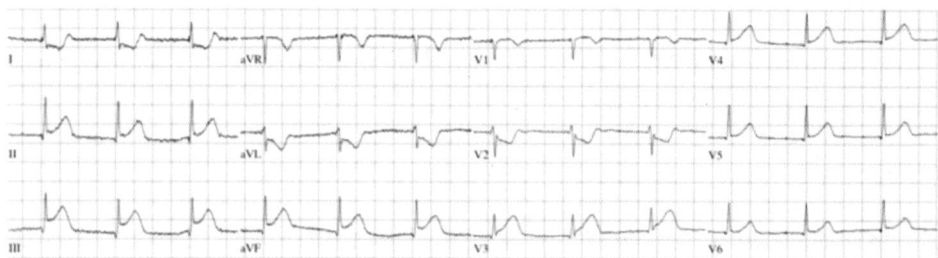

图 14 - 2　患者就诊时心电图

紧急进行经皮冠状动脉介入治疗(PCI)：LAD 和 RCA 各置入 1 个支架。
病程进展或随诊：
PCI 治疗 2 天后做心电图检查，见图 14 - 3：

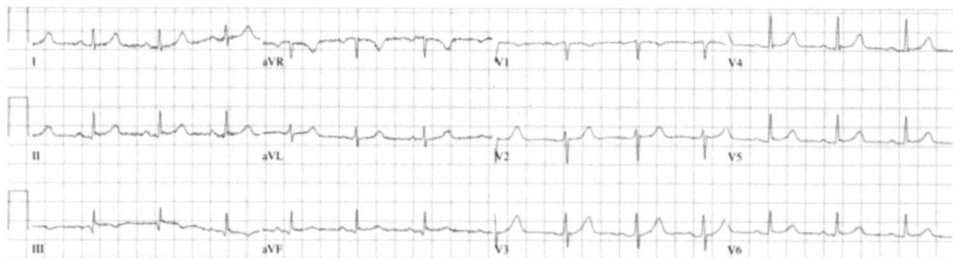

图 14 - 3　患者经 PCI 治疗心电图

通过本病例需要掌握的急诊医学要点：
1. 心脏核素负荷试验的假阴性率为 10%。
2. 心脏负荷试验的假阴性原因：①女性较多；②非阻塞性病变；③运动试验没有达到预期负荷；④左旋支病变；⑤平衡性心肌缺血(balanced ischemia)。
3. 此患者的假阴性核素心脏负荷试验的主要原因为：平衡性心肌缺血。
4. 平衡性心肌缺血是由于不同缺血部位的心电向量相互抵消导致心电图无明显变化，又因弥漫性均匀性的缺血导致不明显的、不同部位之间的核素摄取量的差别，本患者的双支病变在心电向量产生了相互抵消。
5. 如患者有症状，即使核素心脏负荷试验阴性，有冠状动脉梗阻的可能性仍为 25%，需要进一步检查。

病例十五：快速心房颤动的急诊流程（Emergency management of atrial fibrillation with rapid ventricular response）

病例简介：患者，男，72岁，有高血压病史。2年前因胸痛行心导管检查，结果报告冠状动脉无明显粥样病变。2年来，胸痛常在劳累后发作，每次持续10～20分钟。昨晚患者在看电视球赛时，喝了4瓶啤酒。19:00，胸痛发作，伴呼吸困难。持续2个小时胸痛无缓解，遂拨打911。

21:11，收到EMS从现场传来的心电图（见图15-1）。

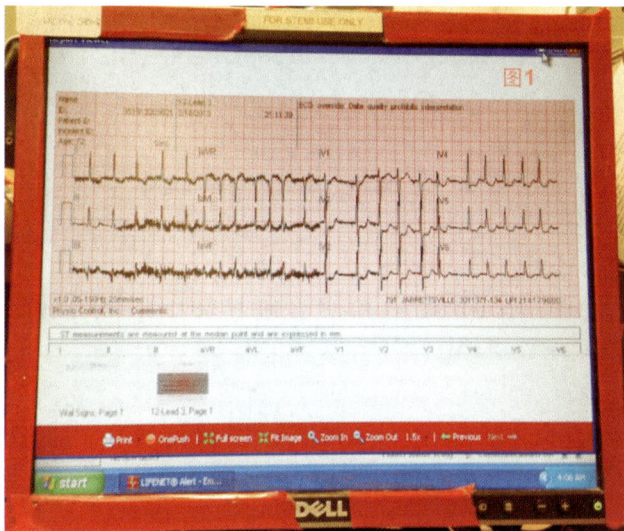

图15-1　患者在EMS所检查的心电图

措施：当时在没有任何其他信息的前提下（除了心电图上的性别和年龄），由于明显的aVR导联ST段抬高和明显的$V_2 ～ V_3$导联R波伴ST段压低，印象诊断：急性ST段抬高型心肌梗死（左冠状动脉主干和后壁）伴快速心房颤动。立即与心脏介入科值班医生取得了联系，并将心电图扫描给心脏介入科医生会诊，医生建议等患者到达后做进一步检查。

21:15，EMS通过急诊信息中心通知我们，他们10分钟内将把患者送达。并已经给患者口服了阿司匹林、硝酸甘油，但疼痛没有明显缓解。我指示给吗啡5～10 mg肌内注射。并准备患者房间，医护人员、心电图机就位。

体格检查：

21:25，患者抵达急诊科，疼痛指数为8/10。BP 166/80 mmHg，HR 149 次/min，RR 24 次/min，血氧饱和度98%。

辅助检查：

患者入院前检查的心电图 HR 147 次/min（图15-2）。

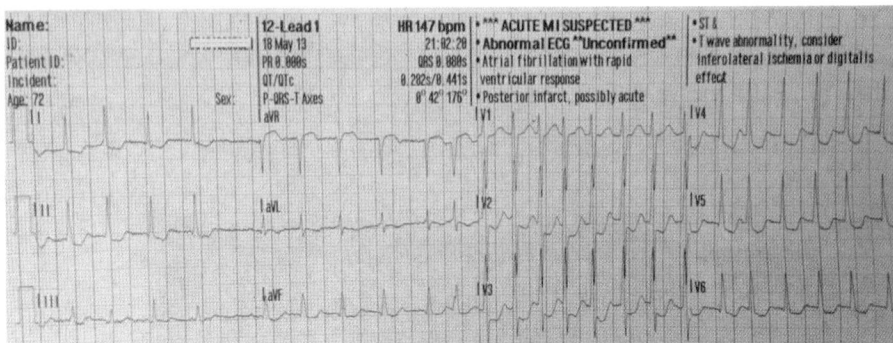

图15-2　患者入院前检查的心电图

本病例的急诊诊断：

快速心房颤动，疑ST段抬高型心肌梗死（Atrial fibrillation with rapid ventricular response，r/o STEMI）

本病例的处理：

措施：给氧，生命体征监测，抽血做血生化检测，再次做心电图；护士分工，分别执行医嘱。

21:28，心电图检查结果显示 HR 150 次/min（图15-3）。

措施：吗啡5 mg，肌内注射；地尔硫䓬（Diltiazem）20mg，静脉缓慢注射，然后以地尔硫䓬5 mg/h维持静脉滴注，同时静脉用肝素。向心脏介入科医生报告了情况，同意目前处理意见，不按ST抬高型心肌梗死处理（不需要做紧急经皮冠状动脉导管介入治疗）。

21:50，经紧急处理后，疼痛指数降为4/10。BP 110/60 mmHg，第2次心电图显示 HR 112 次/min（图15-4）。

措施：吗啡10 mg，肌内注射；未使用静脉硝酸甘油制剂，因为患者的血压收缩压短时间内降到了90 mmHg，经采用500 mL液体静脉滴注后血压恢复正常。

措施：40 mEq钾口服，2 g硫酸镁静脉注射。此时，测患者乙醇浓度106 mmoL/L。预约了胸部CT排除肺栓塞（因患者冠状动脉正常，胸痛控制不算满意）。

00:08，患者病情平稳，疼痛指数1/10。BP 104/68 mmHg。复查心肌酶谱正常，第3次复查心电图显示 HR 100 次/min（图15-5）。

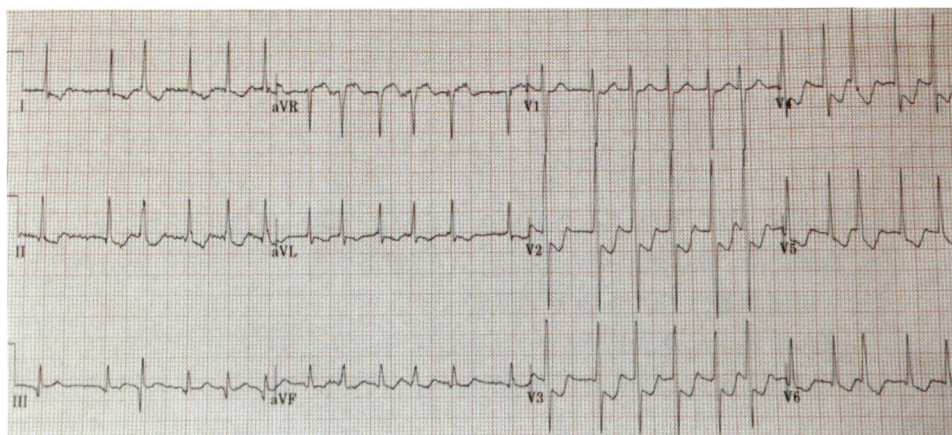

图 15 - 3　患者入院后第 1 次心电图

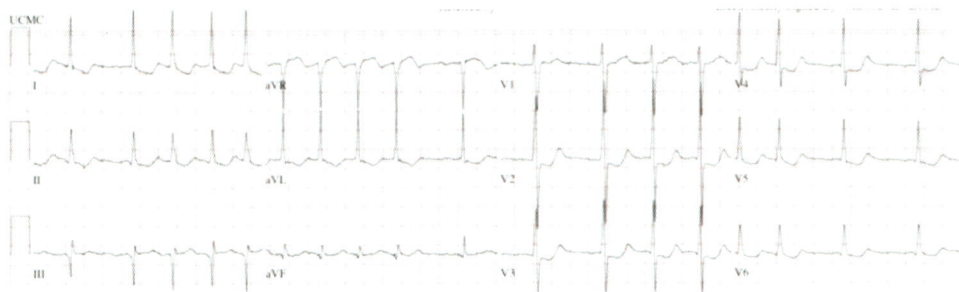

图 15 - 4　患者经治疗后第 2 次心电图

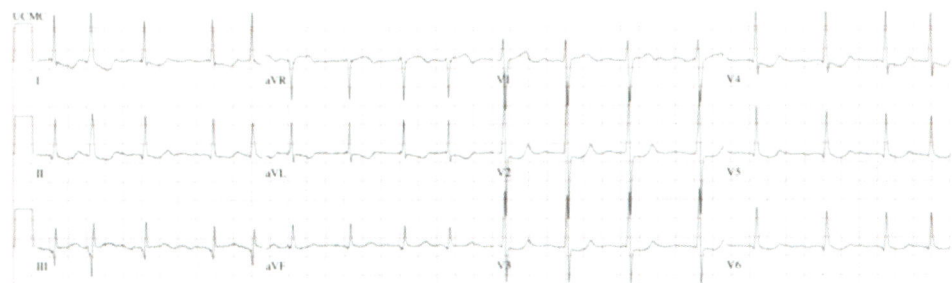

图 15 - 5　患者经治疗后第 3 次复查心电图

　　胸部 CT 报告除轻微心脏增大外没有明显异常。与当班普通心脏科医生及住院部联系住院。

　　03：00，患者收入监护病房。

病程进展或随诊:

心脏科医生第 2 天上午会诊,超声心动图检查无明显异常,患者无胸痛,已自动转复到窦性心律,但心率40~50 次/min,考虑患者可能有快慢综合征。饮酒可能诱发心房颤动。基于患者心房颤动的严重程度,建议试用氟卡尼(Flecanide)。

第 3 天患者出院,安排了一个星期内的家庭医生和心脏医生门诊复查。

出院主要诊断:(1)阵发性心房颤动;(2)酒精中毒;(3)疑似快慢综合征。

通过本病例需要掌握的急诊医学要点:

1. 心房颤动发生的危险因素

正确理解与心房颤动(atrial fibrillation,AF)的发展相关联的风险因素会减少AF 的风险。

(1)代谢综合征:代谢综合征患者已被证明有很高的 AF 风险。

(2)阻塞性睡眠呼吸暂停(obstnictive sleep apnea,OSA):与无 OSA 或不太严重的 OSA 相比,重度 OSA 伴 AF 患者对抗心律失常药物治疗的反应有下降并很有可能会使心房颤动消融治疗失败。

(3)乙醇:使用乙醇和产生 AF 之间的关系是与乙醇在体内的量相关的,较高量的乙醇可增加 AF 的危险,即使低含量的乙醇也可能会增加 AF 的风险。

(4)锻炼:极限运动已被证实具有潜在的心脏毒性,包括增加 AF 风险。

(5)维生素 D:过量的维生素 D 摄入(>100 ng/mL),可增加 AF 风险。

(6)Omega - 3 多不饱和脂肪酸:Omega - 3 多不饱和脂肪酸对 AF 的作用是有争议的。一些研究表明,omega - 3 多不饱和脂肪酸的使用可降低 AF 危险,但有些文献却报告 AF 风险有增加。

(7)咖啡和茶:饮用适量的咖啡和茶,不会造成 AF,可能会降低 AF 的发生。

此患者的危险因素有高血压、高血脂、高血糖、肥胖、怀疑 OSA、嗜酒。

2. 心动过速导致的弥漫性心肌缺血

心动过速导致的弥漫性心肌缺血在临床上是非常难与急性心肌梗死鉴别的。该患者如没有两年前阴性的冠状动脉导管检查,一定要择期做心导管检查,以确定患者是否有原发性冠状动脉病变引起的心电图改变。该患者伴随心率下降而表现出明显的 ST - T 改善,进一步证实了最初 ECG 的改变是由于快速心房颤动所造成的。

3. 心房颤动是诱发心肌梗死的独立危险因素吗?

最近的一项大型队列分析表明,心房颤动是增加心肌梗死的一个独立危险因素,尤其是在妇女和黑色种族人群中。

参考文献

[1] Mayo ClinProc, 2013, 88(4): 394 - 409.

[2] JAMA Intern Med, epub, [2011 - 04 - 13].

病例十六：预激性快速心房颤动的处理（Atrial fibrillation with rapid ventricular response in a patient with WPW）

病例简介：患者，男，55 岁，5 年前患心肌梗死置入了 1 个支架。本次因头晕伴心悸 5 个小时就诊，无头痛、胸痛、呼吸困难、恶心、呕吐等。

体格检查：

神志清晰，BP 140/95 mmHg，HR 152 次/min，血氧饱和度 98%。

辅助检查：

患者就诊时做心电图检查，显示快速心房颤动（图 16 - 1），心率 152 次/min 伴 QRS 波增宽（158 ms）。

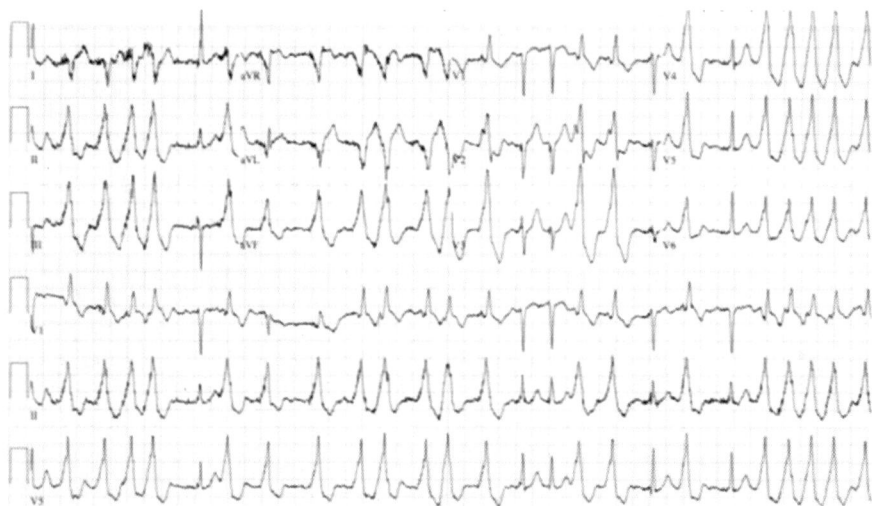

图 16 - 1　患者就诊时第 1 次心电图

本病例的急诊诊断：

预激综合征（Atrial fibrillation with rapid ventricular response，WPW）

本病例的处理：

在决定给药前，患者自诉 2008 年患心肌梗死时被发现有预激综合征，但从未有过心律失常。因此普鲁卡因胺（1g，60 min 内）静脉注射，心率降到 113 次/min，QRS 波恢复正常（98 ms），但仍为心房颤动并出现室性期前收缩伴差异性传导（图 16 - 2），BP 降至 90/67 mmHg。

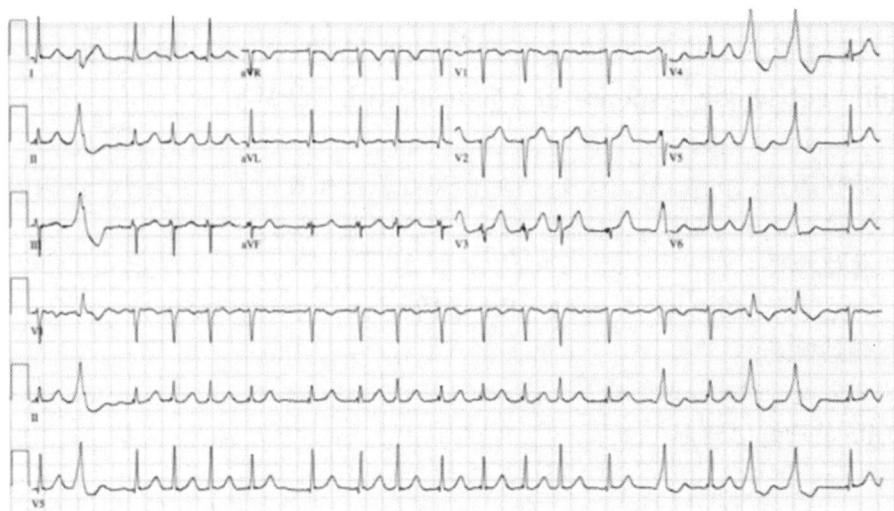

图 16 - 2　患者入院治疗后第 2 次心电图

因患者心律不稳定，于是进行电转复治疗。转复后，恢复窦性心律（心率 87 次/min），PR 段短伴明显 Delta 波，诊断：WPW 伴预激性快速心房颤动（图 16 - 3）。

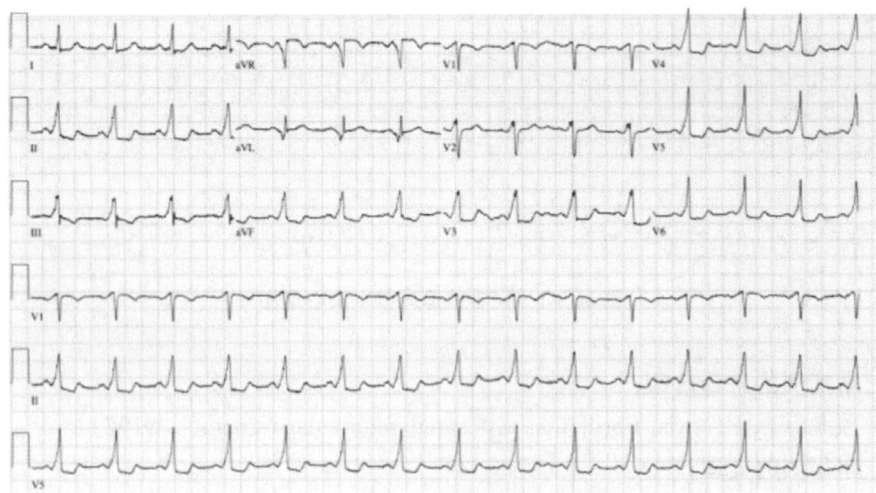

图 16 - 3　患者电转复治疗后心电图

病程进展或随诊：

患者转入 ICU，邀请心脏科医生会诊，建议口服索他洛尔（Sotalol），择期做心血管旁路消融手术。两天后病情稳定出院。

通过本病例需要掌握的急诊医学要点：

预激性快速心房颤动（QRS波宽）的处理注意事项：

1. 预激性快速心房颤动的特点

由于侧束支的不应期比房室结短，因此其传导速度较房室结快。如在快速室性心律的情况下单纯延长房室结传导，将有增加侧束支传导频率的危险，进而使室性心律加快并导致心室颤动。WPW患者10年内发生心房颤动的比例为15%。

2. 禁用药物

基于以上原因，常规用于预激性快速心房颤动时控制室性心律的药物，如盐酸地尔硫䓬，β受体阻滞药和地高辛，都不能用于预激性快速心房颤动的患者，因为这些药只延长房室结传导。

3. 急诊处理

对预激性快速心房颤动病情不稳定的患者应进行电转复。

对病情稳定的患者，可用普鲁卡因胺。

4. 根据新指南指导预激性快速心房颤动治疗

2014年3月22日美国心脏协会、美国心脏病学会、美国心律学会颁布了有关预激快速心房颤动的新指南：

（1）如病情不稳定，要立即进行直流电转复。

（2）如病情稳定，可考虑用普鲁卡因胺（Procainamide）或伊布利特（Ibutilide）。

（3）对WPW患者要行旁路导管射频消融，尤其是旁路的不应期很短，易形成快速折返。

（4）禁用胺碘酮（静脉）、腺苷、地高辛、钙拮抗药、利多卡因或β受体阻滞药。

病例十七：心源性晕厥：AVB 伴室性停搏 25 秒（Cardiac syncope：AVB with asystole for 25 seconds）

病例简介： 患者，男，65 岁，既往体健。于 6 月 12 日因晕厥就诊，急诊和院内检查包括脑 CT、心肌酶谱、心电图和心脏监护均正常。超声心动图显示中度主动脉狭窄。

患者于 7 月 4 日 07:26 再次因意识丧失就诊。就诊前，患者妻子听到奇怪的鼾声，并发现患者神志不清，不能叫醒。一分钟后患者自己清醒过来，不能回忆所发生的事情。无头痛、胸痛、呼吸困难、咬舌或大小便失禁。

体格检查：

生命体征平稳，查体除心脏主动脉区 3/6 级收缩期杂音外，其余未见异常。

实验室及辅助检查：

心电图及心肌酶谱正常，乳酸 3.0 mmol/L。

09:13，患者再度晕厥，心电监测显示 HR 20 次/min 左右，50 秒后自主恢复。

本病例的急诊诊断：

晕厥待查，心动过缓（Syncope with complete，AVB）

本病例的处理：

体外安放临时起搏器。

病程进展或随诊：

11:22，在患者转入 ICU 前，再度晕厥。心电图监测见最长室性停搏时间达 25 秒（图 17-1），经心肺复苏术及应用阿托品 1 支后恢复。

患者转入 ICU，放置静脉内临时起搏器。第 2 天给患者安装了永久起搏器后出院。

通过本病例需要掌握的急诊医学要点：

1. 心源性晕厥

晕厥是大脑突然没有血液供应所致，通常由血压调节紊乱或心脏问题引起。晕厥大致可分为 3 类：神经反射性（60%），体位性（15%）和心源性（15%）。即使在没有明确心源性晕厥诊断的情况下，已知的器质性心脏疾病或有电传导紊乱的证据都与不良预后相关。

心脏晕厥的原因也可分为 3 类：器质性心脏疾病，阻塞性病变和潜在的心律失常。①器质性心脏疾病：缺血性心脏疾病，扩张型心肌病等；②阻塞性病变：如肥厚性心肌病，主动脉瓣/二尖瓣狭窄，心房黏液瘤，肺动脉高压症，心包填塞；③心律失常：心动过缓，病态窦房结，房室传导阻滞，窦性停搏；心动过速：室上性心动过速，房室结折返性心动过速，房室折返性心动过速，WPW 或原发性心律失常。

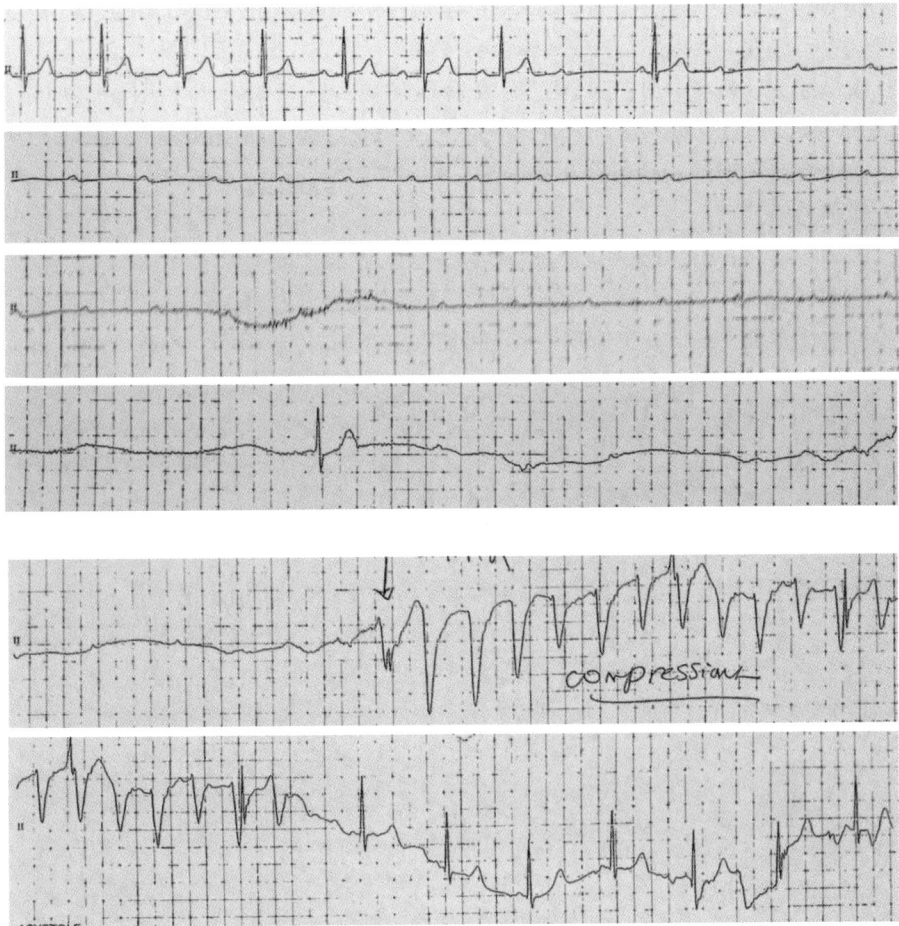

图 17 - 1　患者心电监测

2. 关于阿托品的应用

阿托品已从 2010 年美国心脏协会的心脏骤停抢救指南中废除，但在不稳定的心动过缓治疗中阿托品仍是首选用药。

参考文献

[1] Khoo C, Chakrabarti S, et al. Recognizing Life-Threatening Causes of Syncope. Cardiology Clinics, Volume 31, Feb 2013.

病例十八：不稳定三度房室传导阻滞（Unstable third degree AVB）

病例简介：患者，男，74 岁，有高血压病史。几个月前开始服用倍他乐克，每次 25 mg，一天两次。逐渐已减至每次 6.25 mg。两天前出现头晕、呕心及全身无力，就诊前发现脉搏缓慢（30 次/min）。

体格检查：

BP 98/51 mmHg，HR 40 次/min，微汗，无呼吸困难。

辅助检查：

心电图见图 18 - 1：三度房室传导阻滞，右束支传导阻滞，心率 39 次/min。

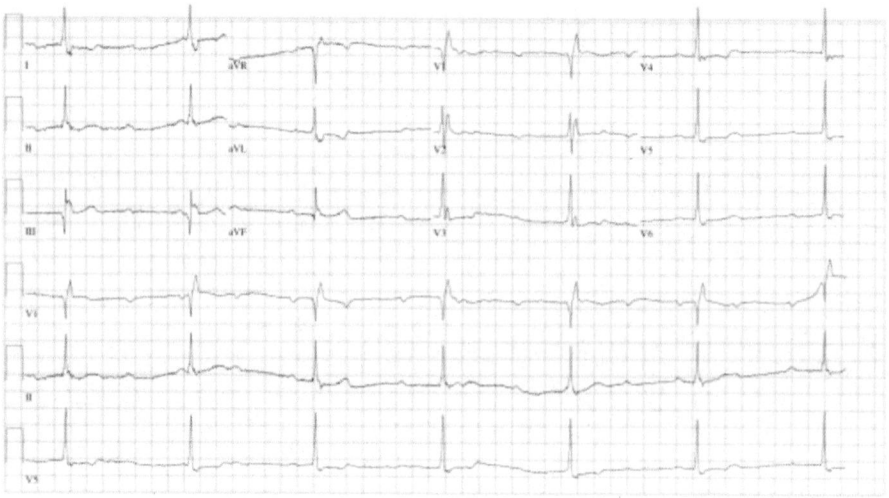

图 18 - 1　患者入院后心电图（23∶10）

本病例的急诊诊断：

三度房室传导阻滞，可能与 β 受体阻滞药的应用有关（Third degree AVB，probably due to beta blocker use）

本病例的处理：

03∶28，静脉快速补充液体 500 mL 和高血糖素 4 mg 后，BP 110/72 mmHg，症状有改善。ECG 如图 18 - 2：莫氏二度Ⅱ型房室传导阻滞 2∶1 传导，心率 42 次/min。

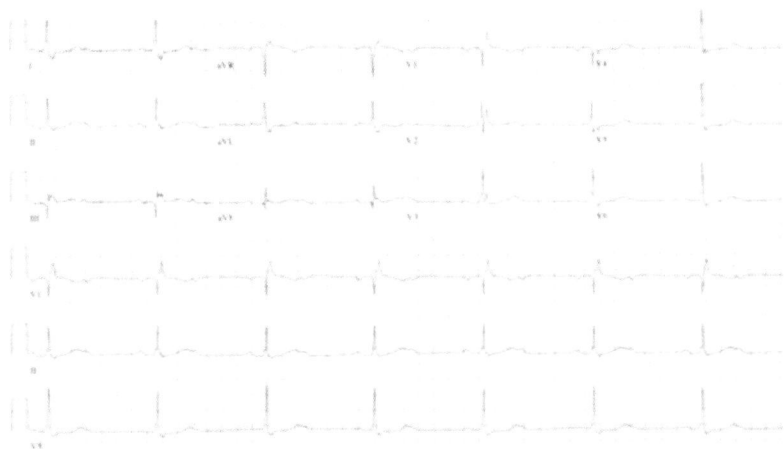

图 18 - 2　治疗后心电图(03:28)

病程进展或随诊:

05:31，ECG 如图 18 - 3:一度房室传导阻滞，心率 65 次/min。病情稳定，BP 116/48 mmHg。

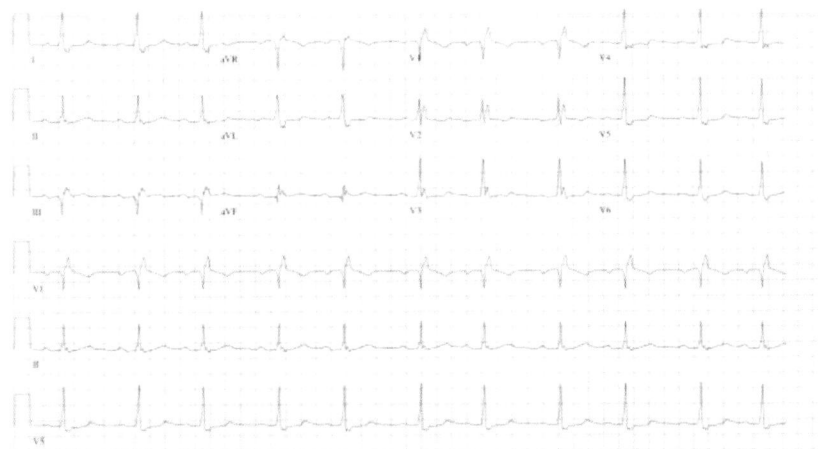

图 18 - 3　治疗后心电图(05:31)

13:47，上午安装了永久起搏器。ECG 如图 18 - 4:起搏器心律，心率 85 次/min。

08:31，装起搏器后第二天，ECG 如图 18 - 5:一度房室传导阻滞伴间歇性起搏器心律，心率 87 次/min。患者无症状，生命体征平稳。

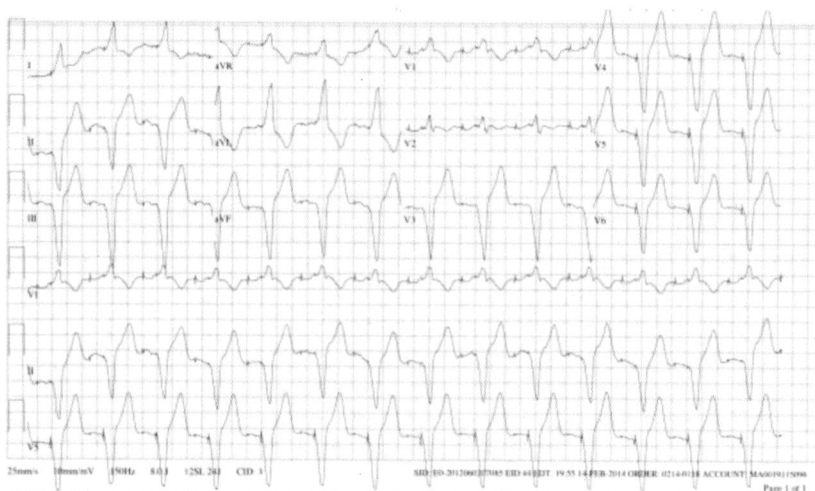

图 18-4 安装起搏器后心电图(13:47)

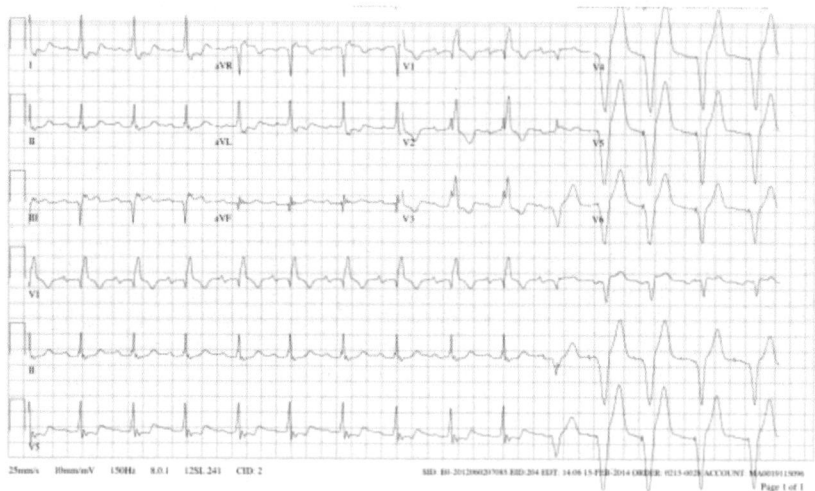

图 18-5 安装起搏器后第二天心电图(08:31)

通过本病例需要掌握的急诊医学要点：

1. 心源性晕厥的原因见病例十七。

2. β受体阻滞药中毒的治疗

(1)血压低：液体复苏。

(2)心动过缓：静脉阿托品(Atropine)0.5~1 mg，可在3~5 min后重复，总量0.03~0.04 mg/kg。

（3）胰高血糖素（Glucagon）4～5 mg 一分钟内静脉注射，如有反应可以接着以 2～5 mg/h 静脉滴注。

（4）氯化钙（1 g）或葡萄糖酸钙（3 g）。

（5）肾上腺素（1 μg/min）。

3. 最近出现的 2 个可用于 β 受体阻滞药中毒治疗的方案

对上述治疗无反应者，可试用胰岛素和脂肪乳。它们的应用方法为：1）高剂量胰岛素剂量：1 U/kg 静脉推注，然后 1 U/（kg·h）静脉持续滴注；2）脂肪乳给药方法：大多数建议初始剂量为静脉注射 20% 的脂肪乳剂 1.5 mL/kg，然后以 0.25 mL/（kg·min）的速度静脉注射。

病例十九：严重一度房室传导阻滞的处理（Management of Severe first degree AVB）

病例简介： 患者，女，32岁，因间歇性头晕和晕厥一天就诊。

体格检查：

生命体征平稳，体检无异常。

辅助检查：

心电图检查如图19-1：

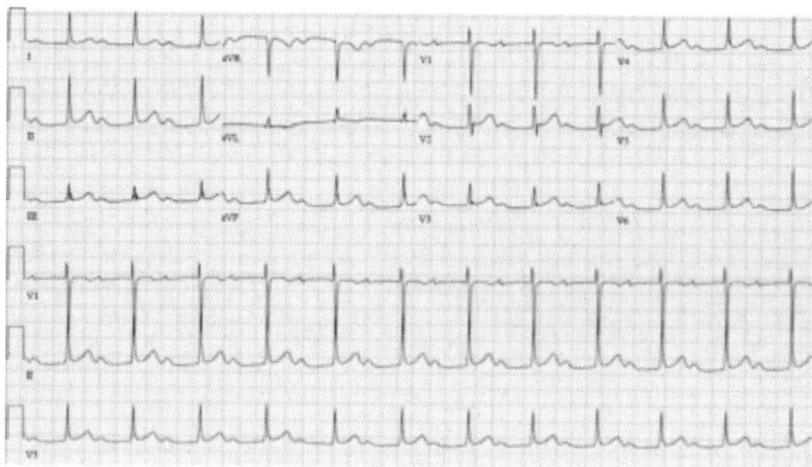

图 19-1　患者入院时心电图

本病例的急诊诊断：

一度房室传导阻滞

本病例的处理：

安装临时起搏器。

病程进展或随诊：

收入 ICU 后，第2天安装了永久起搏器。

通过本病例需要掌握的急诊医学要点：

1. 一度房室传导阻滞的定义是 PR 间期延长 > 200 ms。虽然传统上认为它是一种非恶性的心脏电生理传导异常，但对不同 PR 间期延长的处理方法应有不同。

2. 严重的 PR 间期延长（PR > 300 ms）可造成心房和心室收缩时间缩短，进而引起症状和血流动力学变化。本患者的 PR 间期为 434 ms。

3. 根据目前美国心脏协会及美国心脏病学会颁布的指南，对于伴有血流动力学不稳定或类似于起搏器综合征症状的一度房室传导阻滞要安装永久性起搏器。该指南提醒大家，无症状的一度房室传导阻滞不需要放置起搏器。

参考文献

［1］Annals of Noninvasive Electrocardiology，2013，18(3)：215－224.

［2］Circulation，2008，117(21)：e350－e408. doi：10.1161/CIRCUALTIONAHA.108.189742.

病例二十：升主动脉动脉瘤(Ascending aortic aneurysm)

病例简介：患者，男，65岁，有高血压、糖尿病、食管反流和前列腺癌病史。1小时前在睡眠中突然出现呼吸困难，无明确胸痛。院前BP 189/92 mmHg。问诊时，患者讲到他已有右上腹疼痛1周。

体格检查：

体温：37.3℃，P 103次/min，RR 24次/min，BP 174/90 mmHg，血氧饱和度93%(室内氧)。轻微呼吸困难，颈部无颈静脉紧张，无血管杂音，心肺无异常，腹软，右上腹压痛，无肌紧张、反跳痛，无血管杂音，神经系统和末梢血管无异常。

实验室及辅助检查：

血常规和血生化检查包括心肌酶谱都正常。ECG检查结果：窦性心律伴一度房室传导阻滞，非特异性ST-T变化。

胸片：见图20-1[(a)是2个月前的胸片]。

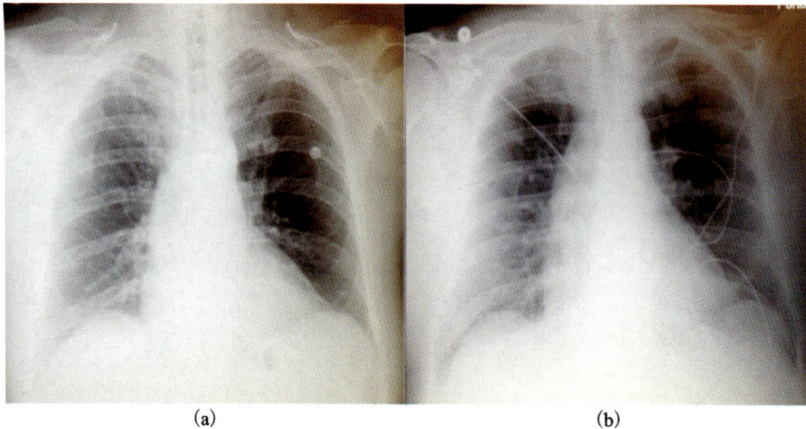

(a)   (b)

图20-1　患者2个月前与入院时胸片影像

与2个月前相比(条件类似)，胸片显示纵隔明显增宽(约10 cm)。于是，立即做了胸腹血管造影(见图20-2)。

造影结果：升主动脉动脉瘤(4.8cm)。

本病例的急诊诊断：

升主动脉动脉瘤(Ascending aortic aneurysm)

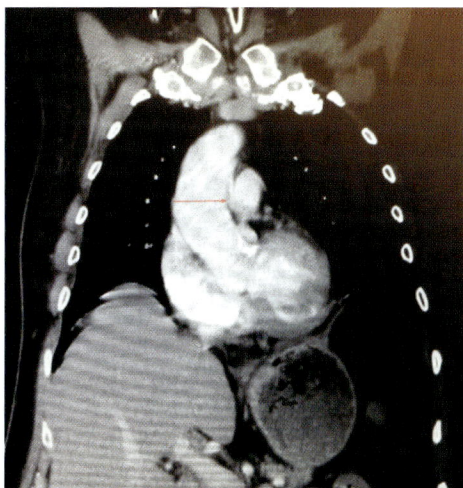

图 20 - 2　患者胸腹部血管造影影像

本病例的处理：

立即请心外科医生会诊，开始静脉滴注拉贝洛尔（1mg/min）。患者被转到马里兰大学医学中心。

病程进展或随诊：

患者于 2014 年 2 月 26 日做了主动脉瓣置换术。3 月 27 日复查胸部 CT 显示升主动脉无异常。

通过本病例需要掌握的急诊医学要点：

1. 多数升主动脉动脉瘤患者是无症状的，但可出现危及生命的并发症：急性主动脉不全、主动脉夹层或破裂。

2. 无症状的患者主要是保守治疗，严格控制血压，β 受体阻滞药还可以减慢动脉瘤的增长速度，每半年做一次影像学检查（首选 CT）。

3. 胸主动脉瘤修复指征

（1）有临床症状；

（2）升主动脉瘤舒张末期直径 5 ~ 6 cm，降主动脉瘤 6 ~ 7 cm；

（3）胸主动脉瘤每年增长超过 10 mm；

（4）胸主动脉瘤发生夹层；

（5）在做主动脉瓣手术时发现升主动脉瘤 >4.5 cm；

（6）有主动脉不全或任何主动脉根病变或升主动脉病变（Marfan 综合征）的患者，发现动脉瘤≥5 cm。

病例二十一：腹主动脉动脉瘤(Abdominal arterial aneurysm，AAA)

病例简介：患者，女，83岁，有COPD、心房颤动、高血压病史。患者因凝血功能中INR值为5服用华法林后从门诊送到急诊科。当进一步询问病史时，她谈到在过去的3天内感觉左腰背痛。

体格检查：

BP 178/91 mmHg，脐周有轻压痛，无搏动性肿物，无血管杂音，双腿末梢血管正常。

辅助检查：

CT平扫见图21-1：

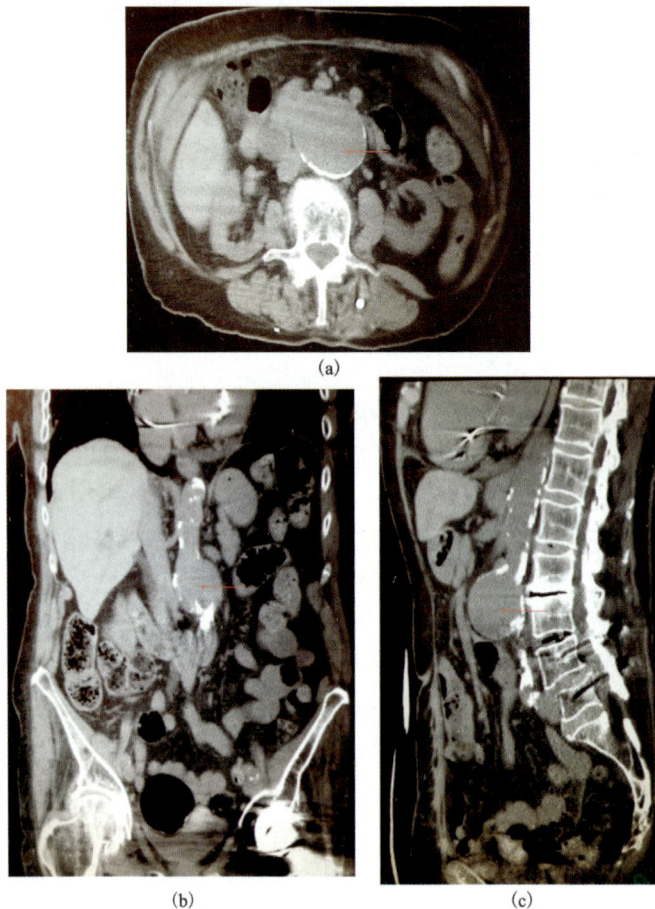

(a)

(b)   (c)

图21-1 患者腹部CT影像

本病例的急诊诊断：

CT 报告：肾下腹主动脉动脉瘤，大小约 5.3 cm×5.2 cm。

临床诊断：

腹主动脉动脉瘤（Abdominal arterial aneurysm，AAA）

本病例的处理：

血管外科会诊，收入病房。

病程进展或随诊：

在完成心内科术前准备后，第4天患者做了血管内 AAA 修补术，于第7天转到康复医院。

通过本病例需要掌握的急诊医学要点：

1. AAA 的筛选和随诊原则

动脉瘤直径大小	随访/治疗
<3 cm	不需要随访
3~4 cm	每 12 个月超声检查
4~4.5 cm	每 6 个月超声检查
>4.5 cm	血管外科会诊

2. 择期手术指征（防止破裂）

（1）动脉瘤直径大于 5.5 cm；

（2）有症状（后背痛或腹痛）；

（3）增长迅速（半年增长超过 0.5 cm）。

病例二十二：腹主动脉瘤破裂（Abdominal arterial aneurysm rupture）

病例简介：患者，男，67岁，有高血压病史。昨天早上在铲雪后出现腰痛，自认为是腰扭伤，服用止痛药和热敷，症状没有好转。今天腰痛加重，并扩散到腹部两侧。

体格检查：

BP 102/76 mmHg，P 76次/min。一般情况良好，心肺检查无异常。腹部弥漫性轻压痛，无肌紧张，无压痛或反跳痛，无血管杂音，无搏动性肿块，双下肢动脉搏动正常。

辅助检查：

为排除腰椎和腹部问题，做了腹部CT平扫和腰椎重建。腹部CT见图22-1~3：

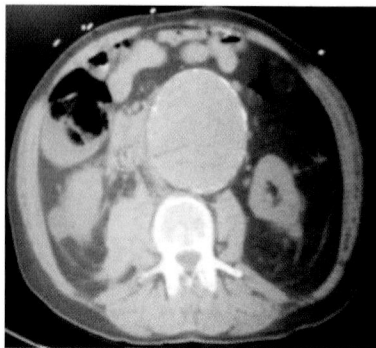

图22-1　患者腹部CT影像（横断面）

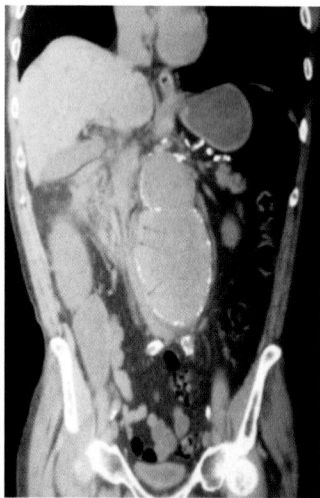

图22-2　患者腹部CT影像（前后位）

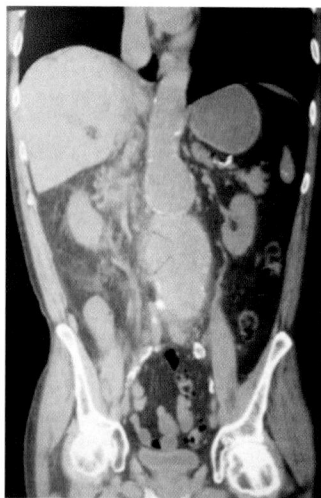

图22-3　患者腹部CT影像（侧位）

本病例的急诊诊断：

CT诊断：梭形腹主动脉瘤（9.0 cm × 15.3 cm × 8.9 cm）破裂到右侧腹膜后

（见白色箭头）。

临床诊断：

腹主动脉瘤破裂(Abdominal arterial aneurysm rupture)

本病例的处理：

紧急邀请血管外科会诊，并将患者转送至马里兰医学中心。

病程进展或随诊：

患者当天做了腹主动脉瘤修补术，即主动脉双股动脉旁路移植术，3 周后出院。

通过本病例需要掌握的急诊医学要点：

1.老年人无明显原因的后背痛，一定要警惕 AAA。

2.有关 AAA 的随访观察及择期手术指征见病例二十一。

3.紧急手术死亡率超过 50%,而择期手术的死亡率却为 1% ~ 5%。

病例二十三：主动脉夹层动脉瘤（Aortic dissection aneurysm）

病例简介：患者，男，80岁，因左侧胸痛就诊。患者在今年1月因腹痛在我所在医院就诊，诊断为：Stanford B型主动脉夹层动脉瘤，予以保守治疗。此次就诊，患者没有腹痛。

体格检查：

生命体征平稳，其他体检指标均在正常范围。

实验室及辅助检查：

心电图和心肌酶谱没有变化。因有主动脉夹层动脉瘤病史，给患者复查了胸腹盆腔部增强CT扫描（见图23－1~3），结果与今年1月就诊时没有变化。

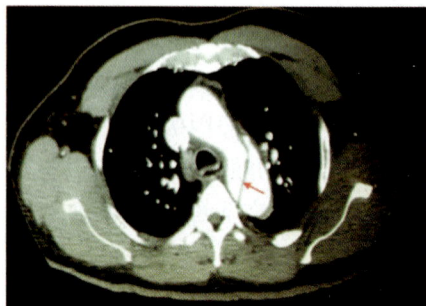

图23－1　患者胸腔CT影像（横断面）

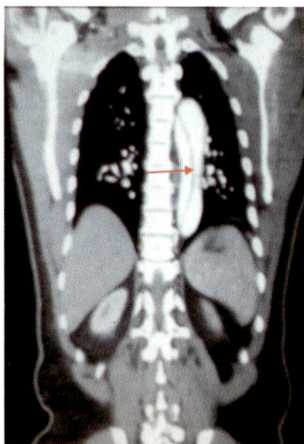

图23－2　患者胸腹盆腔联合CT影像

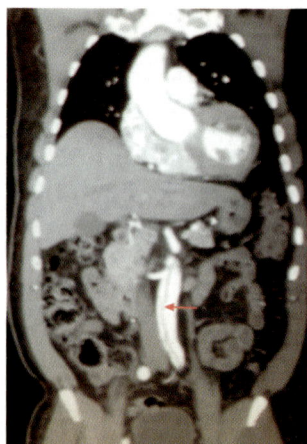

图23－3　患者胸腹盆腔CT影像

本病例的急诊诊断：

主动脉夹层动脉瘤（Aortic dissection aneurysm）

本病例的处理：

邀请血管外科会诊，会诊后建议继续保守治疗。

病程进展或随诊：

患者收入院观察，以排除急性冠状动脉综合征。

美国急诊临床病例解析100例

通过本病例需要掌握的急诊医学要点：

1. 主动脉夹层动脉瘤有 Stanford 和 DeBakey 两种分类方法。Stanford 分类法要比 DeBakey 分类法应用更广泛、更实用，因为它与治疗方案密切相关。两种分类方法的比较如下：

DeBakey 分类	Ⅰ型：从升主动脉到降主动脉和(或)腹主动脉	Ⅱ型：只限于升主动脉	Ⅲ型：只限于降主动脉以下
Stanford 分类	A 型(包括 DeBakey Ⅰ 型和Ⅱ型)		B 型

2. Stanford A 型动脉瘤主要累及升主动脉，手术是首选方法；而 Stanford B 型动脉瘤是从主动脉弓开始至降主动脉段的动脉瘤，不需要手术治疗，除非有合并症(如动脉瘤破裂)或造成了其他脏器损伤(肾脏)。

病例二十四：急性坏死性胆囊炎伴 AAA（AAA in a patient with acute necrotizing cholelicystitis）

病例简介：患者，男，93 岁，有高脂血症病史。以突发性右腹痛就诊，伴恶心和呕吐。

体格检查：

不发热，生命体征平稳，右中腹压痛和肌紧张，无反跳痛。

实验室及辅助检查：

血常规，肾功能和肝功能都正常。

急诊床旁胆囊超声图像见图 24 –1。

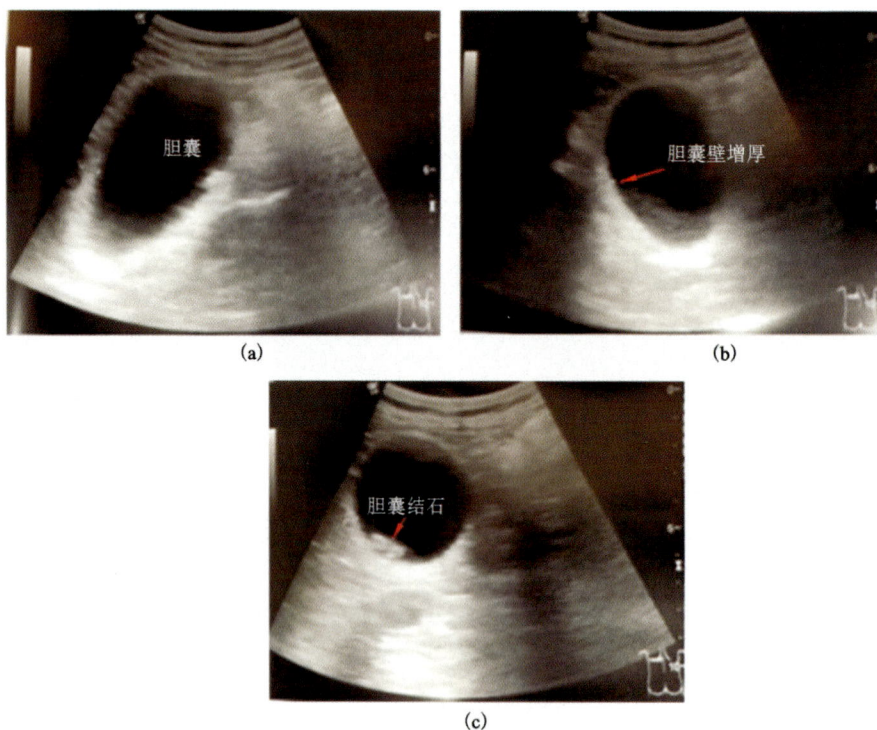

图 24 –1　患者胆囊超声图像

（a）胆囊纵断面，见胆囊增大，胆囊壁增厚；（b）胆囊横断面，见胆囊壁增厚（5.2 mm）；

（c）胆囊横断面，见胆囊内结石影

由于患者高龄并且不发热，血常规和肝肾功能均正常，给患者做了腹部 CT，以排除其他问题(包括阑尾炎)，见图 24 - 2。

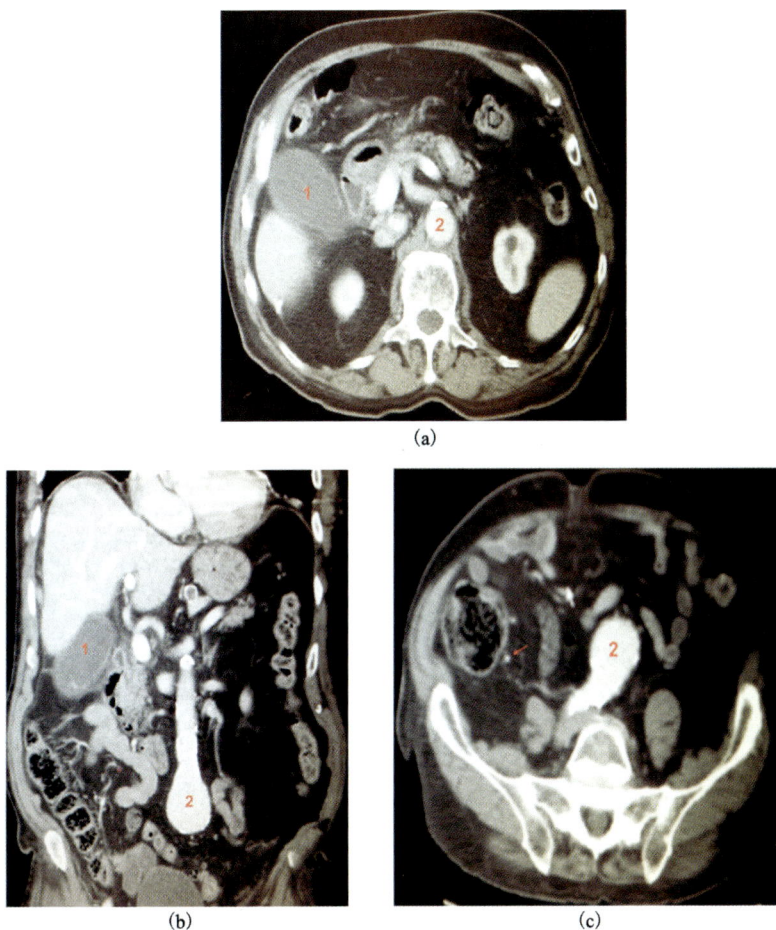

图 24 - 2   患者腹部 CT 影像

(a)胆结石伴胆囊壁增厚及胆囊周围液体；(b)远端腹主动脉动脉瘤(5 cm×5 cm)；
(c)显示阑尾结石(箭头处)

本病例的急诊诊断：

1. 急性胆囊炎(Acute cholecystitis)

2. 胆囊结石(Cholelithiasis)

3. 无症状腹主动脉瘤(AAA)

本病例的处理：

患者收入外科，术前经心内科会诊后，采用腹腔镜行胆囊摘除术。

病程进展或随诊：

术后诊断：急性坏死性胆囊炎

通过本病例需要掌握的急诊医学要点：

1. 老年急性胆囊炎的特点可以非常不典型，如没有发热，白细胞升高不明显等。有时只表现为右上腹压痛。但老年人的胆囊炎可以在无任何征象的情况下迅速恶化，因此处理要积极。

2. 腹主动脉瘤的诊断、处理及随访见病例二十一和病例二十二。

病例二十五：心包积液（Pericardial effusion）

病例简介：患者，女，48 岁，因呼吸困难和心前区不适 3 个月，加重 2 天来急诊就诊。

体格检查：

HR 105 次/min，BP 100/60 mmHg，轻度颈静脉扩张（Jugular venous distention，JVD），双下肢浮肿 1 +。

辅助检查：

心电图显示：窦性心动过速（HR 107 次/min）和弥漫性 QRS 低电压（图 25 - 1）。床旁超声显示心包内大量积液和心包填塞征象。

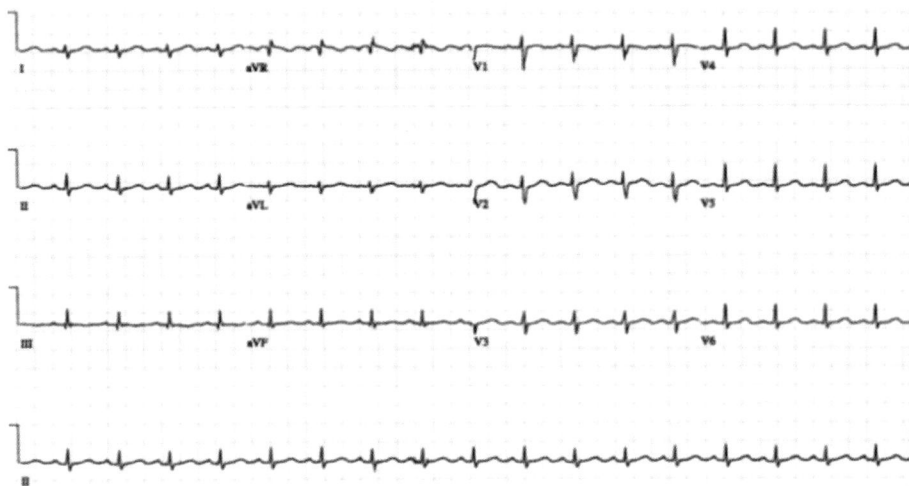

图 25 - 1　患者入院后心电图

本病例的急诊诊断：

心包积液（Pericardial effusion）

本病例的处理：

紧急行心包穿刺术。

病程进展或随诊：

经心包穿刺抽液后患者症状缓解，收入病房。

通过本病例需要掌握的急诊医学要点：

1.心电图低电压的标准

（1）肢体导联 QRS 波 <5 mm；

（2）胸前导联 QRS 波 <10 mm。

2.心电图低电压的鉴别诊断

（1）心内因素：各类心肌病，心肌浸润性病变，心肌炎症或感染性病变。

（2）心外因素：心包积液，胸水，肥胖，慢性阻塞性肺疾病（chronic obstructive pulmonary emphysema，COPD），气胸或血气胸。

3.心包填塞应是急诊首先要排除的（低电压 + 心动过速）。最有效和快速的方法是床旁心脏超声波检查。

病例二十六：呼吸道感染后心包积液（Pericardial effusion following upper respiratory infection）

病例简介：患者，男，16岁，5天前出现咽痛，咳嗽。3天前出现胸闷，呼吸困难，平卧加重。2天前诊断为链球菌咽炎，给予抗生素阿奇霉素（Azithromycin）治疗。

体格检查：

BP 90/60 mmHg，HR 110次/min，床旁奇脉测定两个血压音之差为15 mmHg。

实验室及辅助检查：

WBC $12.96 \times 10^3/\mu L$（$12.96 \times 10^9/L$），肝肾功能均正常。

心电图（ECG）示窦性心动过速（HR 123次/min），低电压，电交替（如箭头所示），见图26-1。

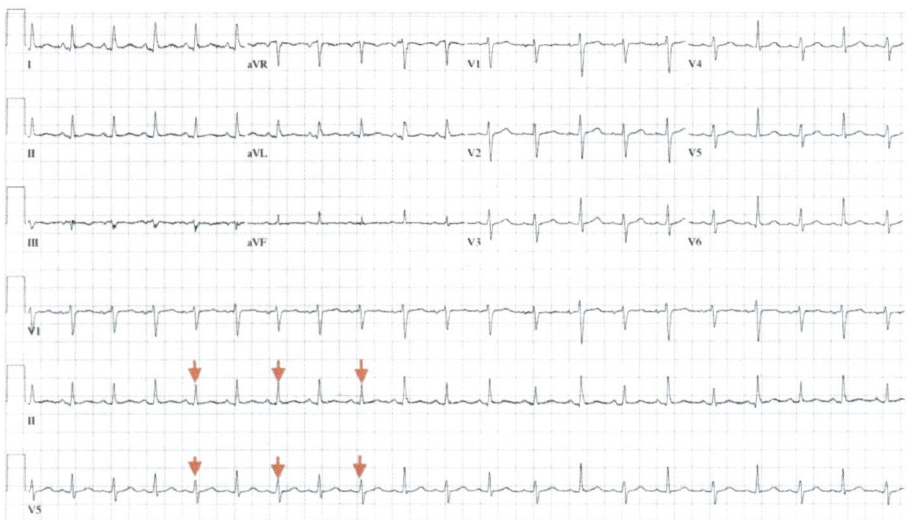

图26-1　患者急诊时心电图

患者两年前的心电图如图26-2。

患者胸片检查显示心脏影明显增大（图26-3）。

床旁急诊做超声检查显示严重心包积液，可见3～5 cm液面（箭头所示），见图26-4。

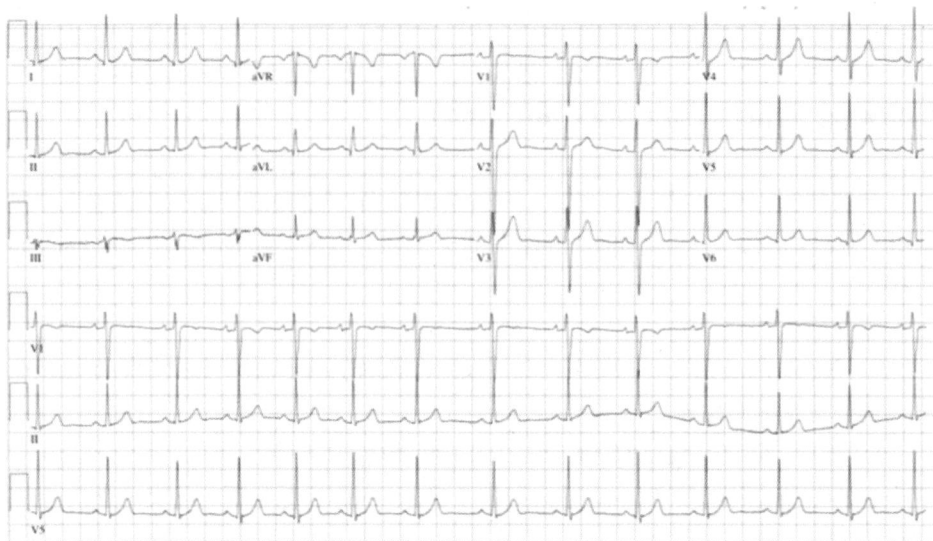

图 26-2 患者两年前心电图

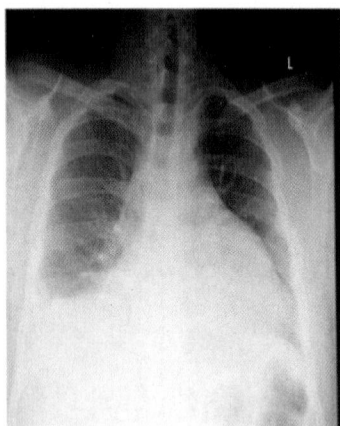

图 26-3 患者胸片

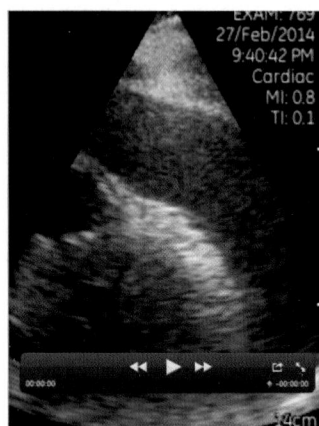

图 26-4 患者超声影像图

本病例的急诊诊断:

1. 急性心包炎(Acute pericarditis)
2. 心包积液(Pericardial effusion)

本病例的处理:

输液,患者紧急转送至马里兰医学中心。

病程进展或随诊：

马里兰医学中心接到患者后，立即行心包穿刺术，抽出了 950 mL 血性液体。呼吸道分泌物鼻病毒检测显示阳性。2 天后出院。6 周后，患者因胸痛、呼吸困难、心悸再次入院，CT 显示胸膜增厚，诊断为限制性心包炎，开始服用泼尼松（Prednisone，60 mg/d），秋水仙碱 0.6 mg/d，布洛芬每次 600 mg，每 6 小时 1 次。4 天后出院，门诊随诊。

通过本病例需要掌握的急诊医学要点：

1. 电交替

每个 QRS 波高低交错，最常见于心包积液，由于心脏在心包液体中浮动所致，是典型的心电图表现。

2. 评估心包积液的量

确诊有心包积液后，首先应评估积液的量，以确定下一步的治疗措施，详见下表。

积液程度	积液量（mL）	超声波检查判定
少量	50～100	心脏后间隙，厚度 <10 mm
中量	100～500	心脏后间隙，厚度 10～20 mm
大量	>500	整个心脏周围，最大厚度 >20 mm

3. 心包填塞的诊断

有一定量的心包积液必定会产生心包填塞症状和病变体征，可以依照下表所归纳的体征与超声波检查情况明确诊断。

体征	窦性心动过速 颈静脉怒张，奇脉（pulsusparadoxus）
超声检查	舒张期右心房和右心室塌陷 左右心室大小随呼吸成相反变化 下腔静脉扩张与吸气时减小小于 50%

4. 如何检查奇脉

（1）用水银柱式血压计测左手臂血压，并充气加压。

（2）让患者在呼气末憋住呼吸，缓慢释放血压计气囊，记录听到第一个血管音时的血压。

（3）然后让患者正常呼吸，记录再次听到血管音时的血压。

（4）如这两个音血压之差＞10 mmHg，为阳性，要考虑有心包填塞的可能。

5.心包减压（穿刺或开窗）的指征

（1）心包填塞。

（2）对保守治疗无效和有症状的中量到大量积液。

（3）怀疑有细菌或癌性样变心包炎。

病例二十七：急性左下肢动脉栓塞伴肺炎及肺动脉栓塞（Acute limb ischemia with pneumonia and pulmonary embolism）

病例简介：患者，女，64岁，有糖尿病、冠心病、乙型肝炎病史，因患艾滋病在服用三联药，因患外周血管疾病行双侧髂动脉支架置入术。因双腿运动性疼痛加重，血管外科门诊建议做动脉造影并请心脏科会诊。患者因在药物性心脏负荷试验中出现非特异ECG改变，于2013年6月20日行经桡动脉心导管造影，显示非阻塞性冠状动脉疾病。6月24日，患者因左下肢疼痛加重3天来急诊就诊。

体格检查：

一般情况：无呼吸困难，反应迟钝。

生命体征：不发热，BP 110/68 mmHg，RR 24次/min，P 114次/min，血氧饱和度92%（室内氧）。

呼吸系统：双侧散在湿啰音。

腹部：软，无压痛，腹水征阳性。

神经系统：左腿肌力4/5，触觉减低。

肢体检查：左股动脉及左腘动脉搏动明显减弱，胫后和足背动脉搏动消失，双足外观见图27-1。

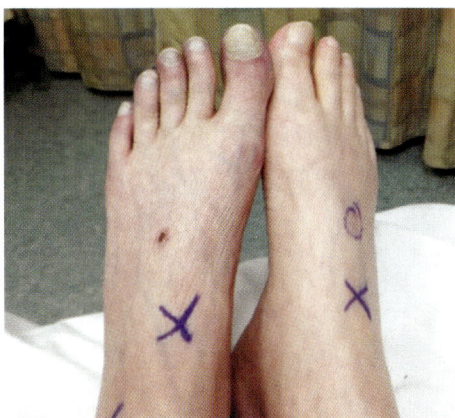

图 27-1　患者双足外观图

实验室及辅助检查：

WBC 13.5×10⁹/L，Hb 10.8 g/dL（108 g/L），BUN 24 mg/dL（8.57 mmol/L），Cr 0.9 mg/dL（79.56 μmol/L），葡萄糖（Glu）168 mg/dL（9.3 mmol/L），乳酸2.8 mmol/L，总胆红素（TB）2.1 mg/dL，直接胆红素（DB）1.5 mg/dL，谷草转氨酶（AST）90 U/L，丙氨酸氨基转移酶（ALT）50 U/L，碱性磷酸钠（ALK-P）168 U/L，国际标准化比值（INR）1.8。

本病例的急诊诊断：

急性左下肢动脉栓塞（Acute left leg arterial ischemia）

本病例的处理：

止痛，静脉肝素，血管外科紧急会诊。

紧急下肢动脉造影结果见图27-2：左侧髂总动脉和髂外动脉阻塞伴侧支循环形成；左股腘动脉阻塞。

血管外科建议：收入ICU，相关科室会诊，准备行右股动脉-左股动脉血管旁路移植术。

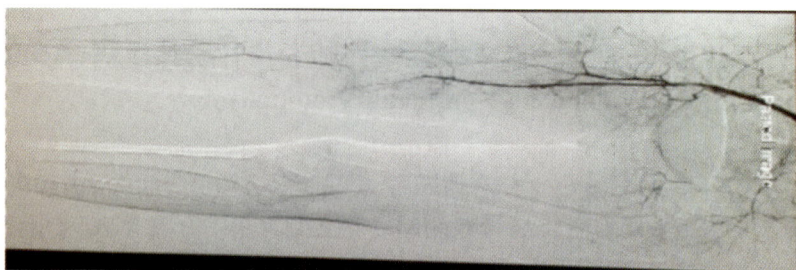

图 27 - 2   患者下肢动脉造影

其他辅助检查：

（1）脑 CT 排除脑卒中：患者有神志改变，左腿肌力 4/5，触觉减低（正常）

（2）胸部 CT 排除肺炎（血氧饱和度低，肺部啰音，血象高，乳酸血症）和肺栓塞（DVT 病史及血氧饱和度低）。胸部 CT 影像见图 27 - 3、图 27 - 4，考虑为双侧弥漫性浸润性病变，右下肺肺动脉栓塞。

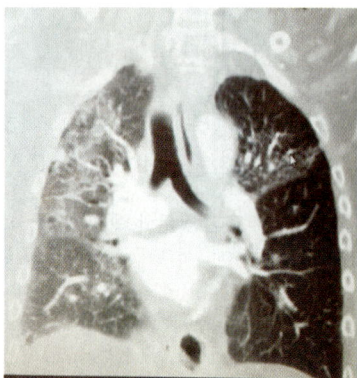

图 27 - 3   患者胸部 CT 影像

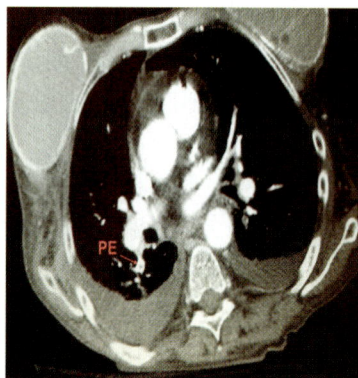

图 27 - 4   患者腹部 CT 影像

（3）腹部 CT 排除肝硬化或肿瘤（肝功能不正常，INR 增高，血氨高）。具体情况见图 27 - 4，考虑为肝硬化，大量腹水。

其他急诊诊断及相应处理：

1. 右下肺肺动脉栓塞：鼻导管给氧，继续抗凝。

2. 多发性肺炎，不能排除肺囊虫肺炎（因为患者在接受艾滋病三联用药治疗）。暂时按社区获得性肺炎给予头孢曲松（Ceftriaxone）和阿奇霉素（Azithromycin）抗感染治疗。检查 CD4 数量（如低于 200 个/mm³，可按肺囊虫肺炎处理或进行支气管镜诊断）。

3.乳酸血症：补液，监测血压。

4.肝性脑病：观察。

5.肝硬化伴腹水：临床上排除了自发性腹膜炎。

6.凝血功能障碍：观察。

病程进展或随诊：

6月25日：心脏科会诊(6月20日心导管检查示 EF 70%，心脏超声提示 EF 50%～55%，没有心内血栓)，呼吸科会诊(建议支气管镜检查)。

6月26日：传染科会诊（CD4 631 个/mm^3，丙型肝炎 RNA 1646832 拷贝/mL)，消化科会诊(乳果糖，每次 30 mL，每日 2 次)。

6月26日：血管外科(左髂股动脉内膜切除术，右股动脉－左股动脉血管旁路移植术)。

7月6日：病情继续恶化，顽固性低氧和休克，家属放弃治疗，拔管后患者死亡。

通过本病例需要掌握的急诊医学要点：

1.急性肢体缺血的原因

栓塞	心源性 　心房颤动 　心肌梗死 　心内膜炎 　心瓣膜病 　心房黏液瘤 　人工瓣膜 动脉源性 　动脉瘤 　动脉粥样硬化斑块＊ 反常栓塞
血栓形成	血管移植＊ 动脉粥样硬化＊ 动脉瘤栓塞 挤压综合征 高凝状态 低流量状态
外伤	钝性伤 贯穿伤 医源性外伤＊

＊为可能造成本病例动脉栓塞的原因。

2. 急性肢体缺血的分类和治疗原则

	可恢复的	有危险的	不可逆的
疼痛	轻	重＊	不等
毛细血管充盈	正常	延长	消失＊
运动功能受损	无	部分＊	完全
感觉受损	无	部分＊	完全
动脉多普勒	可听到	听不到＊	听不到
静脉多普勒	可听到	可听到	听不到
治疗	快速诊断	紧急手术＊	截肢

＊为本病例特征,因此患者属于有危险的范畴,需要紧急手术。

病例二十八：下腔静脉及双下肢静脉血栓形成的新疗法（Inferior vein and limb deep vein thrombosis）

病例简介：患者，男，69岁，有糖尿病病史。2012年3月行冠状动脉旁路移植手术后发生了深静脉血栓形成和肺动脉栓塞，在华法林抗凝的同时，放置了下腔静脉滤器（Greenfilter）。患者于2013年6月5日因双髋疼痛和双下肢水肿2天就诊。

体格检查：

生命体征平稳，面色苍白，轻度呼吸困难，大汗，心率102次/min，律齐，无杂音，无异常呼吸音，腹软无压痛，双腿水肿2+，末梢血管搏动弱。

实验室及辅助检查：

K 6.0mEq/L(6.0 mmol/L)，BUN 36 mg/dL (12.85 mmol/L)，Cr 2.4 mg/dL (212.18 umol/L)，血糖（BG）350 mg/dL（19.4 mmol/L），WBC 18.29×10^9/L，PT/APTT均正常，乳酸4.3mmol/L。

辅助检查：

腹部CT（见图28-1）可见下腔静脉滤器（Greenfilter），其他无异常。

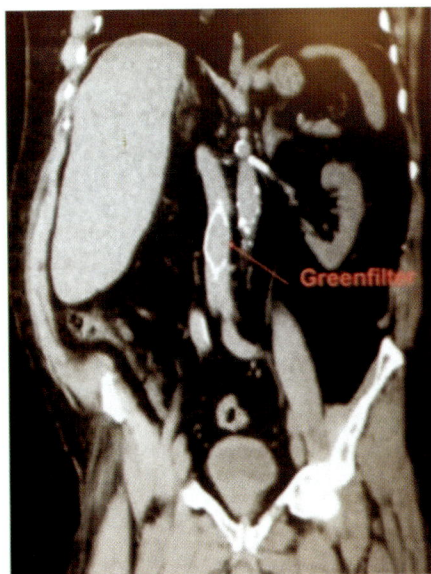

图28-1　患者腹部CT影像

左下肢静脉多普勒(见图28－2)显示股总静脉以下深静脉栓塞。

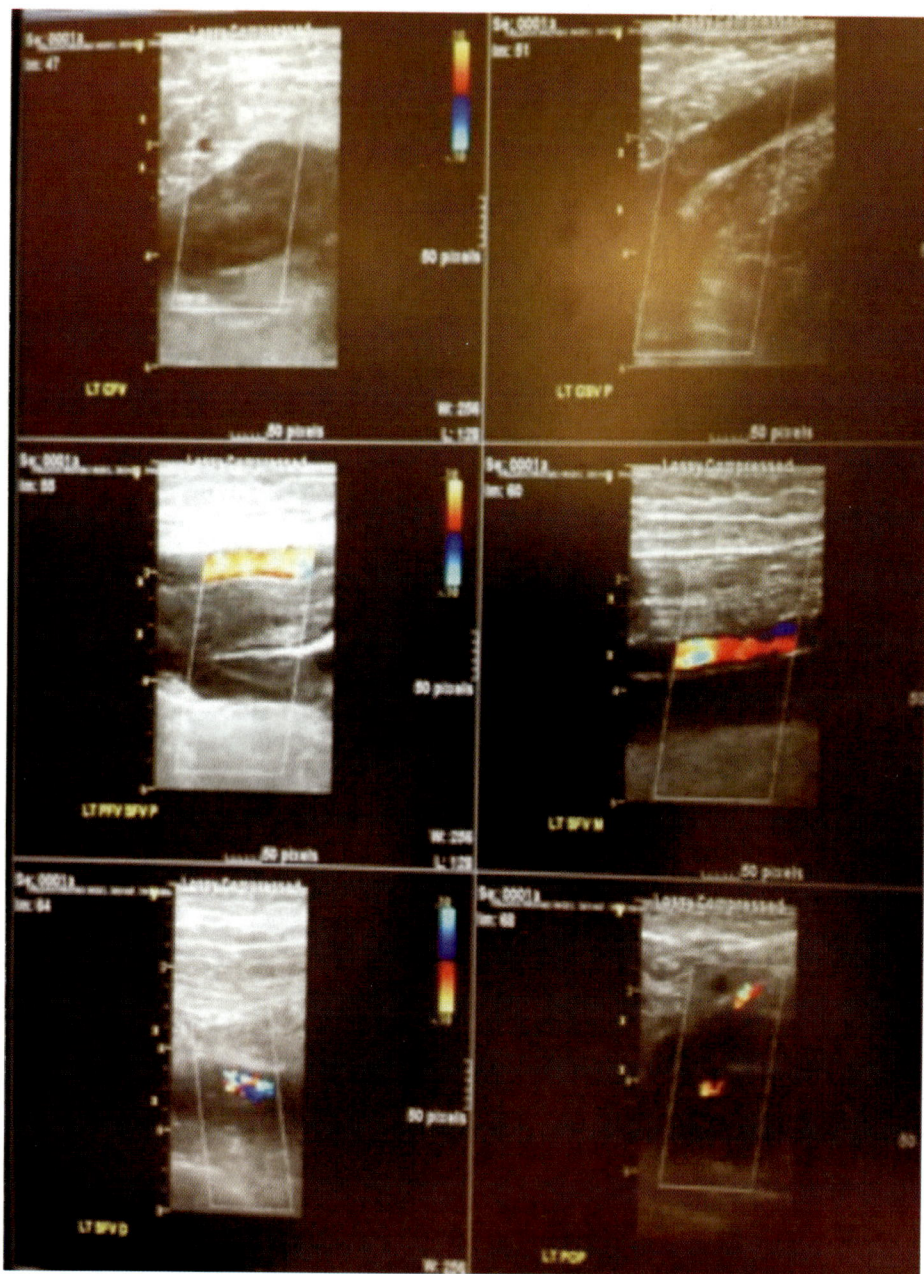

图28－2　患者左下肢静脉多普勒影像

右腿静脉多普勒(见图 28 – 3)显示股总静脉以下深静脉栓塞。

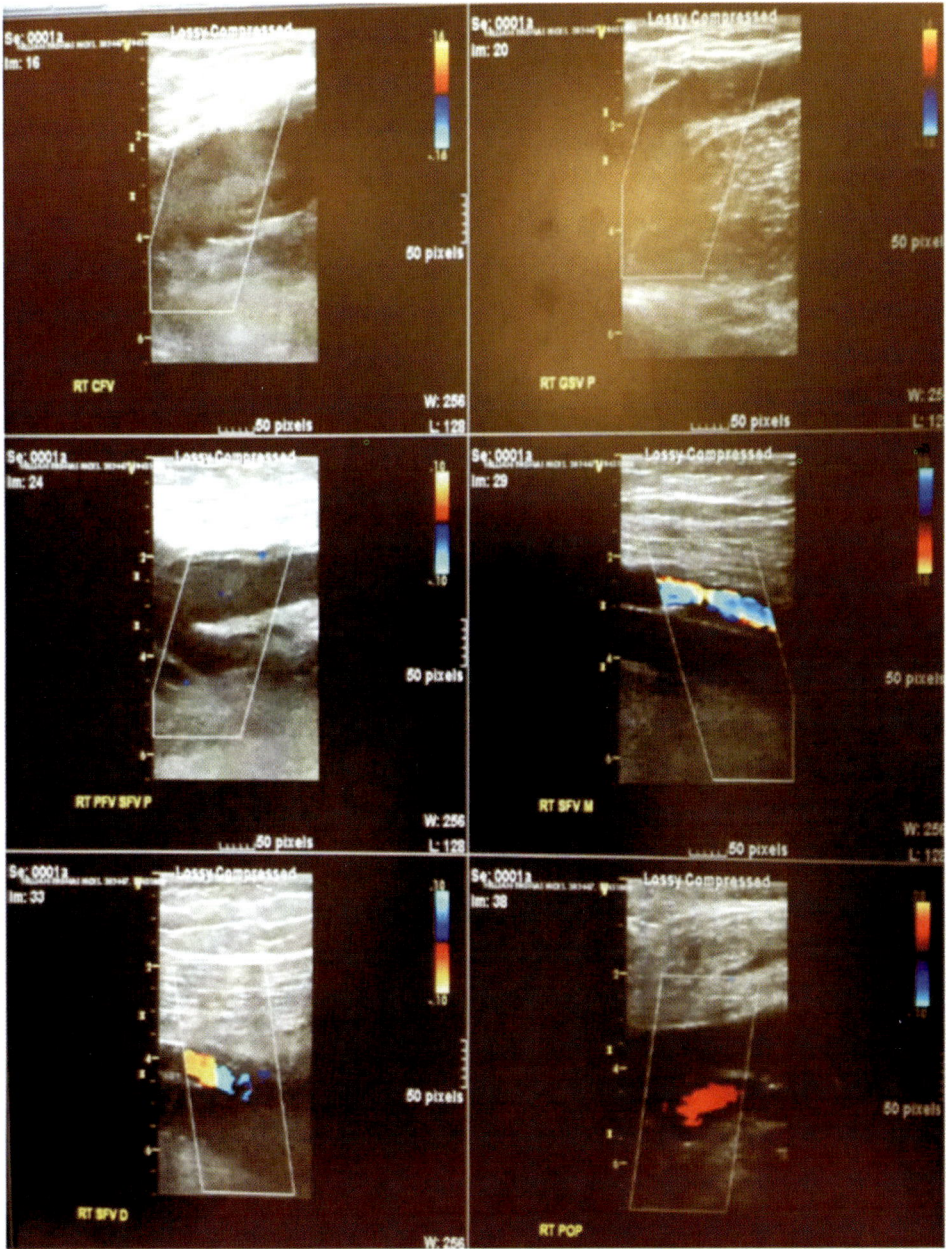

图 28 – 3　患者右下肢静脉多普勒影像

本病例的急诊诊断：

1. 急性双下肢深静脉及下腔静脉血栓形成（Acute deep vein thrombosis in both legs and IVC）

2. 急性肾衰竭（Acute renal failure）

3. 高钾血症（Hyperkalemia）

4. 乳酸血症（Lactic acidosis）

本病例的处理：

1. 立即给予静脉肝素，邀请血管外科会诊。

2. 大量 0.9% 氯化钠注射液静脉滴注，以改善末梢循环。

3. 处理高钾血症。

血管外科会诊意见：

1. 收入 ICU。

2. 继续肝素治疗。

3. 持续静脉注射碳酸氢钠（保护肾脏功能，因后面的检查和处理需用造影剂）。

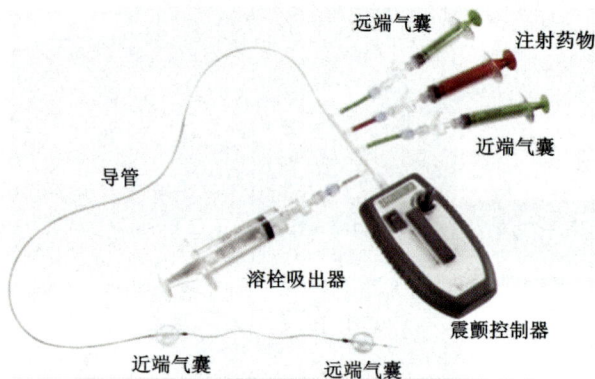

图 28-4　Trellis 药物机械血栓清除系统

病程进展或随诊：

6 月 5 日：双下肢 Trellis 药物及机械除栓后持续局部（从 Greenfilter 到腘静脉）组织型纤溶酶原激活剂（t-PA）注射。

6 月 7 日：下腔静脉造影显示下腔静脉及所有下肢静脉血栓完全清除，拔除双侧溶栓导管。

6 月 8 日：转出 ICU。

6 月 9 日：出院。

通过本病例需要掌握的急诊医学要点：

Trellis 药物机械血栓清除系统有两个气球，以帮助固定溶栓位置，中间的导管在输溶栓剂（如 t-PA）的同时，还可以产生震动以加速 t-PA 对血栓的作用，使医生能进行针对性的局部处理。溶栓后的细小血栓可以被吸出。Trellis 药物机械治疗属微创操作，患者可以在当天出院。

病例二十九：血压为什么测不出来？（Why is blood pressure not measurable?）

病例简介：患者，男，49 岁，曾因极度心力衰竭于 2011 年 11 月就诊，当时射血分数（EF）为 10%，胸片如图 29-1。

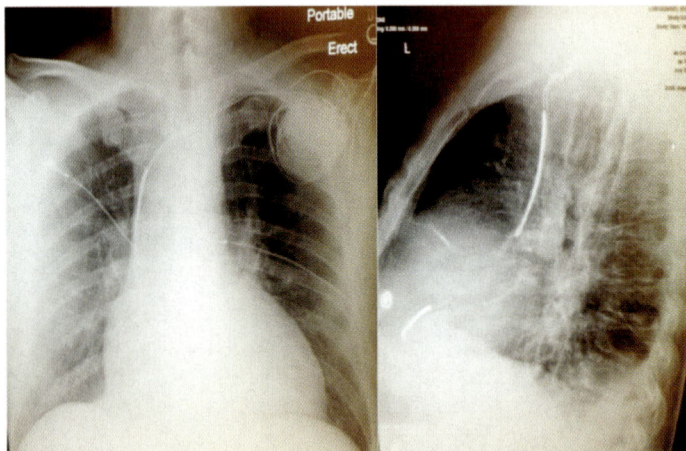

图 29-1　患者 2011 年 11 月胸片影像

患者于 2013 年 8 月 31 日凌晨因心悸和头晕 3 小时就诊。

体格检查：
就诊时神志清楚，生命体征见图 29-2。注意：患者当时的血压测不出来。

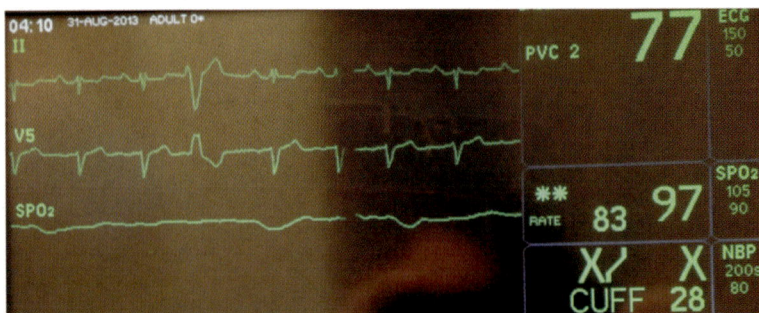

图 29-2　患者就诊时的心电监护

实验室及辅助检查：

电解质、肝肾功能、甲状腺功能及心肌酶谱均正常，心电图为起搏器心律，右束支传导阻滞（right bundle branch block，RBBB），无明显的 ST – T 改变。

此次入院后胸片检查如图 29 – 3 所示：

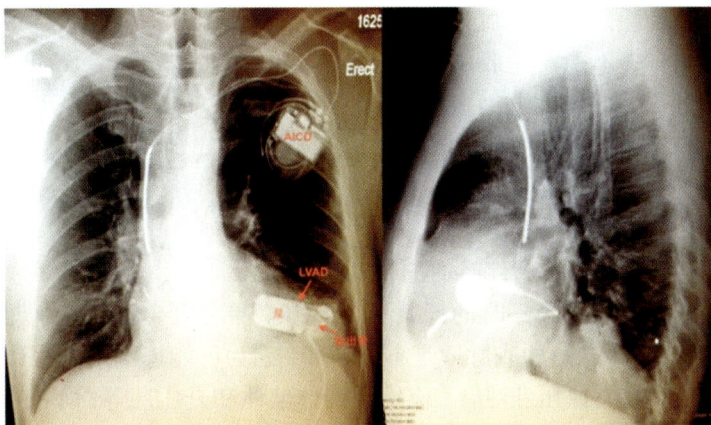

图 29 – 3　患者本次入院后胸片

本病例的急诊诊断：

心悸待查（Palpitation）

本病例的处理：

由于本患者是曾在马里兰州立大学医学院心血管系安装过心脏转换器的特殊病例，经与他们联系后转入医学院。

病程进展或随诊：

患者于 2013 年 10 月 15 日在马里兰医学院做了心脏移植手术，同时将左心室支持装置取出。2014 年 5 月 21 日因发热和腹泻再次入院，5 月 27 日病情好转出院。

通过本病例需要掌握的急诊医学要点：

1. 胸片显示的两个装置是什么？

胸片显示的两个装置分别是自动植入式心脏转换器（automatic implantable cardiac converter，AICD）和 Jarvik2000 左心室支持装置（left ventricle assistant device，LVAD）。

2. 什么是 LVAD？它的应用指征是什么？血压为什么测不出来？应采取何种方法？

LVAD 的机制是将左心室的血用一个微型机械泵通过心脏外管道泵到主动脉

（见图 29 - 4）。目前它主要用于等待移植的极度左室心力衰竭和可逆性心脏病患者，如心肌炎患者。它是临时的,可在疾病过程纠正后撤掉。如患者不适合做移植，LVAD 将是永久性的。因其血液是被持续泵出的，不能产生收缩压和舒张压的区别，因此自动血压仪测不出血压。但可用传统的听诊器方法听到血流音。此患者的血压（舒张压）为 70 mmHg。

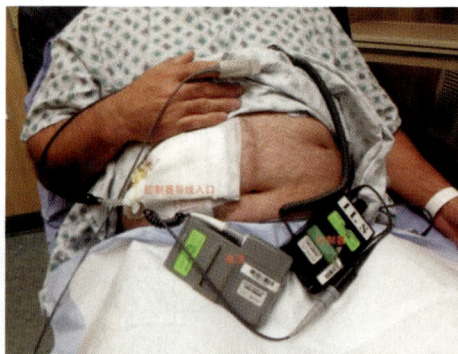

图 29 - 4　LVAD 装置

3. 这样的患者在心脏骤停时的抢救要注意什么?

这样的患者在心脏骤停时的抢救极为特殊。首先要判断 LVAD 是否工作正常：检查电池是否有电；检查脉搏是不可靠的, 因为可能摸不到；手工测量血压, 寻找"哼"音：如果有血压和哼音, 应给予液体输注和升压药等；如没有血压或无"哼"音, 要做心肺复苏。

对做不做心肺复苏是有争议的：①厂商说明书不建议做心肺复苏，考虑到它有可能使仪器脱节, 在心脏留下一个洞。②但是, 如 LVAD 不工作, 心脏就不跳动, 患者就死了。不管怎样心肺复苏至少可以试着用来复苏。

除颤/转复：①可以电击安装了 LVAD 的心脏。②一定要在电击前切断电源。

参考文献

[1] Rose EA, Gellins AC, Moskovitz AJ, et al. Long-Term Use of a Left Ventricular Assist Device for End-Stage Heart Failure. NEJM, 2001, 345(20): 1435 - 43.

[2] Wilson SR, et al. Ventricular Assist Devices. JACC, 2009, 54(18): 1647 - 59.

[3] Klein T, Jacob MS. Management of Implantable Assisted Circulation Devices. CardiolClin, 2012, 30: 673 - 82.

病例三十：单极植入式心电图记录仪（Implantable loop recorder）

病例简介：患者，女，27 岁，因心悸、头晕、呼吸困难就诊。1 周前因类似表现放置了一个小仪器（见图 30 - 1）。这个小仪器就是单极植入式心电图记录仪。

通过本病例需要掌握的急诊医学要点：

这是一个单极植入式心电图记录仪（Implantable Loop Recorder，ILR）见图 30 - 2，埋植在左胸壁皮下，可通过设定的阈值或手控启动记录。

类似于长时间的动态心电检测仪（Holter），但是是以心电图的形式记录的。每次可动态记录大约 50 分钟，每 1 周期可记录 3 次。医生可以在看患者时将信息下载到电脑后进行分析。电池寿命一般在 3 年左右。用于晕厥、心悸、频发心房颤动/心房扑动、频发心肌梗死（myocardial infarction，MI）的监测和危险因素分析。

与常规 Holter 比，体积微小，类似微 U 盘，可方便佩戴 3 年，除能分析心律/心率外，还可以判断 ST 段的变化，用于冠心病患者的危险因素分析。

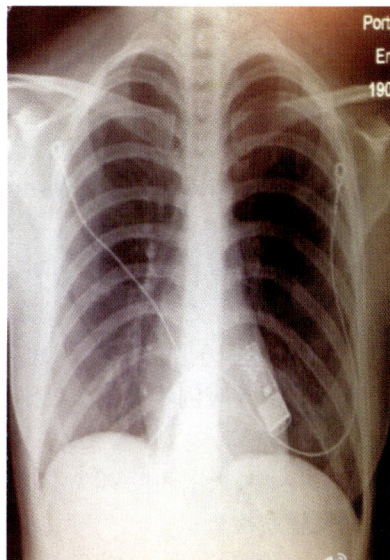

图 30 - 1　患者胸壁埋植的单极植入式心电图记录仪

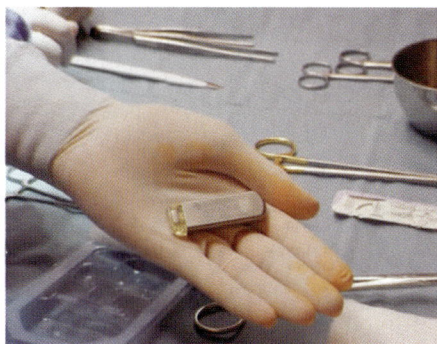

图 30 - 2　单极植入式心电图记录仪

心血管疾病篇

87

呼吸系统疾病篇（Respiratory Emergencies）

病例三十一：肺栓塞（Pulmonary embolism）

病例简介：患者，男，52 岁，有多次双腿深静脉血栓形成（deep venous thrombosis, DVT）病史，2 年前患肺栓塞，医生建议终生服用华法林。患者因嗜酒于 2~3 个星期前停用了抗凝药，此次因酒精中毒被 EMS 送到急诊科。问诊时，患者表示有轻度的呼吸困难 3 天，双腿不适 1 周。

体格检查：

神志尚清，除血氧饱和度 90% 和心率 112 次/min 外，BP 及其他体查均正常。

实验室及辅助检查：

肌钙蛋白 I（cTnI）、凝血酶原时间（PT）与活化部分凝血激酶时间（APTT）正常，乙醇浓度 122 mg/L（26.67 mmol/L）。双腿超声检查无 DVT，胸部 CT 见图31－1。

CT 检查结果：肺动脉主干巨大鞍型栓塞，延伸至所有分支和亚段。

本病例的急诊诊断：

亚高危肺栓塞（Submassive pulmonary embolism, PE）

本病例的处理：

立即行静脉肝素治疗。考虑到患者当时心率快，需维持 3 L/min 的氧流量持续吸氧才能使血氧饱和度达到 93%，伴呼吸困难，对患者实施了紧

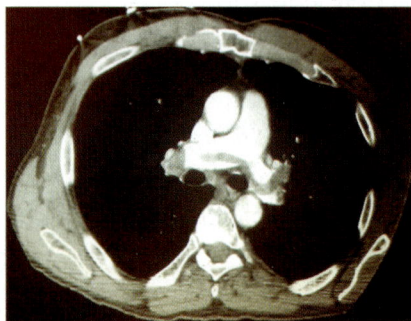

图 31－1　患者胸部 CT 影像

急 t-PA（100 mg，2 小时持续静脉滴注）。半小时后，血氧饱和度改善至 96%。t-PA 治疗结束后患者转入 ICU。

病程进展或随诊：

ICU 期间病情平稳，血氧饱和度恢复正常，一天后转出 ICU。

通过本病例需要掌握的急诊医学要点：

1. 如何区分高危肺栓塞（massive PE）和亚高危肺栓塞（submassive PE）？

高危 PE：

患者有无其他原因的血液动力学不稳定超过 15 min 或需要用强心药和升压药，包括收缩压低于 90 mmHg 和心率低于 40 次/min。

亚高危 PE：

（1）下列任何一个反映右心室功能不全的证据：超声心动图或 CT 提示右室扩张；脑钠肽升高；ECG 前间壁 ST - T 改变。

（2）心肌坏死的证据：肌钙蛋白 I（cTnI）升高。

2.肺栓塞静脉溶栓治疗的指征

静脉溶栓可用于具有中度出血危险的高危 PE 和轻度出血倾向的亚高危 PE 患者，其治疗指征见图 31 - 2。

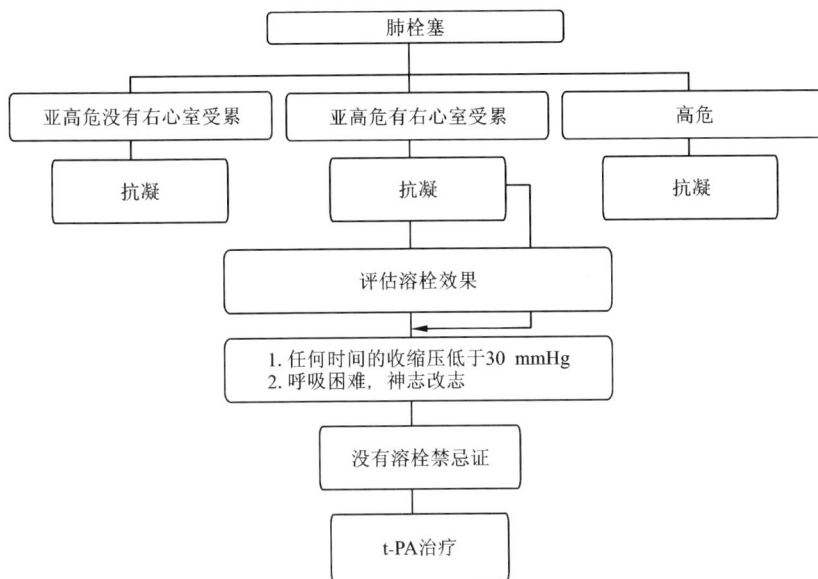

图 31 - 2　肺栓塞静脉溶栓治疗指征

3.静脉溶栓的绝对禁忌证

脑出血（任何时间），脑血管瘤或动静脉畸形（arteriovenous malformation，AVM），颅内肿瘤，3 个月内脑梗死，怀疑主动脉夹层动脉瘤，急性出血或有出血倾向，近期有脑或脊髓手术史，近期严重的脑或面部外伤。

4.PE 的非溶栓疗法

对溶栓效果不佳或有溶栓禁忌证的患者可行血管内或切开血栓切除术（但受医院的条件和医生的技术水平的影响）。

5.t-PA 剂量在 STEMI、脑卒中和肺栓塞时的剂量和应用方法是不同的。

STEMI：总量 100 mg。首先 15 mg 静脉注射，然后每千克体重 0.75 mg（不超过 50 mg）在 30 分钟内滴注，最后以每千克体重 0.5 mg（不超过 35 mg）在 60 分钟内滴注完。

缺血性脑卒中：总量以每千克体重 0.9 mg（不超过 90 mg）。首先将 10% 的剂量在 1 分钟内静脉注射，然后将剩余的 90% 药量在 59 分钟内静脉滴注完。

肺栓塞：总量 100 mg。其中先静脉注射 15 mg，然后将剩下的 85 mg 在 2 小时内静脉滴注完。

参考文献

[1] Jaff, et al. Circulation, 2011, 123：1788－1830.

病例三十二：服华法林的 COPD 和 DVT 患者咳血（Warfarin-induced coagulopathy in a patient with COPD and DVT）

病例简介：患者，男，58 岁，有慢性阻塞性肺疾病（COPD）、多发右侧下肢 DVT 病史，1996 年放置了 Greenfilter 并长期服用华法林。因呼吸困难加重和咳血 2 天就诊。期间，患者咳血有 20 余次，鲜红色，每次量在 3~5 mL 不等。

体格检查：

轻度呼吸困难，BP 92/54 mmHg，RR 18 次/min，血氧饱和度 90%；肺部弥漫性哮鸣音和湿啰音，右下肢 2 度浮肿。

实验室检查：

WBC $6.4 \times 10^3/\mu L$（$6.4 \times 10^9/L$），Hb 11.1 g/dl（111 g/L），红细胞比容（Hct）33%（0.33 L/L），血小板 $148 \times 10^3/\mu L$（$148 \times 10^9/L$），PT 96.6 秒，INR 8.75，APTT 62 秒，Cr 1.3 mg/dL（114.93 $\mu mol/L$），乳酸 0.8 mmol/L。

胸部增强 CT 如图 32−1 所示，图 32−2 是与 2013 年 4 月 30 日 CT 类似断面的比较影像。

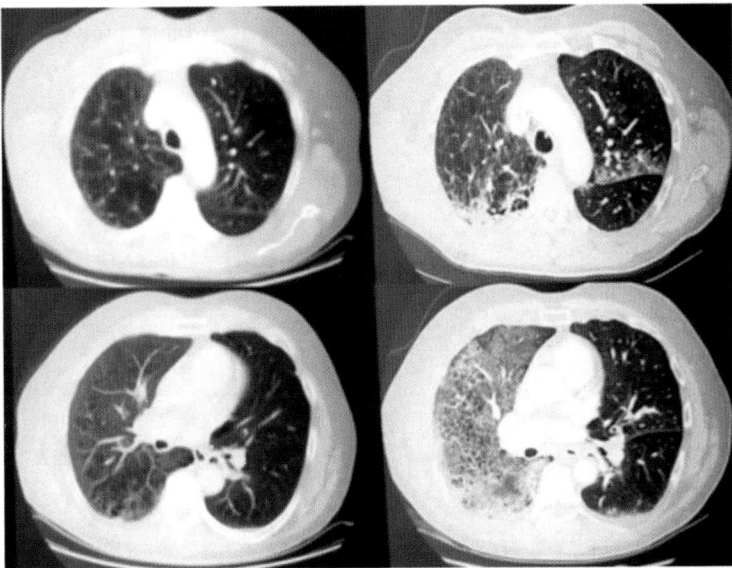

图 32−1　患者胸部 CT 影像

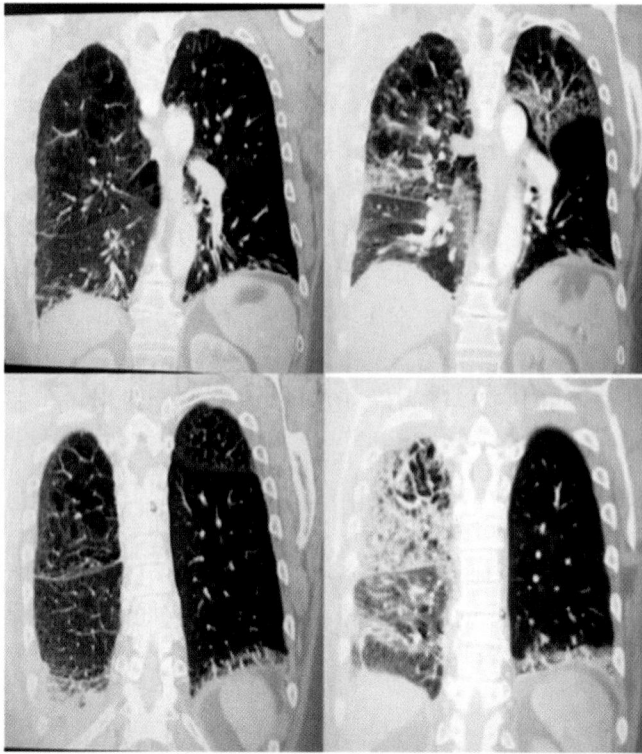

图 32 - 2　与患者 2013 年 4 月 30 日胸部 CT 类似断面比较影像

CT 检查结果：双侧、多叶、多发性肺浸润病变。

本病例的急诊诊断：

1. 咳血（Hemoptysis）

2. 华法林引起的凝血障碍（Warfarin-induced coagulopathy）

3. 肺出血或肺炎（Pulmonary hemorrhage vs. pneumonia）

4. 慢性阻塞性肺疾病（COPD）

本病例的处理：

（1）鼻导管给氧（2L/min），紧急抽血做血培养。

（2）0.9% 氯化钠注射液 1 L 静脉滴注（因血压偏低）。

（3）维生素 K 5 mg 静脉缓推。

（4）静脉滴注冻干血浆 1000 mL。

（5）静脉头孢曲松（Ceftriaxone）1 g 和阿奇霉素（Azithromycin）500 mg 加入液体中静脉滴注治疗可能的社区获得性肺炎。

（6）收入 ICU 监护治疗。

病程进展或随诊：

收住院后患者病情稳定，请血液科会诊，患者拒绝继续服用华法林，要求改用利伐沙班(Xarelto)。患者出院，10个月后(2014年5月13日)，因短暂性脑缺血发作(transient ischemic attacks，TIA)再次住院。

通过本病例需要掌握的急诊医学要点：

由华法林造成的凝血障碍治疗的最新指南：

1. 影响华法林的因素：有400种药物会与华法林有相互反应。此外，影响华法林的因素还有食物、饮酒、疾病状态。

2. INR增高的患者可分三类：没有出血，有轻微出血，大出血。

(1)没有出血，INR轻度增高(3~5)。

● 自发性出血不常见。

● 自发性出血的危险因子为2.7。

● 许多患者只要停药1~2天就会导致INR增高。

● 有危险状态的要考虑治疗：a.年纪很大；b.活动期的恶性肿瘤；c.心力衰竭。以上情况可以静脉或口服维生素 K 2.5 mg。

(2)没有出血，INR明显增高(超过5)。

● 自发性出血的危险因子高到21.8。

● 可以静脉或口服维生素 K 5 mg。

● 任何时候都不要皮内注射维生素 K。

(3)轻度出血，INR升高。

● 停用华法林。

● 静脉或口服维生素 K 5mg。

(4)大出血，INR升高。

● 静脉缓慢注射维生素 K 10 mg。

● 可出现很少比例(3/10000)的维生素 K 过敏性反应。

● 静脉滴注新鲜冷冻血浆，剂量：10~15 mL/kg。

● 静脉滴注凝血酶原复合物浓缩剂(Prothrombin complex，PCC)：a.含更多的维生素 K 因子；b.美国市场的 PCC 主要含3种凝血因子，其中含非常少的第Ⅶ凝血因子；c.一般要与凝血因子Ⅶ同时给；d.动脉血栓的危险为1.8%；e.生物合成的活性因子Ⅶ；f.半衰期为2~6小时；g.较高的动脉血栓形成风险(大约10%)。

参考文献

[1] Garcia DA, Crowther MA. Reversal of Warfarin, Case-based Practice recommendations. Circulation, 2012, 125: 2944－2947.

呼吸系统疾病篇

病例三十三：非结核堪萨斯分枝杆菌感染（Nontuberculous mycobacterium kasassi infection）

病例简介：患者，男，64 岁，吸烟，有 COPD，高血压（hypertension，HTN）病史。因呼吸困难和咳嗽 1 周于 2012 年 1 月 10 日来医院就诊，人类免疫缺陷病毒（Human Immunodeficiency Virus，HIV）血清学检查阴性，发现痰抗酸杆菌（acid fast bacillus，AFB）阳性，但痰培养结核菌阴性。患者在开始予以异烟肼（INH）、利福平（Rifampin）、乙胺丁醇（Ethambutol）、吡嗪酰胺（Pyrazinamide）和阿奇霉素（Azithromycin）抗结核、抗感染治疗后被转到了约翰.霍普金斯医院（Johns Hopkins Hospital），被确诊为堪萨斯分枝杆菌感染。

2013 年 5 月 23 日因恶心呕吐和全身无力就诊。无发热、盗汗、消瘦史。急诊检查发现患者因脱水而出现急性肾功能不全，补液并收住院观察。2013 年 6 月因腹痛、呕心、呕吐和腹泻 1 天再次就诊。无呼吸困难。

体格检查：

生命体征平稳，肺喘鸣音，左侧呼吸音减弱，腹部弥漫性轻压痛，无肌紧张，反跳痛，肠鸣音正常，其他检查均正常。

实验室及辅助检查：

WBC $11.6 \times 10^3/\mu L$（$11.6 \times 10^9/L$），BUN 51 mg/dL（18.21 mmol/L），Cr 2.0 mg/dL（176.82 μmol/L），大小便常规正常。在急诊检查过程中，腹部 CT 提示没有明显的腹部病理改变。考虑到患者的肺部既往史，在做腹部 CT 的同时，加做了胸部 CT（见图 33 - 1）。

胸部 CT 报告：弥漫性肺气肿改变伴肺大泡形成，主要在两肺尖及左下肺；左上肺叶支气管扩张；两肺尖胸膜增厚。与 2012 年 8 月 20 日的 CT 影像比较无明显变化。

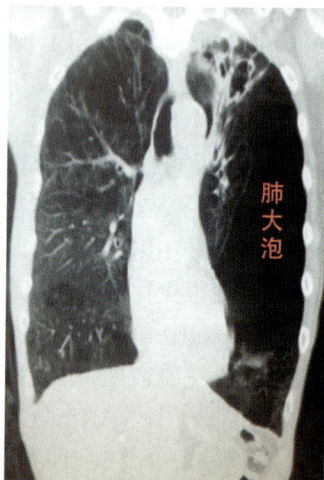

肺大泡

图 33 - 1　胸部 CT 影像

本病例的急诊诊断：

1. 急性胃肠炎（Acute gastroenteritis）
2. 脱水（Dehydration）
3. 急性肾功能衰竭（Acute renal failure）

本病例的处理：

静脉补液，因患者有急性肾功能损伤，因此收住院观察。

病程进展或随诊：

半年后（2013 年 12 月 21 日），患者因急性 ST 段抬高型心肌梗死再次入院（心电图如图 33 - 2），心导管检查未发现严重梗阻性病变。但两天后患者呼吸状态恶化，经抢救无效死亡。

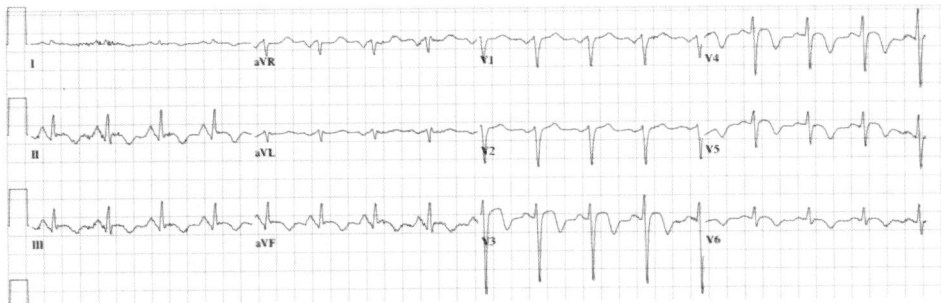

图 33 - 2　患者心肌梗死入院时心电图（2013 年 12 月 21 日）

通过本病例需要掌握的急诊医学要点：

1. 肺部非结核堪萨斯分支杆菌感染是一个类似于肺结核的肺部慢性感染，在 HIV 患者中是居分支杆菌复合体（mycobacterium avium complex，MAC）之后的第二位的机会感染。

2. 2007 年美国胸科学会（ATS）/美国传染病学会（IDSA）诊断标准

临床标准：肺部症状，胸片结节或空洞性实变，CT 显示多发性支气管扩张伴多发性小结节。

实验室标准：至少 2 次不同时间的痰培养阳性，或一次支气管刷洗液或冲洗液培养阳性，或病理组织学具有分支杆菌特征和培养阳性。

3. 2007 年美国胸科学会（ATS）/美国传染病学会（IDSA）治疗指南

首选方案：异烟肼（每天 5 mg/kg，每日最大剂量 300 mg），利福平（每天 10 mg/kg，每日最大剂量 600 mg），乙胺丁醇（每天 15 mg/kg），吡哆醇（每天 50 mg），治疗应持续到痰培养阴性后 12 个月。

病例三十四：慢性咳嗽咳痰呼吸困难（Respiratory distress with chronic productive cough）

病例简介：患者，男，54岁，吸烟（每天1包，有33年吸烟史）。因咳嗽、咳痰、呼吸困难加重2天就诊。患者自称身体健康，虽然存在慢性咳嗽和咳痰许多年（超过15年），但一直没有看过医生。否认盗汗及体重下降，无过敏史，偶尔饮酒，无家族史，无药物过敏史，无外地旅游或居住史。

体格检查：

中度呼吸困难，血氧饱和度84%，肺部听诊弥漫性湿啰音，哮鸣音。无下肢浮肿和杵状指。

实验室及辅助检查：

WBC $12 \times 10^3/\mu L$（$12 \times 10^9/L$），乳酸1.5 mmol/L，其他都在正常范围内。ECG无异常。

胸片和肺CT见图34-1：

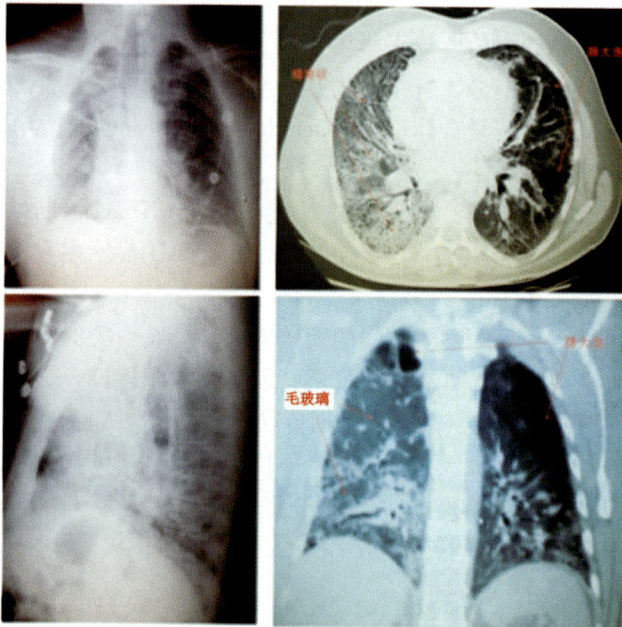

图34-1 患者胸片及CT影像

胸片检查报告：广泛弥漫性间质纤维化和网状改变。

CT 报告：弥漫性肺纤维样和毛玻璃样改变，肺上部气肿和肺大泡形成。几乎没有正常肺组织。

本病例的急诊诊断：

1. 急性呼吸衰竭（Acute respiratory distress）

2. 慢性阻塞性肺疾病（COPD）

3. 排除肺炎（Questionable pneumonia）

本病例的处理：

鼻导管给氧，血培养，静脉给予激素，雾化治疗，静脉给予镁制剂。

病程进展或随诊：

患者住院后请呼吸科会诊，会诊考虑诊断为广泛性肺纤维化伴低氧血症，建议做肺移植前准备（超声心动图，6 分钟步行试验，肺功能试验，氧评估），安排家庭给氧，与马里兰医院移植中心联系。

通过本病例需要掌握的急诊医学要点：

1. 静脉镁剂治疗在哮喘中的作用

对于严重和危及生命的哮喘发作，可考虑在 20 分钟内静脉给予 2 g 的硫酸镁。其机制有可能是通过抑制钙向呼吸道平滑肌内流。

2. 肺移植的指征

慢性阻塞性肺疾病，特发性肺纤维化，囊性纤维化，α_1 抗胰蛋白酶缺乏导致的肺气肿和特发性肺动脉高压是接受肺移植最常见的疾病。

3. 肺移植的禁忌证

感染，不能治愈的癌症，HIV，乙型或丙型肝炎，吸烟，药物或乙醇依赖，严重胸壁或脊柱畸形，精神疾病，不遵医嘱和没有家庭配合的患者。

病例三十五：自发性气胸与套管针胸导管（Trocar catheter in a patient with spontaneous pneumothorax）

病例简介： 患者，女，24岁，吸烟并有哮喘史。在性生活时突然出现左侧胸痛和呼吸困难。

体格检查：

生命体征平稳，除左侧呼吸音减低外其他体检正常。

辅助检查：

胸片显示左侧气胸（见图 35 - 1）。

本病例的急诊诊断：

左侧自发性气胸（Left spontaneous pneumothorax）

本病例的处理：

床旁局麻下在第 5 肋间与腋前线交叉处经皮放置了一个带 Heimlich 阀的套管针胸导管（图 35 - 2）。

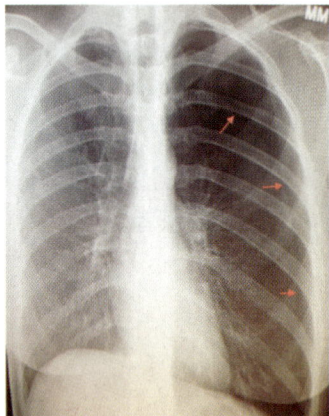

图 35 - 1 患者胸片

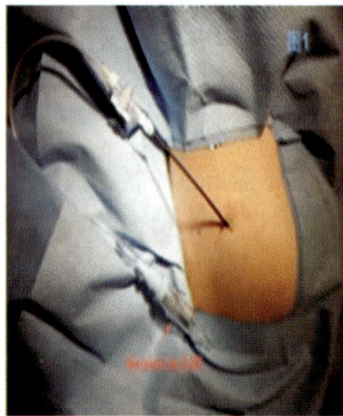

图 35 - 2 患者左侧胸置入含 Heimlich 阀的套管针胸导管

病程进展或随诊：

植入胸导管后摄胸片显示右肺完全扩张（见图 35 - 3）。

通过本病例需要掌握的急诊医学要点：

1. 与常规胸导管相比，含 Heimlich 阀的套管针胸导管（见图 35 - 4）操作简单，创伤小，见效快，感染率低。但有 20% 左右的患者会有导管脱出，因此一定要固定好。

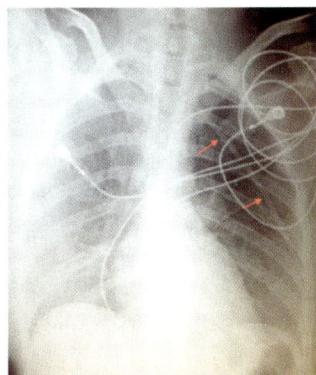

图 35 – 3　患者植入胸导管后胸片

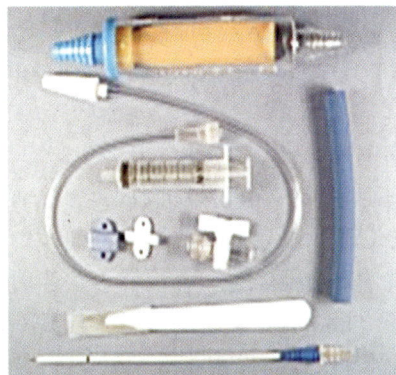

图 35 – 4　含 Heimlich 阀的套管针胸导管

2. 自发性气胸在放置含 Heimlich 阀的套管针胸导管致肺扩张后，可考虑回家观察，24～48 小时后复诊。如没有复发，可将导管拔除。

病例三十六：自发性气胸与 Wayne 胸导管（Wayne catheter in a patient with spontaneous pneumothorax）

病例简介：患者，男，30 岁，2013 年 2 月 26 日因反复右侧自发性气胸行右侧肺大泡切除及右侧机械胸膜固定术。同年 7 月 23 日，患者发生了左侧小型气胸，经急诊观察后稳定，未放置胸导管。9 月 18 日凌晨，患者在做左背部纹身时，突然出现左侧胸痛，随来急诊就诊。当时的胸片见图 36 − 1。观察 4 个小时后胸片无改变。根据既往史，建议患者住院观察，但患者拒绝，签字后离院。同日下午6 时，患者因疼痛加重再次就诊。

体格检查：

生命体征平稳，除左侧呼吸音减低外其他体检正常。

辅助检查：

此次胸片见图 36 − 2。

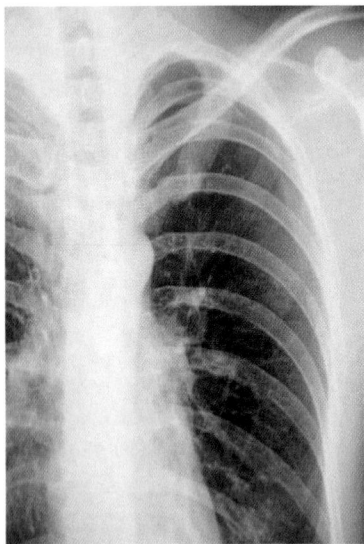

图 36 − 1　患者急诊时胸片

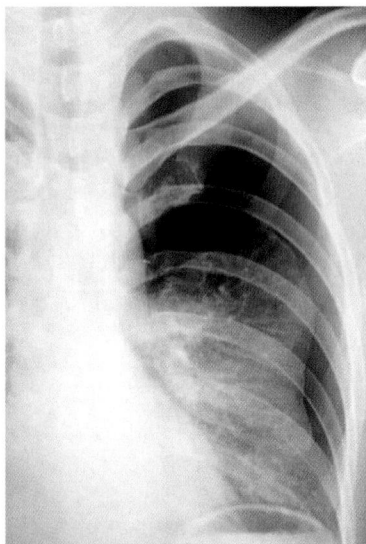

图 36 − 2　患者第 2 次就诊时胸片

本病例的急诊诊断：

左侧反复自发性气胸（Recurrent spontaneous pneumothorax）

本病例的处理：

该患者在局麻下，经皮用 Seldinger 方法在左腋前线第 5 肋间放入了一个

Wayne 猪尾式胸导管（见图 36 - 3）。

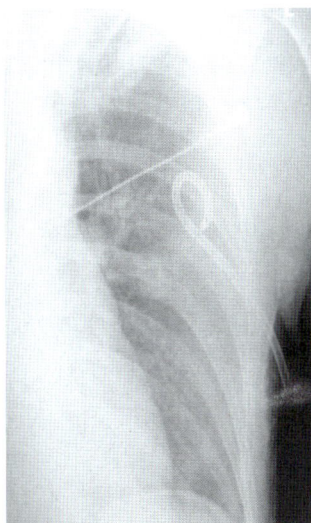

图 36 - 3　患者左腋下置入 Wayne 胸导管

病程进展或随诊：

患者对疼痛的耐受很好，自诉比以前放置传统的胸导管时疼痛要轻得多。

通过本病例需要掌握的急诊医学要点：

1. Wayne 胸导管（见图 36 - 4）放置时需利用急诊医生非常熟悉的传统和经典的 Seldinger 操作方法。其优点与套管针胸导管类似。

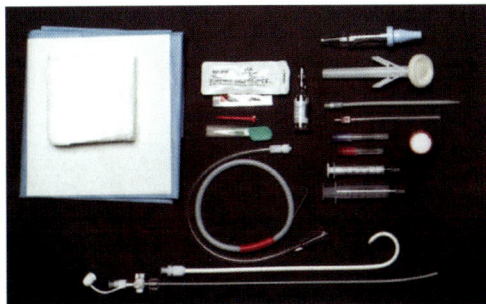

图 36 - 4　Wayne 胸导管

2. 美国胸科医生学院建议对无症状气胸小于 3cm 的患者，可在急诊科观察 3 ~ 6 小时，如复查胸片无明显变化，可以回家，再在 48 小时内复查胸片。

3. 与大口径(20~32F)传统胸腔引流管相比,小口径导管(6~12F,如套管针胸导管或 Wayne 胸导管)有相同的效果(80%~88%),而且引起合并症和感染的发生率较低。

4. Kulvatunyou 等在 2011 年发表的文章中指出,Wayne 胸导管可以用于血流动力学稳定的外伤性气胸或血气胸。

参考文献

[1] Benton, etal. Respir Med, 2009, 103:1436-40.
[2] Kulvatunyou, et al. J Trauma, 2011, 71:1104-7.

神经系统疾病篇 (*Neurological Emergencies*)

病例三十七：t-PA 治疗脑卒中的典型病例及流程（A typical stroke patient who received t-PA）

病例简介：

21:40，EMS 向急诊科报告，将在 10 分钟内送来一位 68 岁的女性患者，神志恍惚，语言障碍，伴右侧面瘫。症状大概在一个小时前发生。

21:45，院内播音系统通知三次："急诊科将要来一个脑卒中患者"（A stroke patient en route to ED）。目的：医院脑卒中协调员到急诊科，ICU（t-PA 患者都要收到 ICU）、CT 室和实验室都有准备。

21:50，患者抵达急诊科。我在过道快速检查了患者，生命体征平稳。患者被直接送到 CT 室。

22:10，做完 CT，转入 22 号检查室（Room 22）。

体格检查：

T 36.7℃，P 120 次/min，RR 20 次/min，BP 173/95 mmHg，血氧饱和度 95%（室内氧）。最初美国国立卫生研究院（NIH）脑卒中评分为 7 分（神志 2 分，右侧面瘫 1 分，肢体共计失调 2 分，最佳语言 1 分，构音障碍 1 分）。

辅助检查：

心电图：窦性心动过速（HR 112 次/min），没有 ST－T 改变。

22:20，头颅 CT 报告正常。

本病例的急诊诊断：

急性缺血性脑卒中（Acute ischemic stroke）

本病例的处理：

1. 患者儿子证实，患者在 20:00 时是完全正常的。

2. 通知药房准备 t-PA。

3. 与神经科值班医生电话会诊，同意患者有使用 t-PA 的指征。

4. 与协调员一起和患者家属交代 t-PA 治疗的指征和危险因素，家属签了 t-PA 治疗和输血的同意书。

5. 所有实验室检查结果均显示正常。

6. 通知 ICU 医生。

22:40，t-PA 送到房间，此时患者 BP 165/90 mmHg。与协调员和护士一起进行患者资料认证（名字，出生年月日，体重）。

22:45，开始 t-PA 治疗。

23:45，t-PA 治疗结束，没有异常现象出现。

01:00，转入 ICU。

病程进展或随诊：

第 2 天，患者语言障碍和面瘫改善，超声心动图正常，颈动脉超声显示右侧颈动脉狭窄 19%，左侧狭窄 39%。第三天出院时神志恢复正常，自己可以慢行到厕所。1 个月后复查脑 CT 无异常改变。

通过本病例需要掌握的急诊医学要点：

1. 在美国有两个档次的脑卒中中心，分别是初级脑卒中中心（Primary Stroke Center，PSC）和综合脑卒中中心（Comprehensive Stroke Center，CSC）。目前美国有 1000 个 PSC（我所在的马里兰大学附属 Upper Chesapeake 医学中心是其中之一）和 67 个 CSC（马里兰州立大学医学中心是其中之一）。要成为 PSC 的条件为：有一个脑卒中治疗方案，有经验的团队（急诊，神经科，放射科，危重病科医生）和与脑卒中预防及康复有关的支持。除上述条件外，PSC 要有神经 ICU、更复杂的影像设备和治疗蛛网膜下隙出血的能力。

2. "Time is brain!" 为减少出现严重出血的不良反应，从发病（onset）和就诊（door）到 t-PA（needle）治疗的时间尤为重要。这个病例从发病到 t-PA 治疗时间为 2 小时 45 分钟（全美国标准目标为 3 小时），从就诊到 t-PA 治疗（Door - To - Needle）时间为 55 分钟（全美国标准目标为 90 分钟，

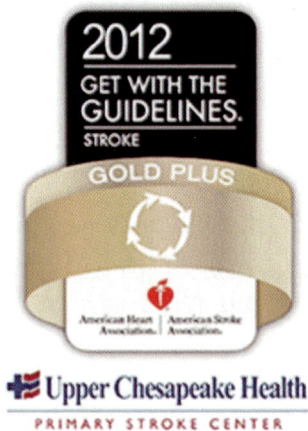

图 37 - 1 初级脑卒中中心认证标志

我们医院从今年开始目标是 60 分钟）。缩短就诊到 t-PA 治疗的时间可以减少脑卒中患者的死亡率、有症状的颅内出血发生率，并可以增加直接出院回家率。

3. 2013 年脑卒中指南：修改的和新的建议摘要（第一部分：介入治疗前）

在 2013 年 1 月 31 日，美国心脏协会和美国脑卒中协会联合发表了对急性脑卒中早期处理的新指南，同时废弃了 2007 年的指南和 2009 年对其更新。

（1）院前处理

• 应将患者转运到最近的已认证的初级或高级脑卒中中心。如果没有这样的机构，要送到能够提供紧急脑卒中处理的医院。

- 在某些情况下，可能需要空中医疗转运和绕过几个医院。
- 现场医务人员要及时通知接收医院可能会送来一位脑卒中的患者，并帮助医院及时调动资源。

(2)脑卒中中心的认定和质量改善
- 这一部分强调了建立高级脑卒中中心并与地区急救体系相融合的重要性。
- 远程放射学将成为一种资源，同时有资料继续支持远程医学和质量改善在脑卒中治疗中的作用。

(3)急诊评估和诊断
- 除明确血糖外，不要因为等待其他实验结果而拖延溶栓治疗。

(4)影像：症状没有完全改善
- 非增强 CT 或 MRI 能够在溶栓前排除出血或发现超过 1/3 以上的大脑中动脉区域的低密度区。

(5)影像：症状完全改善
- 在怀疑有 TIA 时，MRI 要优于 CT，因为它能够提供患者是否已经有梗死的信息。

(6)支持疗法/强调合并症
- 心脏监测至少要 24 小时，以发现心律失常。
- 用生理盐水纠正低容量。
- 给氧以保证血氧饱和度超过 94%。
- 血糖如低于 60 mg/dL(3.33 mol/L)，要进行纠正，争取调整血糖到正常水平；高血糖要纠正到 140 ~ 180 mg/dL(10 mmol/L)。

4.2013 年脑卒中指南：修改的和新的建议摘要(第二部分：介入治疗)

(1)静脉溶栓
- 有适应证的患者应尽快接受 t-PA 治疗，最理想的是在到达医院后 60 分钟内给予 t-PA 治疗。
- 下列情况也可以考虑应用静脉溶栓：症状很快改善，有轻度的脑梗死症状，过去的 3 个月内做过小手术和近期有过心肌梗死的患者。
- 超声溶栓在治疗急性脑卒中时的效果还不清楚。
- 如患者使用直接凝血酶或 Xa 因子抑制药，不要进行 t-PA 治疗，除非下列检查正常或患者两天以上没有用这些药：部分活性凝血酶源时间、INR、血小板计数、凝血时间、凝血酶时间或直接 Xa 因子活性。

(2)血管内介入治疗
- 对于发病 6 个小时内不适于静脉 t-PA 治疗的大脑中动脉脑梗死的患者，可以考虑用动脉内溶栓。
- 缩短拖延动脉内溶栓可以改善预后。

- 支架取栓要优于线圈取栓。
- 如患者患有大动脉脑卒中又对静脉溶栓无效，可以考虑用动脉内溶栓或机械取栓术。
- 紧急颅内血管扩张和/或分流没有明确的临床效果，它们在颅外颈动脉或椎动脉中的应用也是一样。

5.2013年脑卒中指南：修改的和新的建议摘要（第三部分：介入治疗后）

（1）抗凝治疗
- 阿加曲班及其他凝血酶抑制药在急性缺血性脑卒中中的应用效果还没有很好地建立。

（2）抗血小板药
- 阿司匹林还是唯一的一种有证据支持其在急性脑卒中时使用的抗血小板药。其他的药物还在试验中。

（3）扩容，血管扩张药和诱导性高血压
- 不建议使用血管扩张药；如有症状性低血压可考虑升压药；药物诱发的高血压和容积性血液稀释（白蛋白）的效果还不明确。

（4）神经保护和手术
- 不建议用高压氧，除非是气体栓塞；继续用他汀类药物；不建议用经颅近红外激光疗法和其他的神经保护药。

（5）住院治疗
- 如患者不能吃液体或固体食物，要考虑用鼻胃管、鼻十二指肠管或经皮内窥镜胃造瘘管。
- 对于在脑卒中后2~3周内不能从口进液体或固体的患者来说，鼻胃管要优于经皮内窥镜胃造瘘管。
- 防止DVT的发生，如不能用抗凝药，可考虑用体外压缩设备。
- 常规营养补充和预防性抗生素的应用还没有显示出有益的作用。

（6）神经合并症的处理
- 虽然过去建议对由于大面积梗死造成的恶性脑水肿要进行积极的药物治疗，但这些方法的效果还不清楚。
- 以减压为目的的小脑占位性梗死病灶的手术清除可以预防和治疗脑疝，并减轻对脑干的压迫。减压手术对恶性大脑水肿也是有效的。
- 由脑卒中造成的急性脑积水的病例，可考虑脑室引流。

6.在向接受t-PA治疗的患者及家属解释时，要说明哪些问题：
- 颅内出血的风险随脑梗死严重程度的增加而增加。
- 相对年轻和健康的患者：颅内出血的风险小，大约为4%。
- 年龄大并有并发症的患者：颅内出血的风险大，大约为20%。

- 很难评价 t-PA 治疗的准确疗效。
- 功能的恢复需要很长时间。
- 不能保证一定会有功能上的恢复或能恢复到病前的状态，但 t-PA 的应用可增加功能恢复的可能性。
- 最终的决定还是要由患者来作，因此医生一定要提供充分的信息。
- 血管性水肿：

①t-PA 治疗的一种不良反应，但经常被忽视。

②在接受 t-PA 治疗的患者中的发生率为 2.5%。

③通常是不可逆的。

④如出现血管性水肿，要准备进行早期气管插管。

⑤在考虑 t-PA 治疗时，必须向患者说明血管性水肿的风险。

参考文献

［1］ JAMA. 2014，311（16）：1632 – 1640.

［2］ Stroke. 2013，44：870 – 947.

病例三十八:急性缺血性脑卒中(Acute ischemic stroke)

病例简介:患者,男,24 岁,因突起左侧肢体无力并麻木半小时入院。患者于就诊当天早上 8 点醒来后在床上玩手机,9 点起来上厕所时,突感左侧肢体无力,并伴有麻木感,无头痛,无恶心呕吐,或任何其他不适,于 9 点 35 分由家人送到急诊科。患者没有明确的既往史和家族史,无外伤史,不吸烟,偶饮酒,量不多,但每天吸食大麻。

体格检查:

T 97.8°F(36.6℃),P 68 次/min,RR 20 次/min,BP 109/58 mmHg,血氧饱和度98%(室内氧)。一般状况良好,但呈焦虑状,颈软,双肺呼吸音清,无异常呼吸音;心率68 次/min,律齐,无杂音;腹软,无压痛或反跳痛,肠鸣音正常;双下肢无浮肿,末梢动脉搏动无异常,无血管杂音。

神经系统检查:神志清楚,无定向力障碍,颅神经检查无异常,双侧瞳孔等大等圆,直径约 3 mm,对光反射灵敏,眼球运动正常,语言清晰,左侧明显面瘫,左侧肢体各肌群肌力减退,抬起后 5 秒钟内落下,左侧肢体感觉减退,左侧肢体共济失调检查阳性,双侧 Babinski 征阴性。

实验室及辅助检查:
立即行头颅 CT 平扫(见图 38-1)示:无出血和其他急性改变。

本病例的急诊诊断:
急性缺血性脑卒中(Acute ischemic stroke)

本病例的处理:

1. 在患者抵达急诊进行初步病史采集和体查后,确定了症状出现的准确时间(35 分钟前)和急性脑卒中的初步临床诊断,立即启动脑卒中急救系统。

2. 患者被立即送往 CT 室。

3. 完善 CT 检查回到急诊科后,立即完成 NIH 脑卒中评分,与患者和家属交待 t-PA 治疗的适应证、治疗效果和不良反应。患者表示理解并签字后立即通知药房准备 t-PA。完善 ECG 示:窦性心律,心率67 次/min,ST-T 正常。

4.10 分钟内 CT 结果回报未见明显异常。

5. 与脑卒中 t-PA 治疗值班神经内科医生联系,判断患者满足 t-PA 治疗的标准,准备立即给予溶栓治疗。完善所有急诊实验室检查(包括血常规、血生化、凝血功能等),结果均正常。

6.10:55,患者病情加重,上臂不能抬起。

7.11:13(发病后 2 小时 13 分),开始注射 t-PA。

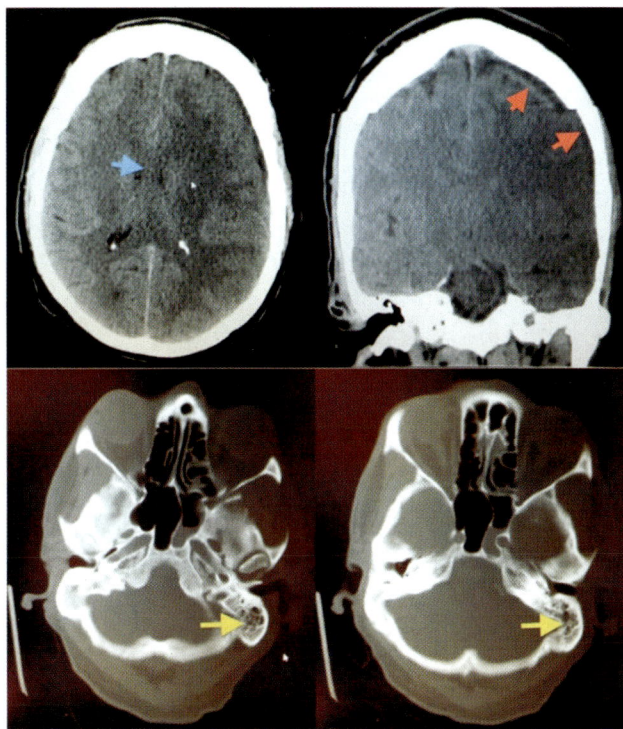

图 38 - 1　头颅 CT 平扫

病程进展或随诊:

12:07,在 t-PA 治疗结束前 6 分钟,患者能够抬起左臂和下肢,但面瘫和左侧肢体的感觉减退没有改善。

12:45,转入 ICU。

14:57,(发病后 6 小时,t-PA 治疗后 3 小时)完善头部 MRI(见图 38 - 2)。

17:09,脑和颈部血管造影无异常。

00:17,(发病后 15 小时,t-PA 治疗后 12 小时)复查头颅 CT 平扫(见图 38 - 3)。

完善了气泡造影超声心动图(Bubble contrast echo),显示病人有卵圆孔未闭(Patent foramen ovale,PFO),后经经食道超声心动图(TEE)证实。未闭的卵圆孔可使静脉系统的栓子从右侧循环(如下肢)进入动脉系统的左侧循环(如脑或肢体动脉),从而导致动脉栓塞。这一现象被称为"反常栓塞(paradoxical embolism)"。

患者双下肢多普勒超声未发现血栓(有可能血栓已脱落,进入右心房后经PFO 进入左心房)。

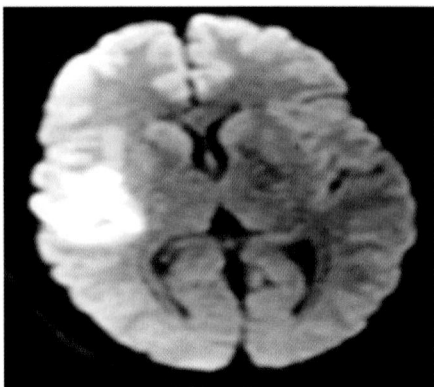

图 38-2　头部 MRI

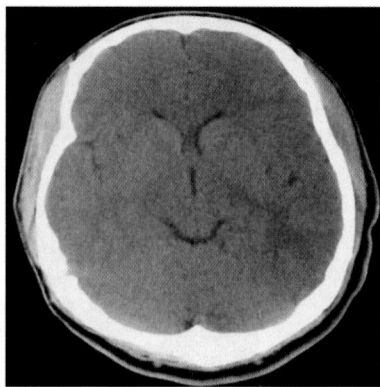

图 38-3　复查头颅 CT 平扫

4 天后，患者转至康复中心继续康复训练。

患者出院后心脏外科门诊随访，考虑择期手术。

最后诊断：

1. 急性缺血性脑卒中（Acute ischemia stroke）

2. 卵圆孔未闭（Patent foramen ovale）

3. 慢性大麻成瘾（Chronic marijuana use）

通过本病例需要掌握的急诊医学要点：

1. 反常栓塞：

反常栓塞是指导致动脉系统内栓塞的栓子来源于静脉系统内的血栓，通常通过 PFO 进入。正常人群中有 35% 的人存在 PFO。有记载的最长的 PFO 血栓为 25 cm。其诊断依据主要是：有脑卒中或动脉系统栓塞但没有左心房（室）血栓，深静脉血栓（DVT）伴或不伴有肺栓塞（PE），及右向左分流的心脏结构异常，如 PFO 或房间隔缺损。反常栓塞除了按普通栓塞治疗外，要对 PFO 和房间隔缺损进行修补。

2. 大麻与缺血性脑卒中的关系：

众所周知，大麻有增强交感神经和抑制迷走神经的作用，可以导致心动过速，心输出量增加，但对血压几乎无作用。同时，大麻有可能可以增加凝血因子，使大麻使用者处于一种高凝状态。但大麻与脑血管意外之间关系的证据非常贫乏。2013 年美国心脏协会科学年会报导了第一个病例对比研究，发现大麻的使用可以使年轻人脑卒中的风险增加 2 倍。但 2014 年 3 月，在美国神经病学会科学年会上的一个报告指出二者之间并没有明显的关系。而 2014 年 4 月一篇发表在 JAHA 上的来自法国的文章指出，大麻的使用与心肌梗死、心律失常和脑卒中有关。

3. 这个病例从发病到开始 t-PA 治疗的时间为 2 小时 13 分钟。从就诊到 t-PA 治疗(Door-To-Needle)的时间为 98 分钟。但由于本病例的特殊性(健康、年轻、无家族史),神经科和 ICU 医生都亲自到急诊科参与了治疗方案的确定,加上患者又坚持要等他的家长到场,因此耽搁了一定的时间。

4. 溶栓疗法是目前唯一有效的治疗缺血性脑卒中的方法,但由于其不可忽视的出血不良反应,应用指征必须严格和准确掌握。又由于溶栓时间的紧迫和严格要求,难免的,一些类似于脑卒中的疾病表现很容易被误诊为脑卒中。在一项 336 例怀疑脑卒中的研究中,有 109 例(31%)最后被被确诊为非脑卒中疾病。常见的脑卒中类似疾病包括:癫痫、脓毒症、中毒/代谢性疾病、脑占位性病变、晕厥、偏头痛等。对于诊断困难的患者,偶尔也需要完善 MRI 检查,但由于时间紧迫,我们往往只做 diffusion 成像。MRI 的使用除了扫描时间长这项缺点外,还有就是,并不是每一家医院都能在 24 小时内的任何时间提供 MRI 检查,所以,难以标准化。

病例三十九：左踝手术后左臂运动障碍伴低氧血症（Unable to move left arm with hypoxia following left ankle operation）

病例简介： 某天下午 19:30，接到院前救护车急救人员电话，10 分钟内将送来一位 69 岁的女性患者，有高血压和糖尿病病史，20 分钟前突然出现左臂不能动的情况，并伴麻木和酸痛感。

19:40，患者到达急诊科。根据我院急性脑卒中 t-PA 治疗方案，在 EMS 推床上快速询问了病史，患者神志清楚但表情痛苦，左臂仍不能活动，血压、心率平稳。患者立即被直接送到 CT 室行脑 CT 平扫。

待患者回到诊室等待 CT 结果时，对患者进行了详细的病史询问和体格检查。得知患者一周前曾行左踝开放性骨折内固定，在康复医院接受恢复治疗。从昨天晚上开始，患者就开始感觉有轻度的呼吸困难，无头痛、视力改变、胸痛、心悸。患者因术后疼痛一直按时服用麻醉镇痛药。

体格检查：

生命体征：T 36.7℃，BP 145/85 mmHg，P 111 次/min，RR 22 次/min，血氧饱和度 90%（室内氧）。神清，颅神经检查无异常，颈部无压痛和血管音，无呼吸音异常，心率快，腹软无压痛，左臂肌力 1 级伴感觉减退。患者勉强可以抬高左臂，但呈痛苦状，左手明显比右手发凉、发紫。

实验室及辅助检查：

脑 CT 回报无异常，ECG 提示窦性心动过速。

问题：

1. 如果患者确实有缺血性脑卒中，还适合用 t-PA 治疗吗？

2. 你的其他鉴别诊断是什么？

3. 患者此时需要哪些紧急处理？

答案：

1. 不能用 t-PA 治疗，因为患者 1 周前做过手术。

2. 患者此时有 2 个明确的异常：左上肢供血不足和低氧血症。

3. ①需紧急行左上肢多普勒检查（见图 39 - 1），本患者检查结果显示锁骨上动脉中段以远无动脉血流。

②需紧急行肺 CT 血管造影（见图 39 - 2），本患者检查结果显示多发性双侧肺动脉栓塞。

③需行双下肢多普勒超声检查，本患者的双下肢多普勒超声显示双侧深静脉栓塞（DVT）。

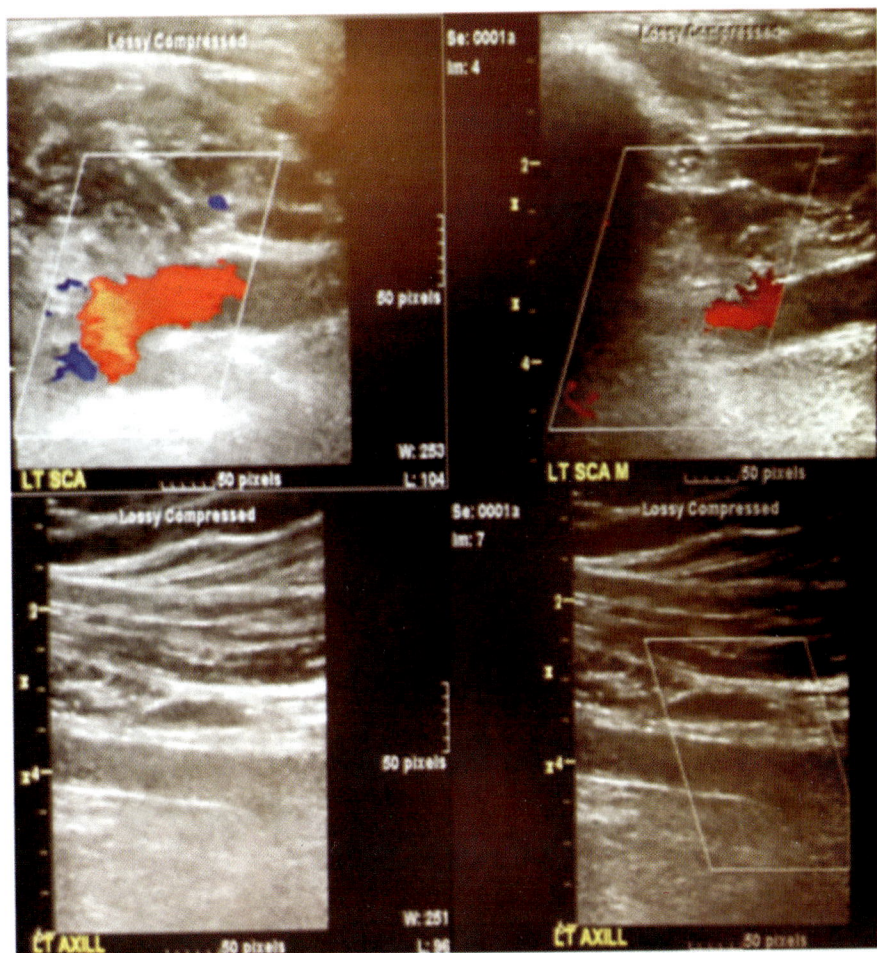

图 39 – 1　患者左上肢多普勒影像

LT：左侧；SCA：锁骨上动脉近端；SCA M：锁骨上动脉中段；AXILL：腋动脉。

本病例的急诊诊断：

1. 左上臂急性动脉栓塞（Acute arterial embolization in left arm）

2. 高危肺动脉栓塞（Massive pulmonary embolism）

3. 双下肢（DVT in both legs）

本病例的处理：

（1）血管外科会诊，行紧急经肱动脉左上肢血栓清除术；

（2）收入 ICU。

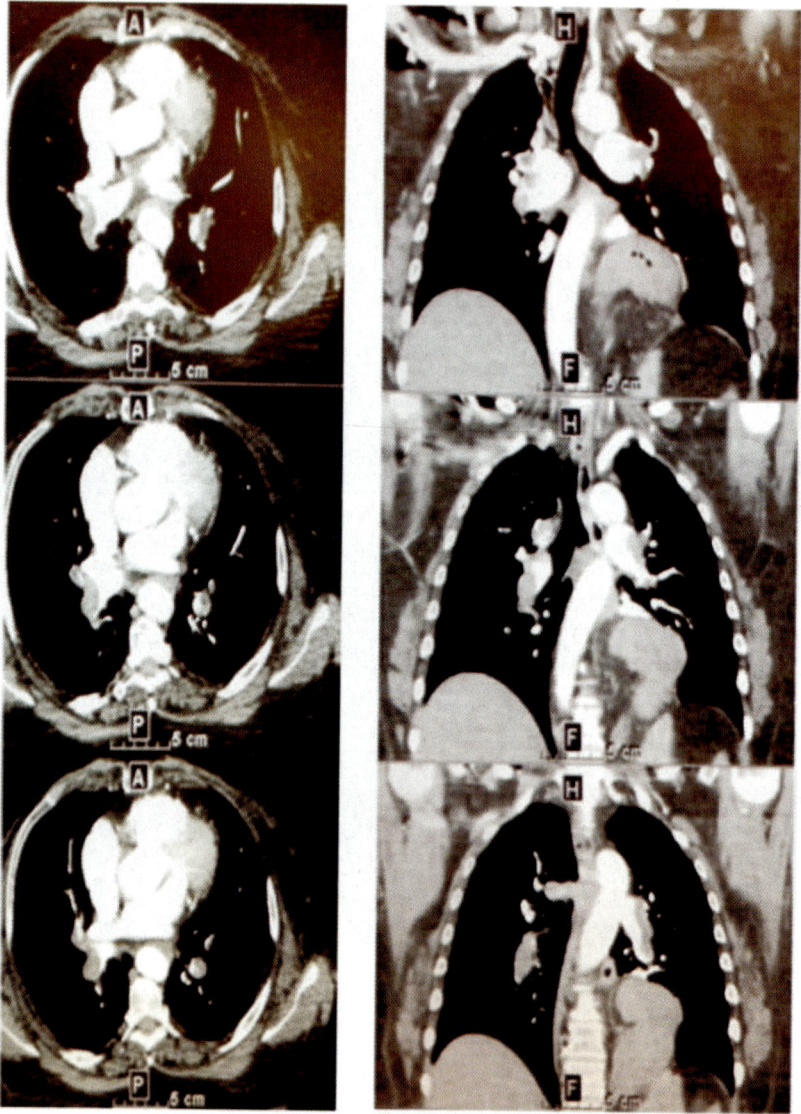

图 39 – 2 患者肺 CT 影像

病程进展或随诊：

1. 患者收入 ICU 后病情急剧恶化，血氧饱和度在呼吸支持下仍只有 81%。考虑到静脉用 t-PA 治疗的风险，患者被转到马里兰大学医学中心行肺动脉血栓清除术。

2. 心脏外科立即行剖胸肺动脉血栓清除术。

3. 第 2 天，血管外科放置了一个下腔静脉网。

4. 患者 8 天后病情稳定出院，遵医嘱服用华法林。

问题 4：此患者的动静脉系统同时出现血栓的原因是什么，即左上肢的动脉血栓是从哪里来的？

答案：心脏外科在行剖胸肺动脉血栓清除术时，发现患者有卵圆孔未闭（patent foramen ovale，PFO）。很明显，此患者左上肢动脉栓塞是由于下肢 DVT 栓子脱落，经过未闭的卵圆孔栓塞了左锁骨上动脉中段，导致急性左上肢动脉缺血，即反常栓塞（paradoxical embolism）。

通过本病例需要掌握的急诊医学要点：

1. 脑卒中类似症状

溶栓疗法是目前唯一有效的治疗缺血性脑卒中的方法，但由于其不可忽视的出血不良反应，应用指征必须严格和准确掌握。又由于溶栓时间的紧迫和严格要求，一些类似于脑卒中的疾病表现很容易被误诊为脑卒中。在一项 336 例怀疑为脑卒中的研究中，有 109 例（31%）被最后定为非脑卒中疾病。常见脑卒中类似疾病包括：癫痫、脓毒症、中毒/代谢性疾病、脑占位性病变、晕厥、偏头痛等。同时不要忘了本病例：急性肢体缺血。

2. 反常栓塞

反常栓塞是指导致动脉系统内栓塞的栓子来源于静脉系统内的血栓，通常是由于 PFO 所致。正常人群中有 35% 的人有 PFO。有记载的最长的 PFO 血栓为 25cm。其诊断依据主要是：有脑卒中或动脉系统栓塞但没有左心房（室）血栓，DVT 伴或不伴有 PE，及右向左分流的心脏结构异常[如 PFO 或房间隔缺损（atrial septal defect，ASD）]。反常栓塞除了按普通栓塞治疗外，还需要对 PFO 和 ASD 进行修补。

3. t-PA 治疗的禁忌证见病例三十三。

神经系统疾病篇

病例四十：脑囊虫病导致的脑卒中 (Stroke due to neurocysticercosis)

病例简介：患者，男，50 岁，主诉右侧面部肌无力，吐字不清。

体格检查：

生命体征平稳，双侧瞳孔等大等圆，对光反射灵敏，右侧面瘫，轻度语言障碍，其他检查均正常

实验室及辅助检查：

CT(见图 40 - 1)：

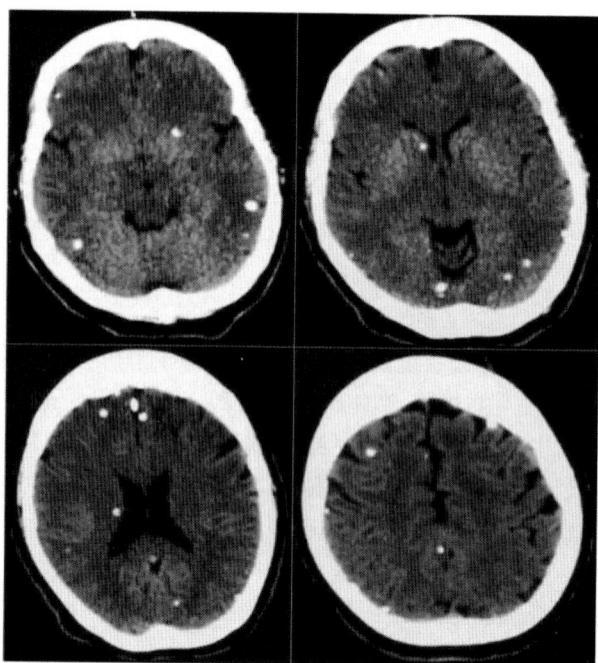

图 40 - 1　患者脑部 CT

本病例的急诊诊断：

脑囊虫病导致的脑卒中(Stroke due to neurocysticercosis)

本病例的处理：

对症治疗，收入病房。

通过本病例需要掌握的急诊医学要点：

1.脑囊虫病是由于吃入猪肉绦虫的绦虫卵污染的食物引起(见图 40 - 2)。

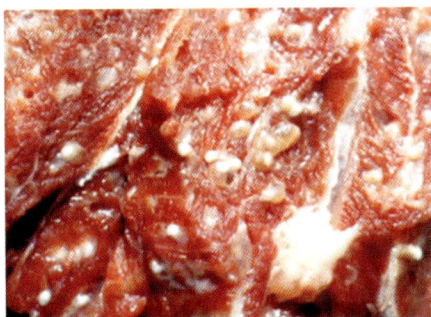

图 40 - 2   患猪肉绦虫图片

2.多数患者是无症状的,脑囊虫病的症状可包括:

癫痫、头痛、脑卒中、神经心理紊乱等。

3.诊断:主要靠 CT,如有疑问,可做腰椎穿刺。

4.治疗:对症治疗。为除掉活的寄生虫,可在用激素后给阿苯达唑(Albendazole)。

病例四十一：脊髓造影一天后出现脑水肿（Brain edema following myelogram）

病例简介：患者，女，52 岁，因头痛和神志改变 4 小时就诊。患者几年前因脑血管瘤做过手术。就诊前一天因双下肢麻木和无力而行颈胸腰脊髓造影。

体格检查：

生命体征平稳，嗜睡，易唤醒，双侧瞳孔等大等圆，对光反射灵敏，无任何其他局部神经体征。

实验室及辅助检查：

脑 CT 平扫如图 41 –1：

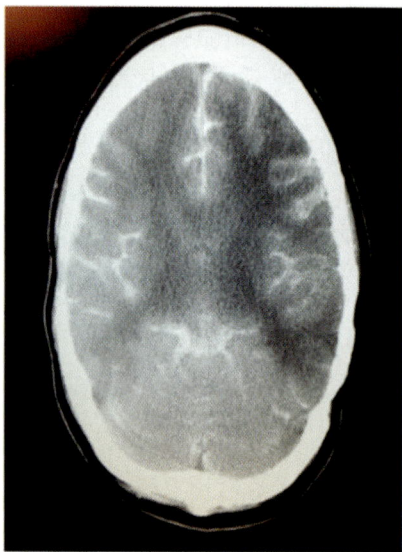

图 41 –1　患者脑 CT 影像

CT 诊断：蛛网膜下隙内大量残留的静脉造影剂，弥漫性脑水肿（侧脑室消失和白质密度减低）。

本病例的急诊诊断：

1. 脑水肿（Cerebral edema）
2. 髓内造影剂过敏反应（Adverse effect ofintrathecal contrast）

本病例的处理：

地塞米松 10 mg，静脉给药，患者转回到做脊髓造影的医院。

病程进展或随诊：

患者被转出后，神志逐渐好转，第2天复查CT，造影剂已有吸收，脑水肿有改善。2天后出院。4个月后(2014年3月26日)，患者因药物过量被送到急诊，CT显示除手术后变化外，无其他异常(见图41-2)。

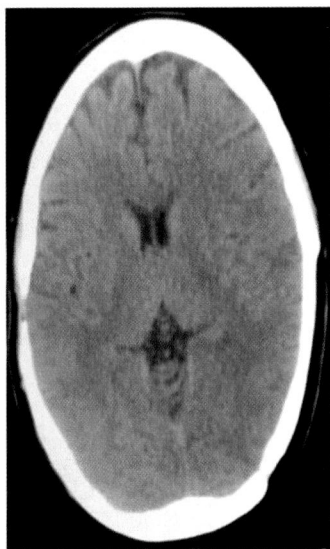

图41-2 患者出院4个月后复查脑CT影像

通过本病例需要掌握的急诊医学要点：

1. 脊髓造影后引起脑水肿是一种少见的但后果严重的不良反应。

2. 其发生机制还不完全清楚，可能与造影剂的神经细胞毒性、血脑屏障破坏、渗透压差、免疫反应、脑皮质对造影剂选择性敏感度增加和造影剂脂溶性等因素有关。

3. 治疗包括激素治疗，高渗脱水、利尿治疗和支持疗法。

参考文献

[1] Radiology Research and Practice Volume 2011 (2011)，Article ID 212516，6 pages.

病例四十二：急性左侧椎动脉狭窄（Acute vertebral artery stenosis）

病例简介：患者，女，72岁，有高血压、糖尿病和 COPD 病史，因突发性左侧头部、面部和颈部痛，伴左上肢发麻5小时就诊。无恶心呕吐、畏光和无力。

体格检查：

生命体征平稳，BP 126/84 mmHg，两侧瞳孔等大等圆，对光反射灵敏，无颞动脉压痛，左侧颈部压痛，但无杂音，其他均正常（包括神经系统）。双侧桡动脉无异常。

实验室及辅助检查：

实验室检查无异常，头部 CT 平扫正常。

颈动脉 CTA 见图 42-1、图 42-2，绿箭头显示右侧椎动脉，红箭头为左侧椎动脉。

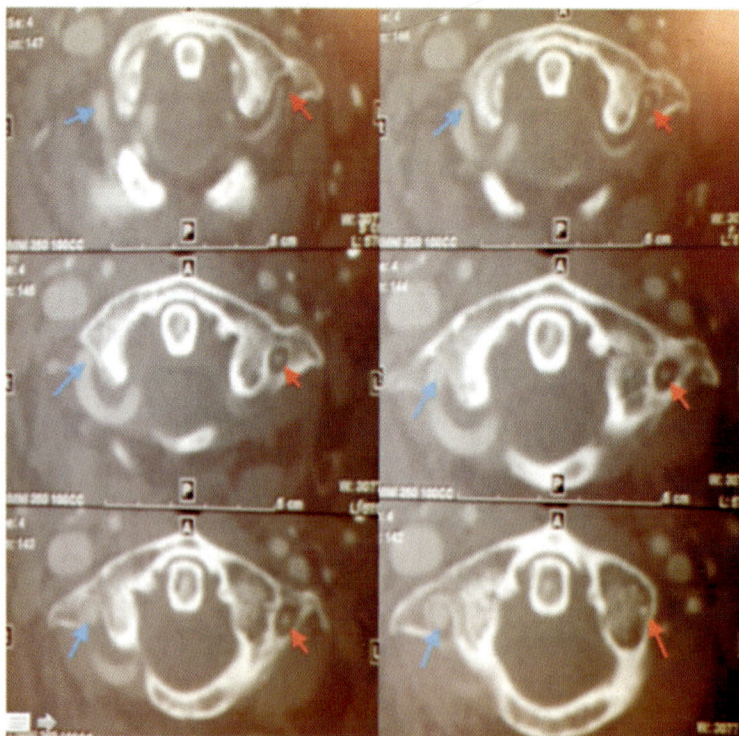

图 42-1 患者颈动脉 CTA 影像

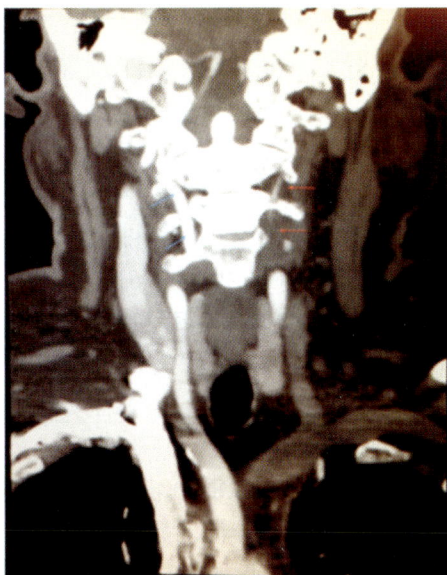

图 42 – 2　患者颈动脉 CTA 影像

本病例的急诊诊断：

左侧椎动脉狭窄（Left vertebral artery stenosis）

本病例的处理：

患者被转到马里兰大学医院血管外科。

病程进展或随诊：

血管外科和神经内科一致认为，患者的症状与病变部位不符，建议保守治疗。

通过本病例需要掌握的急诊医学要点：

1. 椎动脉狭窄的主要原因是动脉粥样硬化，其次为外伤、纤维肌肉发育不良、Takayasu 病、骨刺压迫、动脉夹层和动脉瘤。

2. 治疗：手术（动脉内膜切除术），血管内介入治疗和保守治疗。

病例四十三：颈胸腰脊髓硬膜外感染伴颈髓硬膜外脓肿（C/T/L-epidural infection with cervical epidural abscess）

病例简介：患者，男，55 岁，有 COPD 和扁桃体摘除病史，20 年前静脉使用过几年的海洛因。3 天前在搬几个 30 磅重的箱子后，突然出现颈部疼痛。1 天前因疼痛加重伴右后背、右腿疼痛急诊就诊，颈椎平片示退化性关节改变。回家服用止痛药和肌肉解痉药无明显改善，并从昨天开始出现右下肢无力并伴有针刺感。患者 14 小时内没有小便。

体格检查：

T 99.8℉（37.7℃），P 96 次/min，RR 20 次/min，BP 119/65 mmHg，血氧饱和度 97%（室内氧）。一般情况尚可，神情，颅神经检查无异常，颈中部偏右轻压痛，颈软，双肺散在哮鸣音，心律齐，无异常杂音，腹软，耻骨上区轻压痛，但无反跳痛及肌紧张，肠鸣音正常，双下肢无浮肿，足背动脉搏动正常，手指和脚趾无异常发现，肛门指检无异常。

神经系统：除右下肢肌力 4/5 级和轻度针刺感觉减退外，无任何异常。

实验室及辅助检查：

血常规：WBC 16.2×10^9/L，中性粒细胞百分比 89.5%；ESR 35 mm/h；肝肾功能及电解质均正常。患者急诊就诊时的颈椎平片（见图 43-1）示：退化性关节改变。同时，伴有严重的骨质增生改变（容易发生骨折又不易从平片上发现）。

考虑到患者轻体力劳动后出现颈部疼痛，两天后出现右下肢肌力和感觉障碍，除颈部病变外，还可以考虑椎骨骨折或椎间盘突出导致急性神经根刺激或压迫病变延伸到脊髓。

患者此次就诊完善颈椎 CT（考虑主要病因在颈部，因为患者最先出现的症状为颈部疼痛，CT 影像见图 43-2）。

患者就诊时有低烧，同时又承认"20 年前"静脉吸毒史，脊髓周围感染就必须首先排除。立即行颈部 MRI 检查，见图 43-3～4。

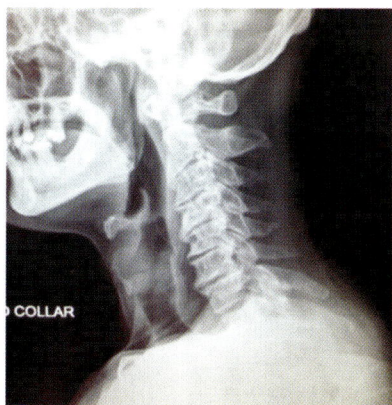

图 43 - 1　颈椎平片

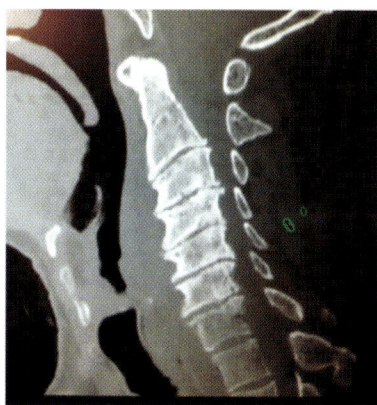

图 43 - 2　颈椎 CT

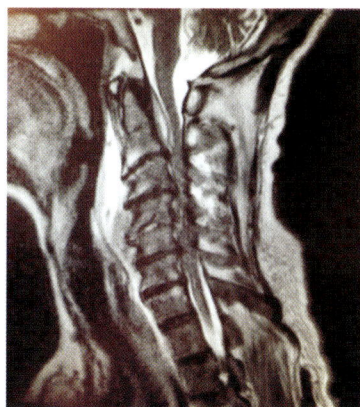

图 43 - 3　颈部 MRI

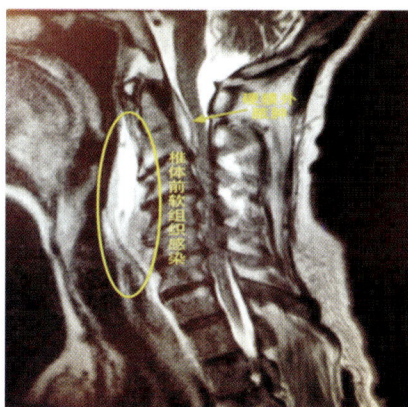

图 43 - 4　颈部 MRI 病变示意图

　　MRI 结果报告：椎体前(从 C_2 水平到 C_7 水平)软组织感染，硬膜外脓肿(C_3水平)伴中等程度脊髓压迫(见图 43 - 4)。另外，胸腰椎 MRI(没有附在这里)同时显示 T_7 以下脊髓周围感染。

　　本病例的急诊诊断：

　　1. 颈胸腰脊髓硬膜外感染伴颈髓硬膜外脓肿(C/T/L-epidural infection with cervical epidural abscess)

　　2. 颈髓压迫(Cervical cord compression)

　　3. 颈椎体前软组织感染 (Cervical pre-vertebral infection)

本病例的处理：

1.支持疗法，包括止痛、输液及对症处理。

2.静脉抗生素治疗：万古霉素（Vancomycin），头孢曲松（Ceftriaxone），甲硝唑（Metronidazole）。

3.神经外科会诊，建议转到上级医院。

病程进展或随诊：

患者转院后，病情急剧恶化，逐渐出现四肢全瘫。行两次切开引流术后，病情有所好转。住院一个多月后，肌力恢复到3/5级。

通过本病例需要掌握的急诊医学要点：

1.如何阅读颈椎平片

阅读颈椎平片是急诊医生必须掌握的基本临床技能之一。其中侧位片可以显示90%以上的与颈椎有关的外伤。这里借助这位患者的颈椎侧位片简要介绍一下急诊阅片要点（ABCs），见图43-5。

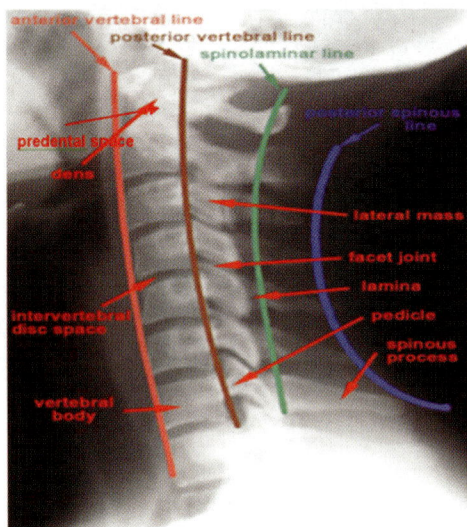

图43-5　颈椎侧位片阅片要点（ABCs）

（1）A（alignment）：4条对齐线（大于3.5mm的错位都是不稳定的）。

锥体前线（anterior vertebral line，AVL），椎体后线（posterior vertebral line，PVL），椎板线（spinolaminar line，SLL），和椎突后线（posterior spinous line，PSL）。

（2）B（bones）：骨质结构。

C_1（前弓和椎突），C_2（齿突），$C_3 - C_7$（锥体高度，>2 mm为压缩性骨折，>20%为不稳定骨折）。

（3）C（cartilage）：软骨结构。

各椎体间和关节突间隙要均匀一致。

（4）S（soft tissue）：软组织间隙。

齿突前间隙（成人 < 3 mm，儿童 < 5 mm），C_3 前软组织宽度 < 7 mm，C_6/C_7 前软组织宽度 < 22 mm。（简单记忆方法：$3 \times 7 = 21$）。

注意：

1）在开始阅片前，一定要对片子的质量有所判断。一张合格的颈椎侧位片一定要包括颅骨底到第一胸椎。

2）对有明显骨质增生的患者或老年人来说，平片很难发现不明显的异常。通常需要做 CT 检查。

本患者的平片显示严重的骨质增生（退行性变化），按上述 ABCs 程序，没有发现任何明显异常。但是，在 CT 片子里，你却可以发现 C_3 前软组织影明显增宽，达 15 mm，所以要考虑软组织挫伤、血肿、感染。

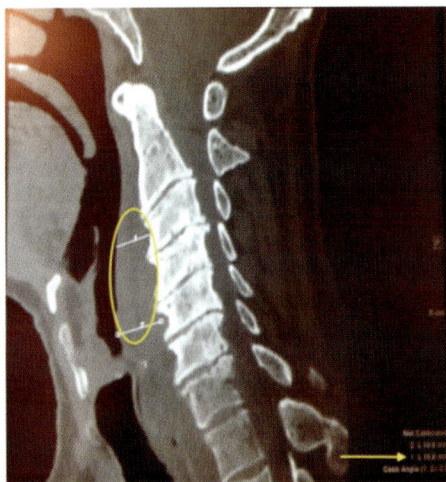

图 43 – 6　颈椎 CT 示 C3 前软组织影增宽

2. 硬膜外脓肿是一种罕见但极为严重的中枢神经系统感染，发生率为每 10 万个住院患者中大约有 10 个硬膜外脓肿。其中脊髓硬膜外（spinal epidural abscess，SEA）与颅内硬膜外脓肿（intracranial epidural abscess，IEA）的比例为 9：1。

3. SEA 通常会沿脊髓纵向扩展，通过下述 4 种机制导致局部疼痛和神经系统症状：直接压迫、静脉栓塞、动脉缺血和炎症刺激。从病史可以推断，此患者的感染是从颈部（疼痛）开始的，然后沿脊髓累及到腰髓（表现为右侧腰痛和右腿痛）和骶髓（表现为尿潴留）。

4.导致 SEA 的原因或危险因素可包括：硬膜外插管、脊椎旁止痛药或激素注射、附近软组织或骨感染、菌血症、糖尿病、HIV 感染、外伤或静脉注射毒品。本患者承认 20 年前曾静脉使用过毒品，最近情况不详。

5.SEA 的早期临床表现通常不典型，典型的三联征(发烧、局部疼痛、神经症状)很少同时出现。本患者在首诊时只有颈部疼痛，两天后才出现发烧(虽然为低烧)和神经系统症状。

6.高度的警觉性对早期诊断非常重要。

7.对任何怀疑有 SEA 的病人，要做 MRI 检查。不能做 MRI 检查时，可考虑做增强 CT。

8.治疗目的有二。一是清除致病菌(抗生素)，二是解除压迫(针管吸引或切开引流)。经验抗生素要考虑针对最常见的致病菌，比如金黄色葡萄球菌，链球菌和革兰阴性杆菌。首选联合抗生素为万古霉素(20~30 mg/kg，每天两次)，头孢曲松(2 g，每天两次)，甲硝唑(500 mg，每天三次)。抗生素疗程一般为 4 周，如伴有骨髓炎，建议治疗 6 周。

9.大约 5% 的 SEA 患者因败血症或其他原因死亡，15% 的患者会有不可逆的神经损害。

感染性疾病篇 (*Infectious Disease Emergencies*)

病例四十四：结肠癌穿孔，脓气胸，严重脓毒症 (Pyopneumothorax and severe sepsis from colonic cancer perforation)

病例简介：患者，女，60 岁，既往体健，无明确家族史，因进行性呕吐和腹泻 6 周，加重 1 天伴全身无力就诊。

体格检查：

嗜睡，易唤醒，T 35.8℃，P 113 次/min，RR 16 次/min，BP 90/56 mmHg，血氧饱和度 94%。除左侧呼吸音减低外，其他系统检查均正常。

实验室及辅助检查：

WBC $19.78 \times 10^3/\mu L$（$19.78 \times 10^9/L$），Hb 8.5 g/dL（85 g/L），Hct 25.5%（0.255 L/L），乳酸 3.9 mmol/L。

胸片如图 44 – 1：

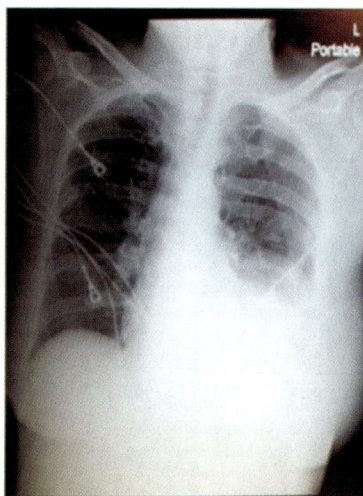

图 44 –1　患者入院时胸片

问题：胸片有何异常？（友情提示：注意左胸和左上腹）还需要尽快完善什么检查？

答案：

1. 胸片诊断：左侧胸腔积液，左膈下可能存在游离气体

2. 需完善胸腹部 CT。本患者的胸腹部 CT 见图 44 – 2～4：

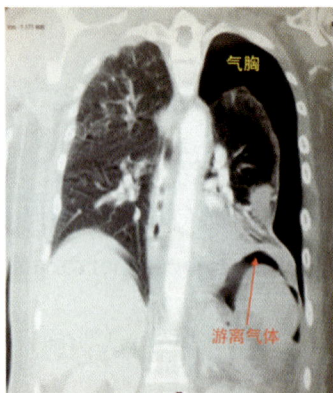

图 44 - 2 患者胸部 CT

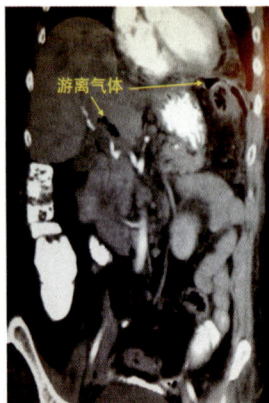

图 44 - 3 患者腹部 CT(纵侧面)

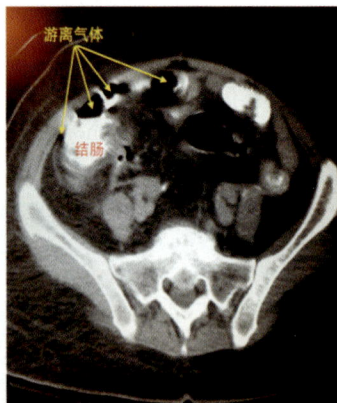

图 44 - 4 患者腹部 CT(横断面)

CT 诊断：左侧液气胸(Left hemopneumothorax)，左下肺肿物(Left lower lung mass)，腹腔游离气体(Pneumoperitonium)，右下腹(升结肠)炎性改变(Ascending colon mass with inflammation)。

本病例的急诊诊断：

1. 脓毒性休克(Septic shock)

2. 升结肠穿孔(Ruptured ascending colon)

3. 左侧液气胸(Left hemopneumothorax)

4. 左肺肿物(Left lung mass)

本病例的处理：

立即快速静脉补充 0.9% 氯化钠注射液(30 mL/kg)，完善血培养，予以抗生

美国急诊临床病例解析100例

素(左氧氟沙星和甲硝唑)抗感染治疗。紧急外科会诊，建议转到上级医院。

病程进展或随诊：

手术诊断：右结肠癌穿孔，化脓性腹膜炎，腹腔脓肿侵蚀到左胸腔。

通过本病例需要掌握的急诊医学要点：

1. 脓毒症的诊断

脓毒症的分类和诊断标准见图 44－5：

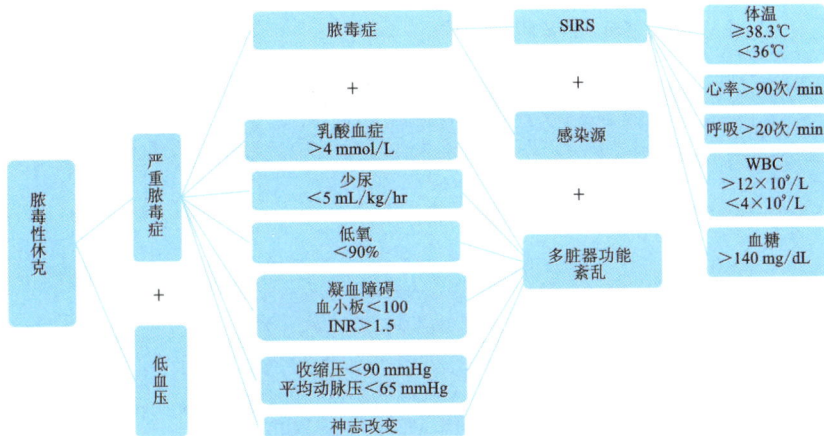

图 44－5　脓毒症分类及诊断标准

根据图 44－5 内容，此患者符合严重脓毒症的诊断标准：全身炎症反应综合征(systemic inflammatory response syndrome，SIRS)其中的任何两项(T < 36℃，HR > 90次/min，WBC > 12 × 10⁹/L) + 感染源(腹腔内) + 多脏器功能紊乱(乳酸 3.9 mmol/L，收缩压 90 mmHg)。

2. 严重脓毒症的处理

根据 2012 年国际脓毒症治疗指南(Surviving sepsis campaign: International guidelines for management of severe sepsis and septic shock: 2012. Critical Care Medicine. 41(2):580－637, February 2013.)，严重脓毒症的急诊治疗应注重下面两个模块(bundles)的内容：

a. 复苏模块(resuscitation bundle，要在 3 个小时内完成)

静脉晶体液(30 mL/kg)

在给抗生素前抽血培养

静注广谱抗生素(1小时内，严重脓毒症或脓毒性休克)

测量乳酸水平

b. 休克模块（Sepsis Bundle，要在 6 小时内完成）

对初始液体复苏无反应的低血压患者，应用
升压药，以维持平均动脉压≥65 mmHg

对液体复苏后持续低血压或第一个乳酸水平
>4 mmol/L

- 测量中心静脉压(CVP)
- 测量中心静脉血氧饱和度(CV-SaO$_2$)

如初始乳酸升高，要重复乳酸检测

3. 要量化复苏的标准

乳酸恢复正常

CV-SaO$_2$>70%

中心静脉压>8 mmHg

平均动脉压>65 mmHg

尿量>0.5 mL/kg/小时

4. 延误应用抗生素将明显增加死亡率（见图 44-6）

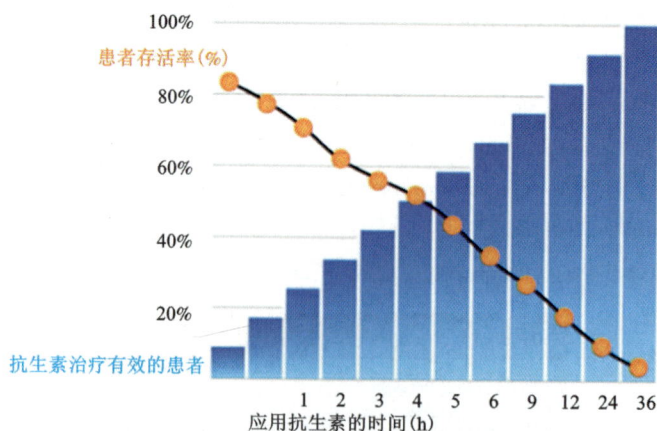

图 44-6　抗生素延误应用后死亡率统计

5. 模块的概念极为重要,严格遵循治疗指南(两个模块),可以明显降低 7% 的死亡率(见图 44 - 7)[Levy MM et al. CCM 38(2):367 - 374,February 2010]

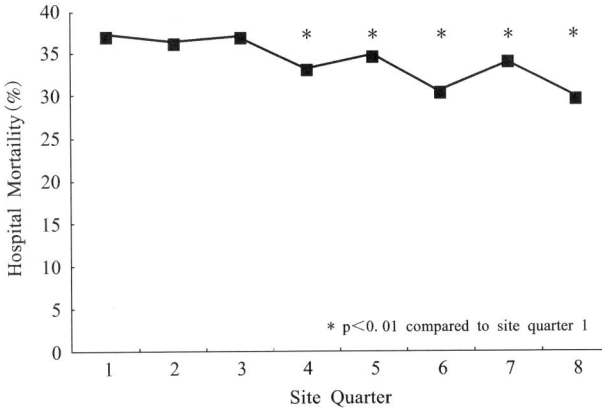

图 44 - 7　遵照治疗指南治疗后死亡率统计

感
染
性
疾
病
篇

病例四十五：早产儿，腹胀（Abdominal distention in a premature newborn baby）

病例简介：患儿，男，早产儿，出生后30多天，因腹部膨胀2天就诊（见图45-1）。

体格检查：

痛苦状，血氧饱和度为80%，腹部膨隆伴肌紧张，肠鸣音消失，左侧腹股沟疝。

实验室及辅助检查：

入院前一天外院腹部平片（见图45-2）。

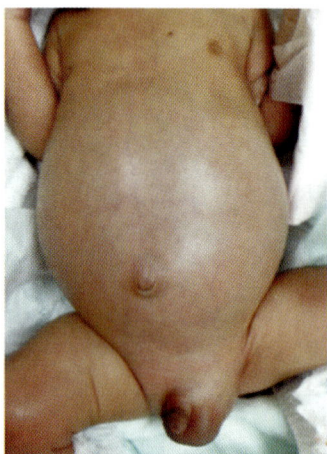

图45-1 患儿腹部外观

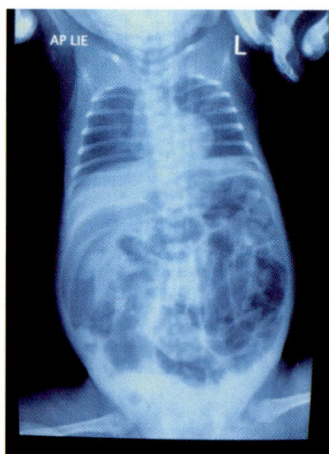

图45-2 患儿在入院前腹部平片

入院后本院腹部平片（见图45-3）。

本病例的急诊诊断：

1. 小肠梗阻（Small bowel obstruction）

2. 肠穿孔（Bowel perforation）

3. 左侧腹股沟疝（Left inguinal hernia）

本病例的处理：

紧急腹腔镜探查。

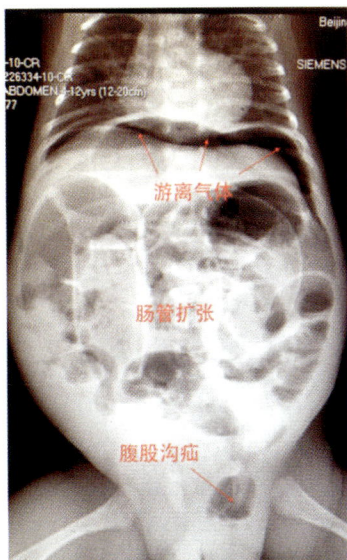

图 45 - 3　患儿入院后腹部平片

病程进展或随诊：

术后诊断：

1.坏死性小肠结肠炎(Necrotizing enterocolitis，NEC)

2.肠梗阻伴肠穿孔

3.急性腹膜炎

4.左侧腹股沟疝

通过本病例需要掌握的急诊医学要点：

坏死性小肠结肠炎(NEC)

1.新生儿最常见的胃肠急症之一，由小肠黏膜缺血坏死所致。虽然早期诊断和积极治疗会改善预后，但还是有很高的死亡率，尤其是在早产儿中。

2.NEC 的发病率为每 1000 例活婴中有 1 ~ 3 例，占新生儿重症监护病室(NICU)住院的 1% ~7.7%。

3.诊断的依据主要是：早产儿或低体重新生儿出现腹胀、便血，腹部平片显示肠腔大量气体及腹腔游离气体。

4.腹腔坏死性小肠结肠炎(Belly NEC)分期标准：

(1)可疑 NEC(Suspected NEC)：出现以下 4 种症状中的 2 种症状：①没有其他原因的腹胀；②肉眼血尿；③胃潴留伴呕吐；④叩击腹部呈鼓音并可扪及腹部包块，但无其他原因解释。

（2）确诊 NEC（Proven NEC）：可疑 NEC 症状中的一种加上下列症状之一者：①肠腔大量气体；②疑肠梗阻剖腹探查术中发现为 NEC；③门静脉积气。

（3）晚期 NEC（Advanced NEC）：肠坏死；肠穿孔；腹膜炎。

（4）治疗包括支持疗法、广谱抗生素的使用及手术。

病例四十六：急诊膀胱超声与医源性泌尿道感染（Emergent ultrasound and iatrogenic UTI）

病例简介：患者，男，71岁，有慢性心房颤动病史，因肉眼血尿和排尿困难6～8小时就诊。1周前因血尿做过膀胱镜检查，镜检结果正常。

体格检查：

生命体征平稳，下腹软，轻压痛。

实验室及辅助检查：

心电图显示：心房颤动，HR 104次/min，INR 1.69。入院后急诊做床旁超声检查，见图46-1。

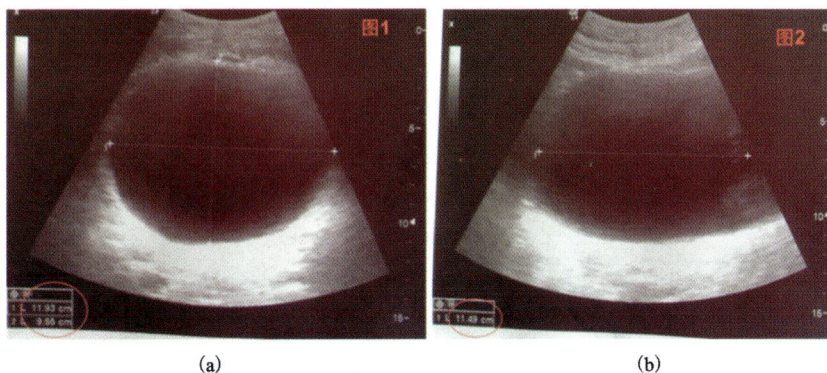

图46-1　患者急诊超声检查影像

(a)横断面成像，可测量膀胱的长和宽；(b)纵断面成像，可测量膀胱的高度

本病例的急诊诊断：

1. 急性尿潴留（Acute urinary retention）

2. 肉眼血尿（Gross hematuria）

本病例的处理：

放置3腔导尿管行持续膀胱灌洗（continuous bladder irrigation，CBI）。

通过本病例需要掌握的急诊医学要点：

1. 计算膀胱容量

根据超声计算膀胱容量（残余尿量，postvoid residual-PVR），其计算方法：

$$3/4（长 × 宽 × 高）$$

本患者的PVR = 3/4（11.93 × 9.55 × 11.49）= 982 mL。

2. 床旁超声测量PVR的意义

感染性疾病篇

测量 PVR 可以减少不必要插尿管的比例，进而控制医源性尿路感染的机会。根据 2013 年 4 月美国疾病控制与预防中心的相关报告，泌尿道感染（urinary tract infection，UTI）在美国占全部医院感染的 15%，与肺炎并列为第二常见的医源性感染，仅次于手术部位感染。由可预防性的医源性感染造成的额外医疗费用，政府和私立医疗保险公司是不会支付的。

病例四十七：气肿性肾盂肾炎（Emphysematous pyelonephritis）

病例简介：患者，男，38岁，有糖尿病病史及青霉素过敏史，因右侧后背痛、发热、头晕2天就诊。

体格检查：

BP 90/56 mmHg，HR 120次/min。右腹压痛和右侧肋脊角（costovertebral angle，CVA）叩痛。

实验室及辅助检查：

实验室检查：WBC $23 \times 10^3/\mu L$（$6.4 \times 10^9/L$），BUN 32 mg/dL（11.42 mmol/L），Cr 1.5 mg/dL（132.62 μmol/L），乳酸 3.0 mmol/L，尿白细胞 > 100，尿菌试验 4 +。腹部CT见图47-1。

腹部CT：右侧肾盂扩张伴肾旁软组织炎性水肿，右输尿管扩张，右肾盂，输尿管和膀胱内可见游离气体。

本病例的急诊诊断：

气肿性肾盂肾炎（Emphysematous pyelonephritis，EPN）

本病例的处理：

迅速采用液体复苏和应用广谱抗生素

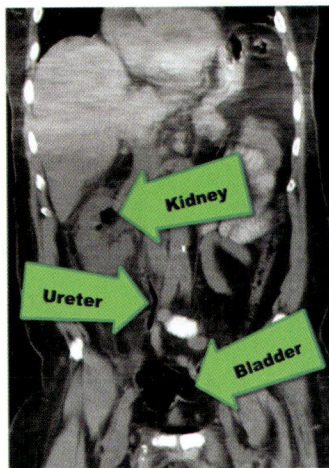

图47-1 患者腹部CT

万古霉素（Vancomycin），庆大霉素（Gentamicin）和甲硝唑（Metronidazole），邀请泌尿外科会诊并转入ICU。

通过本病例需要掌握的急诊医学要点：

1. EPN是肾和肾周围组织出现的坏死性感染，可在肾实质和尿收集系统内产生气体。如果没能迅速诊断并积极早期治疗，可迅速致死。免疫功能低下者，尤其是糖尿病患者是其重要的风险因素。最常见的致病菌是大肠埃希菌、Klebsiella肺炎杆菌、奇异变形杆菌、铜绿假单胞菌。厌氧菌感染是比较少见的。

2. 除了典型肾盂肾炎的症状和体征外，EPN患者可能会有空气随尿液排出（pneumaturia），个别病例可在后背肾区出现捻发音。腹部CT扫描发现在肾、肾周围或肾尿收集系统内有气体，可明确诊断。

3. 治疗应包括积极的液体复苏和必要时使用升压药，早期使用广谱抗生素。如有尿路梗阻，需要经皮输尿管引流或放置尿路支架。还有许多患者可能需要做肾切除手术。

感染性疾病篇

137

病例四十八：脚上水泡（Foot blister）

病例简介：患者，女，74 岁，有糖尿病病史，因患尿毒症予以血液透析治疗。此次因右足踝部肿胀、疼痛和红肿 3 周就诊，经院外克林霉素（Clindamycin）口服 10 天无改善，几天前足部出现水泡，1 天前水泡明显变大。

体格检查：

不发热，右足踝部及足背部查体见图 48-1。

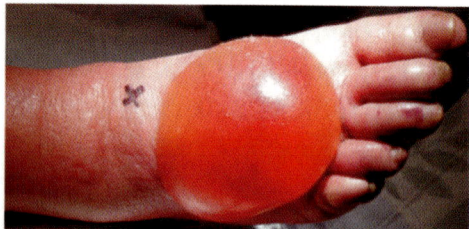

图 48-1 患者右足部外观

实验室及辅助检查：

血常规正常，乳酸 1.1 mmol/L，右下肢超声显示没有 DVT，右脚 CT 增强扫描显示：除软组织炎性改变外没有皮下气体（排除了坏死性筋膜炎）和骨质改变。

本病例的急诊诊断：

右足蜂窝组织炎

本病例的处理：

足背部水泡抽吸：用无菌针头抽吸水泡（见图 48-2），抽出约 100 mL 淡黄色透明液体（送实验室进行常规加培养检查）。同时抽血送血培养 2 套，然后使用万古霉素（Vancomycin）和哌拉西林 - 三唑巴坦（Piperacillin-tazobactam）抗感染治疗，并收住院。

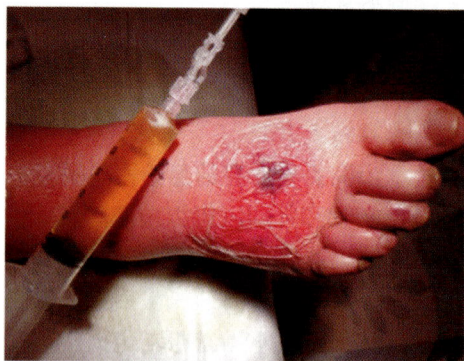

图 48-2 患足水泡抽液后外观

通过本病例需要掌握的急诊医学要点：

1. 患者有糖尿病、尿毒症，院外治疗无效反而加重，要考虑耐甲氧苯青霉素金黄色葡萄球菌（methicillin-resistant staphlococcus aurens，MRSA）感染或混合细菌感染，一定要做血培养、伤口分泌物培养和使用广谱抗生素。

2.伴水泡的软组织感染，一定要排除坏死性筋膜炎。但坏死性筋膜炎的水泡绝大多数为血性，呈暗黑色，见图48－3。

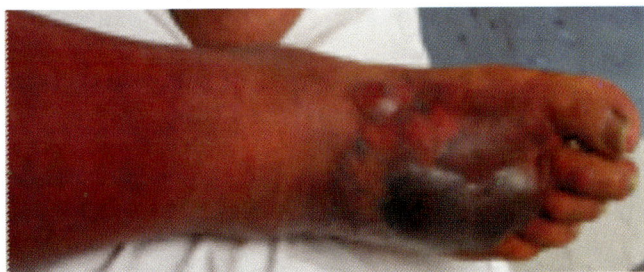

图 48－3　下肢坏死性筋膜炎外观

病例四十九：急性骨髓炎（Acute osteomyelitis）

病例简介：患者，女，62 岁，有高血压病、肺栓塞、COPD 和骨质疏松病史。因左足伤口不愈合 2 个月，加重一周就诊。一周以来，伤口不断扩大、变红、发热，并有血性分泌物渗出，几天内红肿热痛症状扩展到整个左踝。没有发烧、头痛，恶心和呕吐等症状。否认任何外伤史。

体格检查：

T 98.1℉（36.7℃），P 77 次/min，RR 18 次/min，BP 151/85 mmHg，血氧饱和度 95%（室内氧）。一般情况佳。左足第二趾（见图 49 – 1）肿胀明显，压痛明显，有渗出。其他检查均无异常。

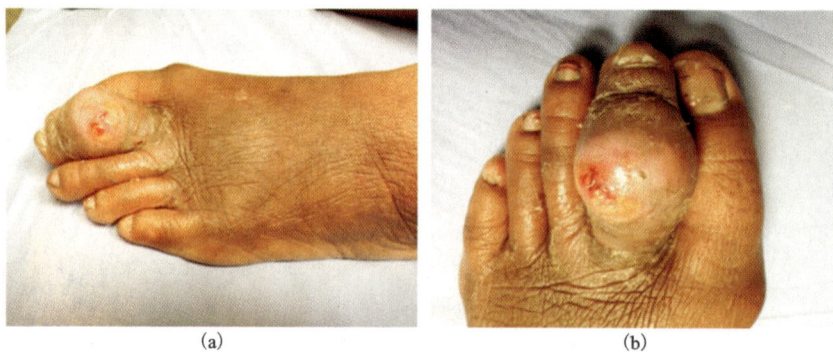

(a)   (b)

图 49 – 1　左足外观

实验室及辅助检查：

血常规示：WBC 5.6×10^9/L，ESR 43 mm/h，肝肾功能及电解质均在正常范围。

左足平片见图 49 – 2 ~ 3，患者此次入院左足平片示明显的骨破坏（如图 49 – 3 红圈所示）。

本病例的急诊诊断：

急性骨髓炎（左足第二趾）［Acute osteomyelitis（second toe of left foot）］

诊断依据：局部软组织感染 + 明显的骨破坏。

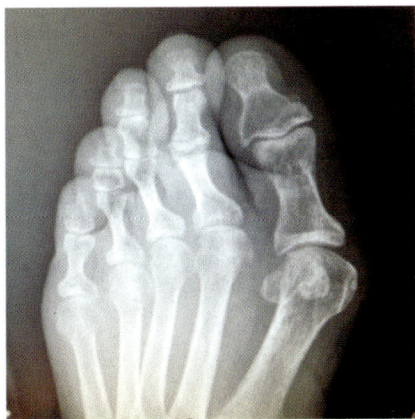

图 49 – 2　2 个月前左足平片

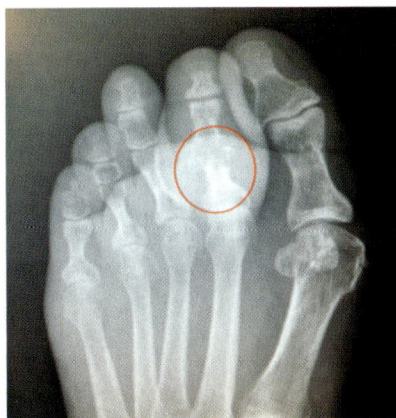

图 49 – 3　患者此次入院左足平片

本病例的处理：

1. 完善血培养(2 套)。

2. 止痛。

3. 抗生素治疗：静脉万古霉素(Vancomycin， 20 mg/kg)，左氧氟沙星(Levaquin，750 mg)抗感染治疗。

病程进展或随诊：

1. 住院后，患者完善了同位素骨扫描，见图 49 – 4(左足第二趾同位素摄取浓度明显增高，与临床感染部位吻合，提示骨髓炎)。

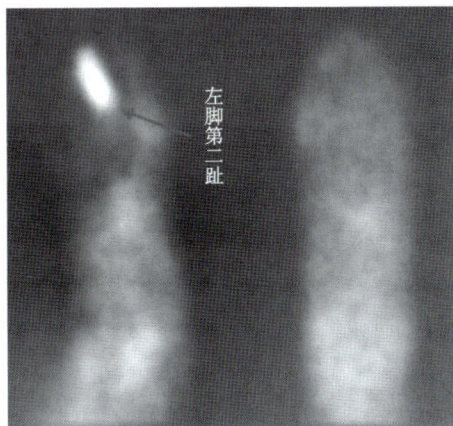

图 49 – 4　患者同位素骨扫描

2. 3 天后做了截趾手术，术后 X 线见图 49 - 5。

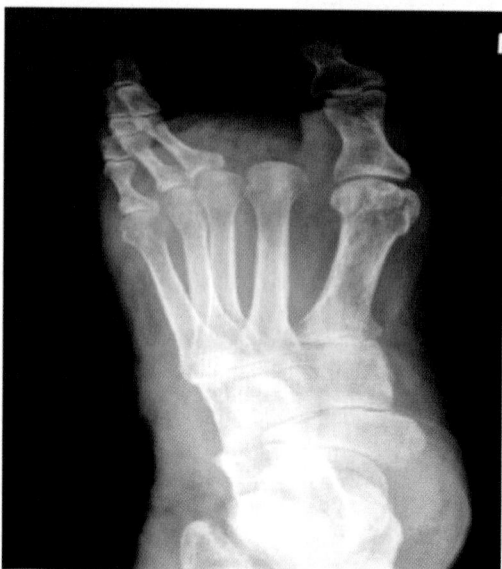

图 49 - 5　患者截趾术后左足平片

3. 病理诊断：急性骨髓炎伴骨质破坏。

4. 伤口和骨组织培养结果：甲氧西林敏感金黄色葡萄球菌。

5. 术后伤口愈合良好，一周后转为口服克林霉素(Clindamycin)出院。

通过本病例需要掌握的急诊医学要点：

1. 万古霉素剂量新认识

最近有证据证实，我们一直在使用低于治疗浓度负荷剂量的万古霉素(1 g)。目前，建议其负荷剂量为 20 mg/kg(对于急性骨髓炎要用到 30 mg/kg)，最大剂量为 2 克，然后根据其血药浓度进行调整。

2. 骨髓炎的急诊诊断和治疗要点

(1) 实验室检查通常缺乏特异性。

(2) 对急诊科来讲：

1) 如伤口已见骨组织，就可以按骨髓炎处理，不需要做 X 线检查。

2) 否则的话，应进行平片检查。如平片显示局部骨质破坏，应立即按骨髓炎处理。

(3) 骨髓炎的治疗包括抗生素治疗和外科清创。

(4) 经验抗生素治疗：由于葡萄球菌(staphylococcus aureus)，凝固酶阴性葡萄球菌 (coagulase-negative staphylococci) 和嗜氧革兰阴性杆菌 (aerobic gram-

negative bacilli)是主要的骨髓炎致病菌,因此患者在急诊没有血培养结果的情况下,可先应用万古霉素和左氧氟沙星(有很强的骨组织穿透效应)。

(5)对致病菌的特异性抗生素治疗。

如通过上述的血培养确定了致病菌,可以按下面的表格选择抗生素。

致病菌	抗生素
甲氧西林敏感金黄色葡萄球菌	萘夫西林(Nafcillin)
	苯唑西林(Oxacillin)
	头孢唑啉(Cefazolin)
耐甲氧西林金黄色葡萄球菌	万古霉素(Vancomycin)
凝固酶阴性葡萄球菌	万古霉素(Vancomycin)
革兰阴性杆菌	环丙沙星(Ciprofloxacin)
	左氧氟沙星(Levofloxacin)
	头孢他啶(Ceftazidime)
	头孢吡肟(Cefepime)
经验治疗	万古霉素 + 一种革兰阴性杆菌特异性抗生素

(6)明确诊断非常重要,因为骨髓炎需要较长时间的抗生素治疗(4~6周)和可能的外科介入。

1)诊断的金标准仍是骨组织培养和组织学检查。本患者的诊断满足这两条要求。

2)伤口分泌物的培养特异性较差,但阳性血培养有诊断价值(可以不做骨活检)。

病例五十：腭和舌扁桃体炎伴舌咽部梗阻（Palatine and lingual tonsillitis with airway obstruction）

基于以下两个病例的解剖特点、临床表现、治疗原则和后果有类似之处，故将以下两个病例放在一起介绍和讨论。

病例1简介：

患者，女，26岁，几年前做过扁桃体摘除术，因咽痛伴轻度吞咽和呼吸困难就诊。

体格检查：

生命体征正常，不发热，血氧饱和度98%。一般情况佳，咽部红肿，无分泌物；颌下及右颈旁淋巴结轻度肿大，有压痛，甲状腺无肿大、无结节或压痛；呼吸音正常，无哮鸣音或喘鸣音。

实验室及辅助检查：

WBC $13.13 \times 10^3/\mu L$ $(13.13 \times 10^9/L)$，甲状腺功能检测正常。咽链球菌快速检查为阴性，颈部增强CT如图50-1所示：

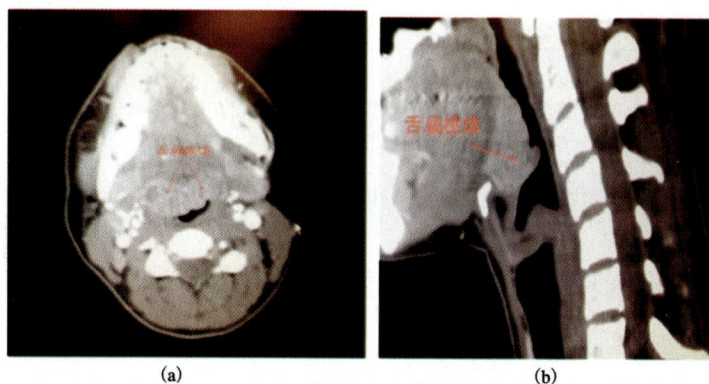

(a)   (b)

图50-1 患者颈部增强CT

CT结果：舌扁桃体显著增大伴严重上呼吸道阻塞。

本病例的急诊诊断：

急性舌扁桃体炎伴舌咽部呼吸道梗阻（Acute lingual tonsillitis with airway obstruction）

本病例的处理：

止痛，静脉注射地塞米松（Dexamethasone）10mg和优立新（Unasyn）3 g；紧

急邀请耳鼻喉科会诊。

病程进展或随诊：

1.用药治疗4小时后症状明显改善，嘱出院后继续耳鼻喉科随诊。

2.出院带药：阿莫西林克拉维酸钾（Augmentin）口服，每次0.875 g，每日2次，连用10天；泼尼松（Prednisone）口服，每次50 mg，每日1次，连用5天。

病例2简介：

患者，男，39岁，咽痛4天，服用阿莫西林无好转，并出现呼吸和吞咽困难，发热。

体格检查：

咽部红肿，双侧扁桃体肿大，有白色分泌物；颌下及右颈旁淋巴结轻度肿大，有压痛；呼吸音正常，无哮鸣音或喘鸣音。

实验室及辅助检查：

颈部CT见图50-2：

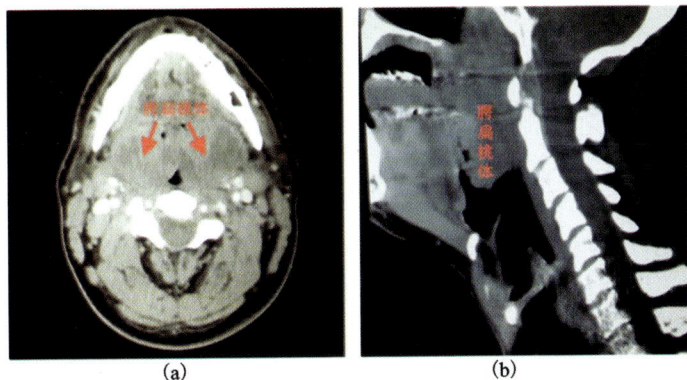

(a)   (b)

图50-2　患者颈部CT

本病例的急诊诊断：

急性腭扁桃体炎伴舌咽部呼吸道梗阻（Acute palatine tonsillitis with airway obstruction）

本病例的处理：

本病例与病例1相比有两点不同：

1.因患者服用阿莫西林（Amoxicillin）4天没有好转，反而病情恶化，因此改为静脉滴注克林霉素（Clindamycin）治疗。

2.因为在急诊观察期间症状无明显缓解，故收入ICU监测治疗。

病程进展或随诊:

2 天后病情好转出院。

通过这两个病例需要掌握的急诊医学要点:

1. 腭扁桃体炎和舌扁桃体炎都可以造成呼吸道的阻塞,在处理上要积极。

2. 舌扁桃体炎非常容易被误诊,因为舌扁桃体位于舌根部,体检时不容易看到,尤其是患者曾做过腭扁桃体摘除。和腭扁桃体炎一样,不要忽视舌扁桃体炎,对有呼吸和吞咽困难的上呼吸道感染患者,要做颈部 CT,以排除呼吸道梗阻。

消化系统疾病篇 (*Gastrointestinal Emergencies*)

病例五十一: 胰腺感染性坏死(Infected pancreatic necrosis)

病例简介: 患者, 男, 57 岁, 于 2013 年 10 月被诊断为晚期胰腺癌, 为缓解症状(腹痛、黄疸和饮食障碍)在胃镜下放置了三个支架/导管(见图 51 – 1)。目前只接受保守治疗, 包括胰酶和维生素应用等。未经过化疗或放疗。

患者于 2014 年 1 月 4 日因间歇性腹痛, 恶心和呕吐, 以及食欲下降 4 天来急诊就诊。

体格检查:

T 36.9℃, P 114 次/min, RR 24 次/min, BP 100/64 mmHg, 血氧饱和度 96%(室内氧)。患者感觉中度不适, 腹软, 上腹部压痛, 无肌紧张或反跳痛, 肠鸣音减低。

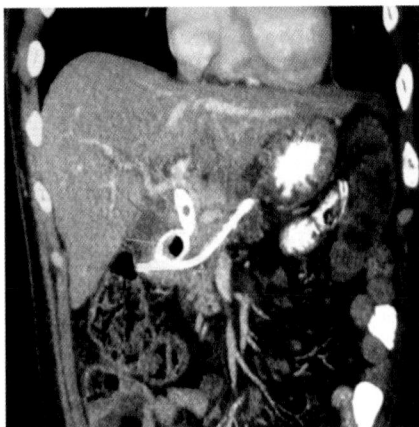

图 51 – 1 患者分别在胆总管、胰管十二指肠第三段置入的支架、导管影像

实验室及辅助检查:

白细胞 $21 \times 10^3/\mu L (21 \times 10^9/L)$, 中性粒细胞 97%, 肝肾功能正常, 胰淀粉酶正常, 乳酸 2.9 mmol/L。

腹部增强 CT 见图 51 – 2。

CT 报告: 胰头坏死(6.1 cm × 3.9 cm, 从膈下到第二段十二指肠, 红箭头所示), 其内可见气体(绿箭头所示)。三个支架(蓝箭头)分别是: 胆总管(1), 胰管(2), 和十二指肠(3)支架(Stents)。

本病例的急诊诊断:

1. 胰腺感染性坏死(Infected pancreatic necrosis)
2. 严重脓毒症(Severe sepsis)
3. 晚期胰腺癌(Pancreatic cancer)

消化系统疾病篇

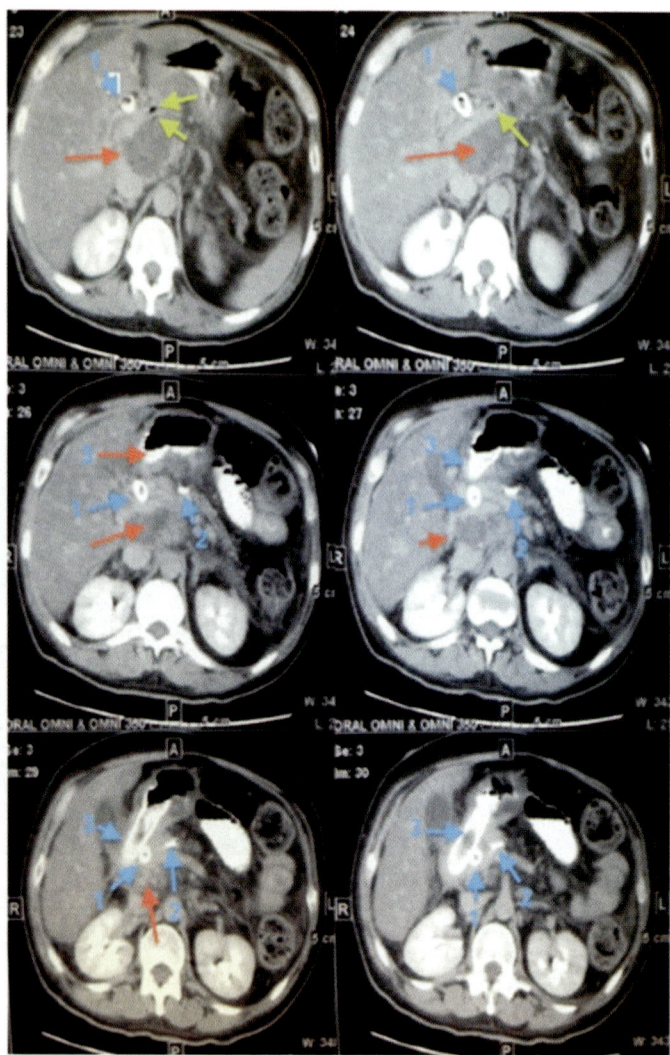

图 51 - 2 患者腹部增强 CT 影像

本病例的处理：

1. 液体复苏(30 mL/kg)。

2. 血培养后使用抗生素万古霉素(Vancomycin) + 哌拉西林(Piperacillin-tazobactam)。

3. 转到上级医院继续治疗。

病程进展或随诊：

患者转送至上级医院继续使用上述抗生素和对症治疗，病情稳定。住院期间，邀请肿瘤科医生会诊后，患者及家属同意开始化疗。外科认为患者已丧失了手术机会。2014 年 2 月 27 日患者因结肠梗阻行结肠造口术。

通过本病例需要掌握的急诊医学要点：

1. 胰腺感染性坏死是坏死性胰腺组织的细菌性感染，通常发生在胰腺坏死的早期。而胰腺脓肿则需要 3～4 周才能形成。胰腺感染性坏死的死亡率要比胰腺脓肿高，死亡原因多为脓毒症和多脏器衰竭。

2. 胰腺感染性坏死患者都要进行 CT 引导下的细针穿刺，以明确致病菌。

3. 胰腺感染性坏死的治疗主要是支持疗法，使用抗生素，做无创或微创引流或开放性坏死组织切除。

4. 有关严重脓毒症的内容详见病例四十四的讨论部分。

参考文献

［1］Clinical Gastroenterology and Hepatology 2012，10(11)：1190 – 1201.

病例五十二：ERCP 后胰腺炎（Post-ERCP pancreatitis）

病例简介： 患者，女，38 岁，因腹痛 1 天于半夜加重就诊。当天上午因慢性腹痛伴肝功能异常在马里兰州立大学医学院做了经内镜逆行胰胆管造影（endoscopic retrograde cholangio-pancreatography，ERCP），无异常发现。患者自诉在 ERCP 后腹痛加重，伴恶心和呕吐。无发烧、腹泻。

体格检查：

T 98.5°F（36.9℃），P 78 次/min，RR 18 次/min，BP 148/84 mmHg，血氧饱和度 99%（室内氧）。神志清楚，面容为轻度不适状，心肺体查正常，腹软，上腹压痛，轻度肌紧张，没有反跳痛，其他体格检查无异常。

实验室及辅助检查：

血常规示：WBC 12.1×10³/μL（12.1×10⁹/L），Hb 16.4 g/dl（164 g/L），Hct 46.8%（0.468 L/L）；电解质和肾功能正常，总胆红素 1.7 mg/dl（23.94 μmol/L），AST 119 U/L（2.02 μkat/L），ALT 209 U/L（3.55 μkat/L），ALKP 207 U/L（3.52 μkat/L），脂肪酶 30000 U/L，Alb 4.1 G/dl（5.95 μmol/L），Ca 9.2 mg/dl（2.3 mmol/L）。

腹部 CT 显示胰腺水肿，胆囊内游离气体（见图 52 – 1）。

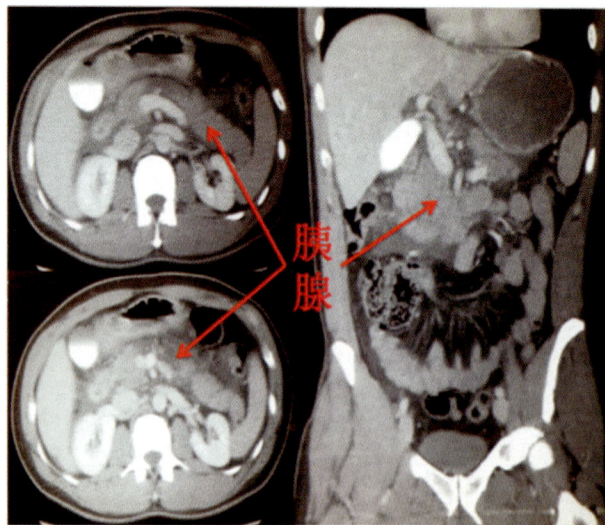

图 52 – 1　腹部 CT

本病例的急诊诊断：

ERCP 后胰腺炎(Post-ERCP pancreatitis)

本病例的急诊处理：

止痛，积极补液及对症支持处理。

病程进展或随诊：

患者被转回到马里兰州立大学医学院。

通过本病例需要掌握的急诊医学要点：

1. 胰腺炎是 ERCP 后最常见且最严重的合并症，其发生率大约为 3.5%。其中有 2% ~3% 的患者将伴有多功能脏器损伤，死亡率高达 20% ~40%。

2. ERCP 后胰腺炎的诊断标准：

1) 新出现的腹痛或既往的腹痛加重；

2) 住院时间超过 2 天；

3) 胰腺酶升高超过正常值上限的 3 倍，并持续超过 1 天。

3. 导致 ERCP 后胰腺炎的危险因素：

与患者有关的因素	与操作有关的因素
Oddi 氏括约肌功能不全	插管时间超过 10 分钟
女性	放置胰管导丝一次以上
胰腺炎病史	胰腺管内注射
年轻患者	为放置导管或导丝而将括约肌切开
肝外胆管不扩张	胰腺管括约肌切开
没有慢性胰腺炎	气囊扩张胆道括约肌
胆色素正常	胆管结石没有清除干净

4. 防止 ERCP 后胰腺炎的方法：

1) 严格掌握适应证；

2) 预防性用药：100 mg 吲哚美辛(Indomethacin)或双氯芬酸(Diclofenac)插管前或插管后肛栓；如不能使用上述药物，可考虑舌下硝酸甘油或生长抑制素(Somatostatin)。

3) ERCP 操作：减少操作次数，预防性放置胰管支架(5F)，导丝引导插管。

5. 治疗要点：止痛、止吐、输液，顽固性呕吐可放置胃管。

病例五十三：两例小儿食管异物（Different esophageal foreign bodies in 2 children）

病例1简介：患儿，女，4岁，在家里玩硬币时不慎吞了一个硬币，有咽痛，没有呼吸困难。

体格检查：

生命体征平稳，口腔无异物，无呼吸困难，无喘鸣音。

实验室及辅助检查：

胸片见图53-1。

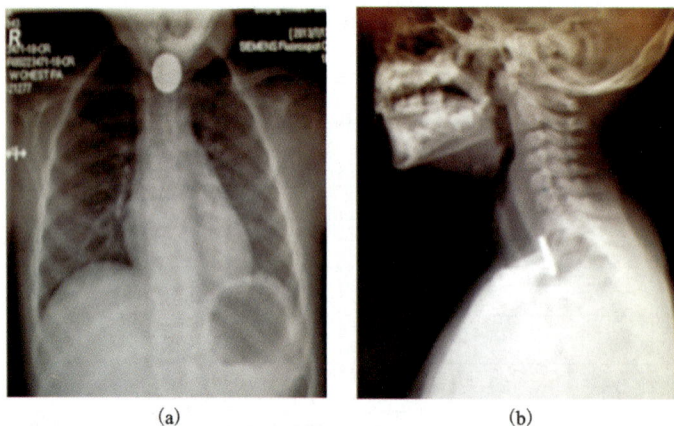

图53-1 患儿颈胸部X线片影像

(a)正位片示圆形硬币位于食管；(b)侧位片示硬币位于食管内

本病例的急诊诊断：

食管异物：硬币（Esophageal foreign body：coin）

本病例的处理：

考虑到硬币通过食管的可能性极小，紧急请消化科医生会诊。

病程进展或随诊：

在全身麻醉下紧急行胃镜下食管硬币取出术（见图53-2），术中所见提示尚未产生食管受压缺血和黏膜糜烂。患儿经4小时观察无异常并能开始进食后出院。

病例2简介：患儿，男，11岁，晚餐吃牛肉时，突然出现哽咽感，甚至不能吞咽口水，伴胸前区疼痛。

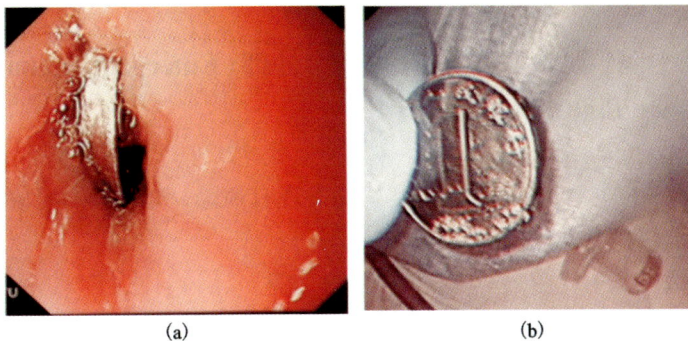

图53-2 胃镜直视下从食管取出硬币图像

体格检查：

生命体征平稳，口腔无异物，无呼吸困难，无喘鸣音。

实验室及辅助检查：

颈部和胸部 X 线检查无异常。

本病例的急诊诊断：

食管异物：食物（Esophageal foreign body：food）

本病例的处理：

首先试用了胰高血糖素 1 mg，东莨菪碱 20 mg 和胃复安 10 mg，患者也只能够进少量水。紧急请消化科医生会诊。

病程进展或随诊：

在全身麻醉下紧急行胃镜检查，发现在食管 28 cm 处有一个 2.5 cm × 3.0 cm 的肉块（见图 53-3），顺利取

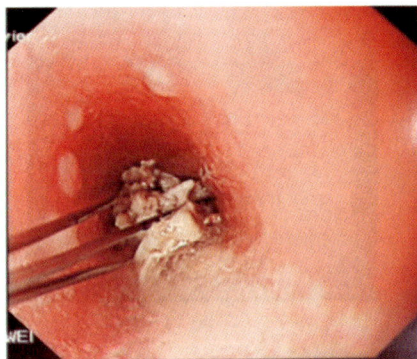

图53-3 患儿胃镜下所见
食管内异物（肉块）

出。术中所见提示尚未产生食管受压缺血和黏膜糜烂。患者经 4 小时观察无异常并能开始进食后出院。

通过这两个病例需要掌握的急诊医学要点：

1. 婴儿会把任何东西放入嘴中，学龄前儿童可能会尝试或无意吞入任何异物。绝大部分异物可经胃肠排出，但有 10% ~ 20% 的患者可能需要经胃镜取出异物。

2. 在美国，儿童最常见的摄入异物是硬币。

3. 对于食物嵌顿，可试用胰高血糖素 1 mg 静脉注射，以松弛食管平滑肌。

病例五十四：误食纽扣电池的急诊处理（Emergent management of button battery ingestion）

病例简介：患儿，男，1 岁半，被妈妈发现有烦躁、流口水的现象，孩子周围有散在的几个纽扣电池。

体格检查：

生命体征平稳，无呼吸困难，无异常呼吸音。

实验室及辅助检查：

患者颈胸 X 线影像如图 54-1 所示。

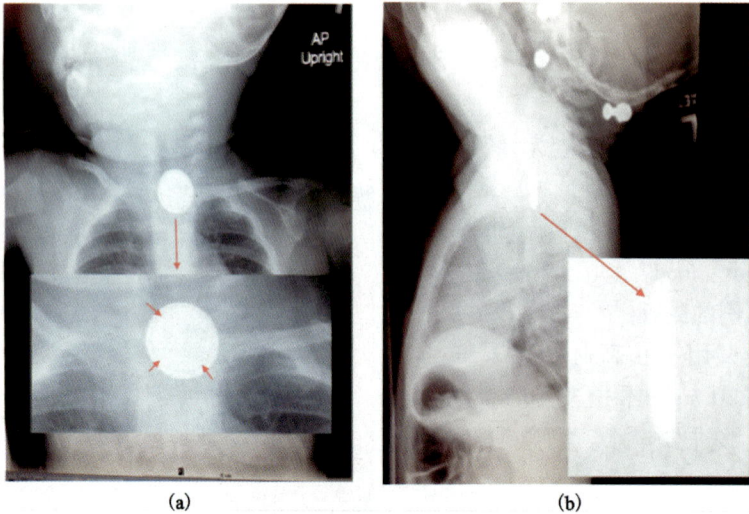

图 54-1 患儿颈胸部 X 线影像

（a）正位片视食管内圆形异物；（b）侧位片视食管内异物

本病例的急诊诊断：

误吞纽扣电池（Button battery ingestion）

本病例的处理：

紧急邀请消化科医生会诊。

病程进展或随诊：

在胃镜下将微电池安全取出（见图 54-2）。患者经过 4 小时观察无异常并能开始进食后出院。

通过本病例需要掌握的急诊医学要点：

1. 误食纽扣电池的急诊处理

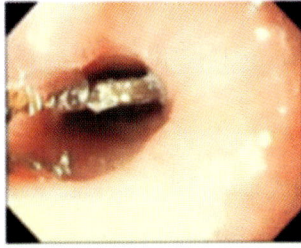

图 54 - 2   患儿胃镜下所见食管内异物

吞入的纽扣电池对胃肠道有相当强的腐蚀作用，可导致严重的并发症，包括食管烧伤（可在摄入后 2 小时内发生），可形成食管瘘或穿孔（可在摄入后 6 个小时内出现）等等。因此，吞入纽扣电池后的早期诊断和取出是极为重要的。

2. 流行病学

在美国，每年都有 3500 多名各年龄段的人吞下微型光盘（dick）或纽扣（button）电池。这个数字每年都在增加（见图 54 - 3）。在 1995 年—2010 年期间，美国共有 14 名 13 岁以下儿童死于与吞入电池相关的原因。其中 12 名已证实是误吞纽扣电池的儿童年龄都在 4 岁以下。

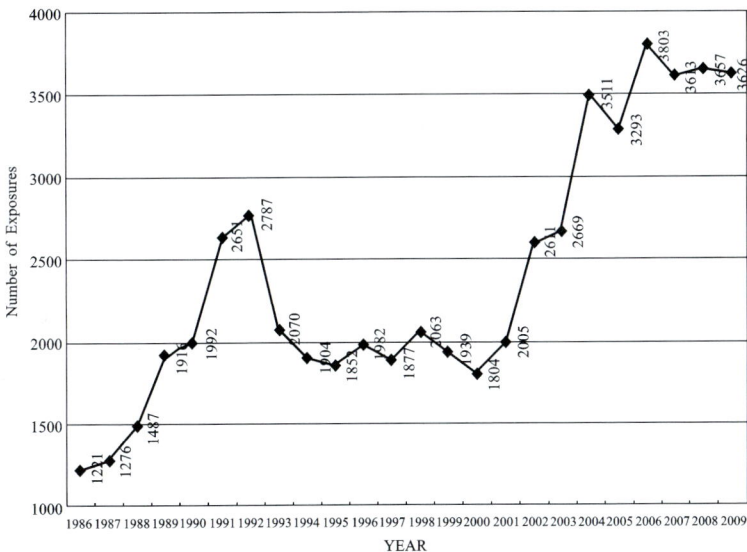

图 54 - 3   美国各年龄段人群误食电池等异物的流行病学统计

3. 纽扣电池的结构

纽扣电池一般用于助听器、手表、玩具、游戏、闪光饰品、音乐贺卡、远程控制设备和许多其他小物品(见图54 - 4)。

纽扣电池中含有汞、银、锌、锰、镉、锂、硫氧化物、铜、黄铜或钢。这些都是阳极、阴极和包装的成分。纽扣电池还含有氢氧化钠或氢氧化钾,以加强通过阴阳极分离器产生的电流反应。

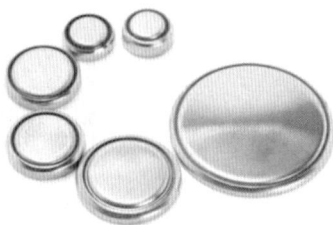

图54 - 4　各种类型的纽扣电池

4. 损伤机制

3个"N": Negative(负极); Narrow(狭窄); Necrotic(坏死)。

(1)负极(Negative): 由电池负极端产生的外部电流可水解组织间液,并产生氢氧化物,造成周围组织的腐蚀性损伤。

(2)狭窄(Narrow): 由电池压迫黏膜组织坏死。一个在食管内嵌顿的纽扣电池,可以压迫周围组织而引起刺激、炎症、缺血。

(3)坏死(Necrotic): 液化性坏死,电池的内容物包括氢氧化钠或氢氧化钾的泄漏可造成周围组织的液化性坏死(通常是在没有"＋"号的一面)。

含锂电池产生的损害比任何其他类型的电池都要严重(如:食管烧伤、穿孔、形成瘘管及死亡)。被误吞的直径在20～25毫米的电池中,99%是锂电池。

任何食管异物都可以嵌顿在食管的三个生理狭窄处(胸腔入口水平,主动脉弓和主支气管水平,食管胃交界处)。

5. 诊断

任何有可疑食管异物的患者应该完善颈/胸/腹部X射线检查,以评估是否有异物存在,如果发现有,应了解其形状、大小、位置及可能的合并症。

与硬币不同,纽扣电池在X射线片上的特点是在前后位片上呈现双环(有空隙)状,在侧位片上呈现一端狭窄。

6. 紧急处理

(1)不要催吐,在微电池通过食管前不要进食。

(2)在食管内的纽扣电池必须取出,如有条件,一定要使用胃镜。如果在摄入后2个小时内不能从胃镜下取出,可用Foley导尿管。但建议在X线荧光屏下进行,同时要用造影剂充盈导尿管囊。多数情况下需要对患者进行镇静。如摄入纽扣电池已超过2小时,就不要用这种方法了,因为这种方法可能会加重食管损伤。

(3)处理原则：

一个	多个
胃或食管：	**在胃或食管**
• 胃镜取出或观察	• <12小时,胃镜取出
不要接触吸铁石或金属物	• >12小时,儿外科
不要穿金属纽扣的衣服	• 如无消化科或儿外科,转院
胃以下：	**胃以下**
• 消化科或外科会诊	• 消化科或外科会诊
	• 有症状,取出
	• 无症状,观察

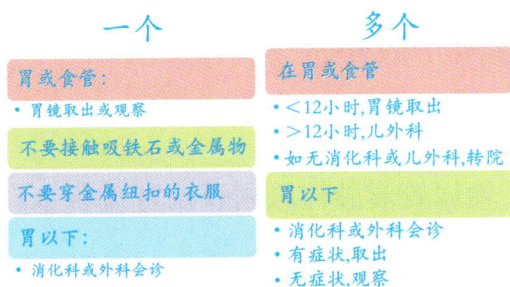

(4)2011年美国胃肠病学会对胃镜下取食管异物的指南：

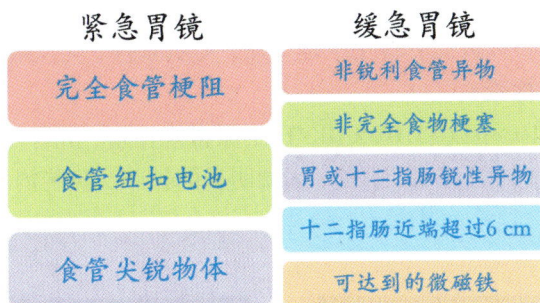

紧急胃镜	缓急胃镜
完全食管梗阻	非锐利食管异物
食管纽扣电池	非完全食物梗塞
食管尖锐物体	胃或十二指肠锐性异物
	十二指肠近端超过6 cm
	可达到的微磁铁

GASTROINTESTINAL ENDOSCOPY 73, No. 6: 2011

(5)在美国，患者、患者家庭、医生或急诊室工作人员，可在任何时间拨打全国纽扣电池摄入热线 202 - 625 - 3333，或致电 1 - 800 - 222 - 1222 咨询有关纽扣电池的资料及处理意见。

肾脏疾病篇 (*Nephrology Emergencies*)

病例五十五：输尿管囊肿伴输尿管及肾盂积水 (Ureterocele with hydrouteronephrosis)

病例简介：患者，男，32 岁，无任何既往史，因间歇性右下腹痛 6 个月，加重一天来急诊。无任何其他相关症状。

体格检查：

生命体征平稳，右腹及下腹正中轻压痛，无肌紧张，无反跳痛。

实验室及辅助检查：

WBC $13.07 \times 10^3/\mu L$ ($13.07 \times 10^9/L$)，尿常规正常，肝肾功能均正常。

腹部 CT 显示输尿管近端、中端、远端明显的扩张，膀胱内输尿管囊肿（红箭头所示），如图 55 – 1。

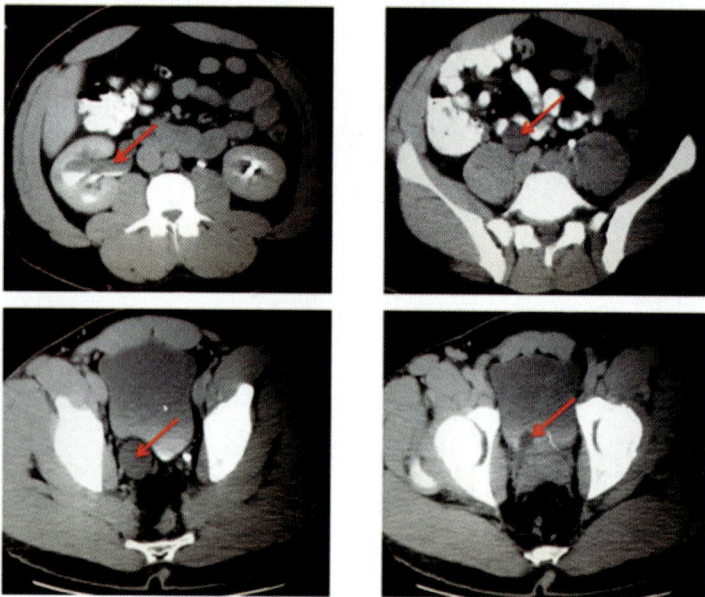

图 55 – 1　患者腹部 CT

本病例的急诊诊断：

输尿管囊肿伴输尿管及肾盂积水（Ureterocele with hydrouteronephrosis）

本病例的处理：

邀请泌尿外科会诊后，收入病房。

病程进展或随诊：

入院后第2天行膀胱镜下右侧输尿管口切开术，右侧输尿管支架植入。放置的支架于3周后顺利取出。

通过本病例需要掌握的急诊医学要点：

输尿管囊肿是输尿管末端的囊性扩张，可突入膀胱，早期病例在临床上可无症状。有症状者主要表现为尿路梗阻、反复尿路感染。由于囊肿开口细小，输尿管口持久的梗阻可导致输尿管和肾积水，长时间积水，压迫输尿管和肾盂，可造成肾损害。如果是囊肿堵塞膀胱颈可发生排尿困难或尿流中断，以及复发性尿路感染。治疗原则是解除梗阻、防止反流、处理并发症。

病例五十六：如何清除膀胱内血块？（How to remove blood clots from urinary bladder?）

病例简介：患者，男，75 岁，因血尿于 1 周前行膀胱镜检查，1 天前因血尿及排尿困难来急诊科就诊，留置导尿管后行膀胱冲洗，待冲洗液清晰后拔管出院。今天因同样主诉再次来急诊科就诊。

体格检查：

下腹压痛，尿道有鲜红色血液溢出。

实验室及辅助检查：

床旁超声检查，提示膀胱充盈（见图 56－1），同时采用膀胱测量计算出患者的残余尿量（post void residual urine volume，PVR）。

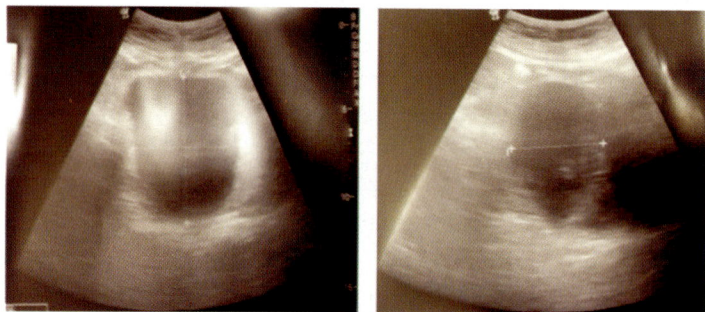

图 56－1　患者床旁超声检查图像

本病例的急诊诊断：

1. 急性尿潴留（Acute urinary retention）

2. 血尿（Hematuria）

本病例的处理：

按常规放置了三腔持续膀胱灌洗导尿管，并持续进行 0.9% 氯化钠注射液灌洗和 60 mL 注射器抽液人工冲洗。虽排出了很多血块，但症状也只是得到了非常短暂的缓解，导尿管很快又被血块堵塞。在这种情况下，进行了腹部 CT 检查，显示有明显血块影（见图 56－2）。

经泌尿外科医生会诊建议，改用了

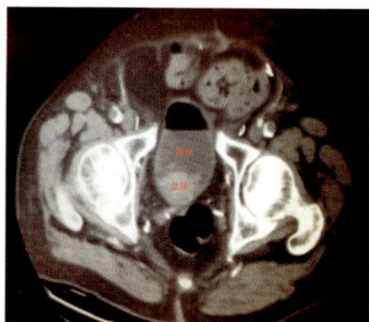

图 56－2　腹部 CT

单腔 6 孔导尿管。治疗效果极为显著,用 60 mL 针管吸出了大量不同大小的血块,待冲洗液完全清晰后,放置了另外一根新的三腔导尿管,并持续灌注。

病程进展或随诊:

急诊观察半小时后,再无堵塞,收住院。

通过本病例需要掌握的急诊医学要点:

1. 有血块梗阻尿路时,要用 60 mL 注射器抽取 0.9% 氯化钠注射液持续反复人工冲洗。绝大多数情况下有效。

2. 如上述方法无效,可改用单腔 6 孔尿管(图 56 – 3)。与常规三腔导尿管相比,它的远端口多而大,膀胱血块抽吸效果极佳,唯一的问题是,此类导尿管远端没有水囊,不能固定,冲洗后必须拔出,换置另外一种导尿管。

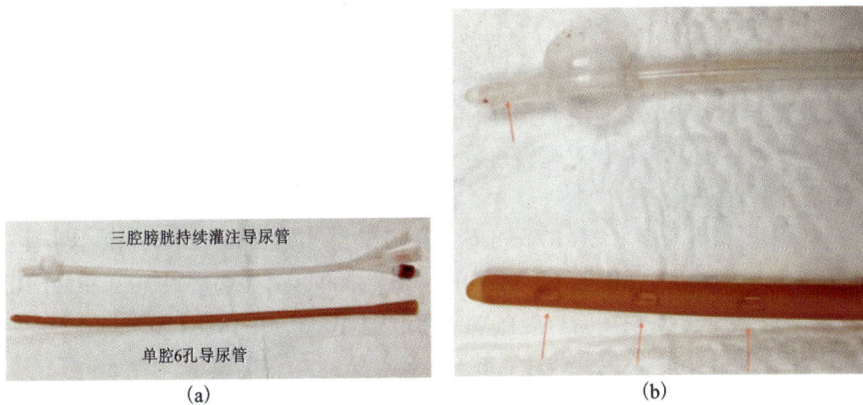

(a) (b)

图 56 – 3 三腔膀胱灌洗导尿管及单腔 6 孔导尿管

病例五十七：自发性肾内出血伴肾旁血肿（Spontaneous renal hemorrhage with perinephric hematoma）

病例简介：患者，女，67 岁，有糖尿病、COPD、高血压病、冠心病病史。患者在家庭医生诊室就诊时，突然出现左侧腰痛，伴大汗、恶心，无放射。没有胸痛、呼吸困难、呕吐等不适。患者被立即由 EMS 转到急诊。患者否认任何外伤史，不吸烟，不嗜酒，无特殊家庭史。6 年前因服用 NSAIDS 导致急性肾功能衰竭而行血液透析，最后一次透析为 1 天前。

体格检查：

T 97.5℉（36.4℃），P 115 次/min，RR 19 次/min，BP 169/92 mmHg，血氧饱和度 92%（室内氧）。神志清楚，呈痛苦状，双手放在左腹部位，无颈静脉怒张，心肺检查无异常，腹软，左侧明显压痛，因患者肥胖，没有触及包块，无肌紧张/反跳痛，神经系统无异常，双腿轻度浮肿，末梢血管搏动正常。

实验室及辅助检查：

血常规示：Hb 8.7 g/dl（87 g/L），Hct 26.5%（0.265 L/L），血小板 172 × 10^3/μL（172 × 10^9/L），BUN 27 mg/dl（9.64 mmol/L），Cr 6.9 mg/dL（610.01 μmol/L），肝功和淀粉酶正常，凝血功能示：PT 10.6 秒，INR 1.0，PTT 21 秒。

ECG：窦性心律，心率 99 次/min，没有特异性 ST－T 改变。

患者 2 个月前因肺炎做了胸部 CT（见图 57－1）。

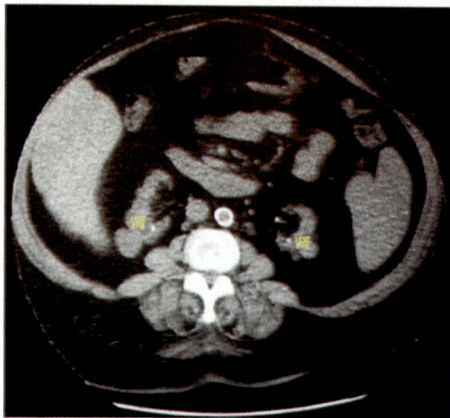

图 57－1　2 个月前胸部 CT

此次就诊完善腹部 CT 平扫影像见图 57 - 2。CT 报告：左肾明显增大，肾内密度不均匀（肾内出血），肾内结石。肾周围出血，蔓延到左侧盆腔。

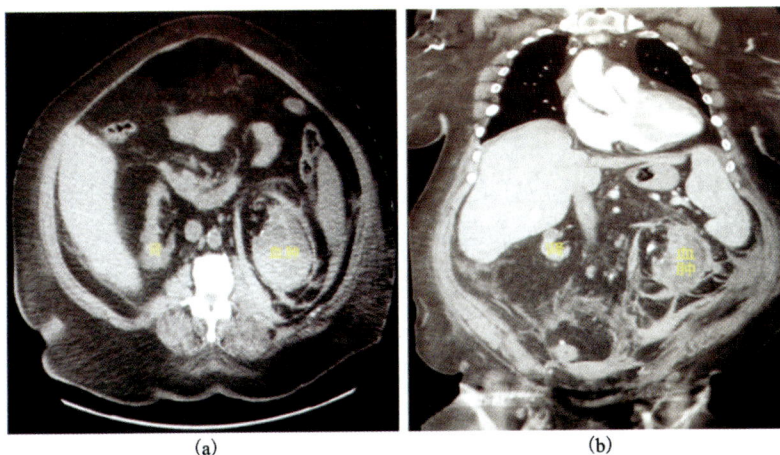

(a)   (b)

图 57 - 2　此次就诊胸部 CT

本病例的急诊诊断：

自发性肾内出血伴肾旁血肿（Spontaneous renal hemorrhage with perinephric hematoma）

本病例的急诊处理：

1. 止痛。

2. 肾内科和泌尿外科会诊。

3. 交叉配血。

4. 收入病房。

病程进展或随诊：

1. 8 小时后，患者 Hb 降到 6.1 g/dl，Hct 降到 18%，于是给患者输了两袋血。

2. 因血液动力学尚稳定，肾内科和泌尿外科会诊建议暂行保守治疗。

3. 肾脏超声检查显示右侧肾下级复合型囊肿（complex cyst），左侧肾旁低回声区（肾旁血肿），双肾血流正常，无肾盂积水。

4. 3 天后复查 CT 无明显改变，Hb 稳定在 9 g/dl 左右（患者的正常水平）。

5. 4 天后出院。

通过本病例需要掌握的急诊医学要点：

1. 自发性肾出血伴肾包膜下或肾周围血肿并不常见。

2. 血液透析患者出现自发性肾出血要高度警惕肾癌或获得性肾囊肿（acquired

肾
脏
疾
病
篇

163

cystic disease of kidney，ACDK）破裂。有实验证实，血液透析 4 年以上会有 74%
的患者出现 ACDK，而 80% 的血液透析患者的肾癌与 ACDK 有关。

3. 有报告显示，自发性肾破裂出血的患者中，33.3% 为恶性肿瘤，24.4% 为
良性肿瘤，17.9% 有 AVM，10.3% 为感染，5.1% 为肾炎，血液系统疾病占 5.1%。

4. 肾细胞癌患者肾出血与下列因素有关：瘤细胞栓塞导致的静脉淤血，肿瘤
生长导致血管破裂，肿瘤直接侵蚀血管等。

5. 另外，尿毒症血液透析患者本身就有出血倾向，主要原因有：血小板功能
异常，血小板与内皮细胞反应减退及血浆 von Willebrand 因子（VWF）功能异常。

6. 由于自发性肾出血与肾癌关系密切，有人建议即使影像学没有肾癌的证
据，也要考虑肾脏切除或严密随访。

血液和肿瘤疾病篇(Hematology/Oncology Emergencies)

病例五十八：特发性血小板减少性紫癜(Idiopathic thrombocytopenic purpura)

病例简介：患者，女，57 岁，有 COPD 和糖尿病病史。因早上醒来后发现右上臂皮肤出现紫斑、牙龈出血(如图 53 - 1～2)，于下午 5 点前来就诊。无头痛、神志改变，无胸痛、腹痛或血尿等其他症状。

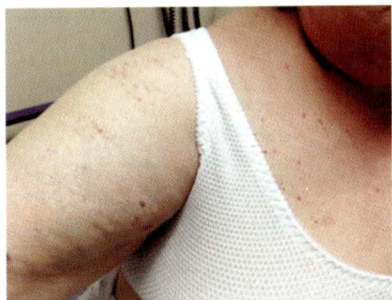

图 58 - 1　患者右上臂皮下紫斑

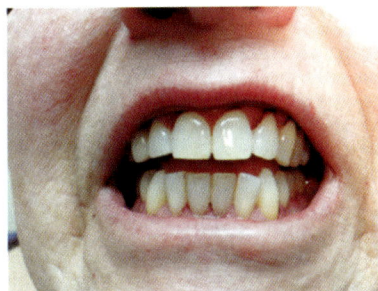

图 58 - 2　患者牙龈出血

患者 1 周前出现咳嗽，有黄痰，发烧 1～2 天(最高体温达 38.3℃)。尚未进行任何治疗。

体格检查：

生命体征平稳，神志清楚，无呼吸困难。口腔及皮肤阳性体征见图 58 - 1～2。

实验室及辅助检查：

血小板 $3 \times 10^3/\mu L(3 \times 10^9/L)$，其他血常规和生化检查均正常，乳酸 3.1 mmol/L。

胸部 CT 如图 58 - 3。

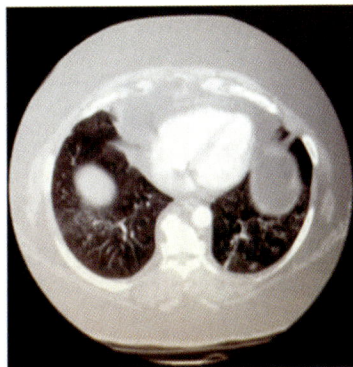

图 58 - 3　胸部 CT

本病例的急诊诊断：

1. 特发性血小板减少性紫癜（Idiopathic thrombocytopenic purpura，ITP）

2. 肺炎（Pneumonia）

3. 乳酸血症（Lactic acidosis）

本病例的处理：

1. 紧急邀请血液科医生会诊。

2. 脑 CT 排除了脑出血。

3. 抽血做血培养后，应用左氧氟沙星（Levaquin）抗感染。

4. 甲基泼尼松龙（Solumedrol）80 mg 静脉注射，每 6 个小时 1 次；输血小板及免疫球蛋白。

5. 静脉输液，收入 ICU 密切观察。

病程进展或随诊：

经过以上治疗后血小板的变化见图 58-4，两天后血小板升到 $52 \times 10^3/\mu L$（$52 \times 10^9/L$），3 天后 $133 \times 10^3/\mu L$（$131 \times 10^9/L$）。

	02/27/14 19:36	02/28/14 05:11	03/01/14 04:35	03/02/14 05:00
WBC	11.10 H	10.10	13.50 H	12.30 H
RBC	4.29	3.95 L	3.39 L	3.32 L
Hgb	13.0	12.0	10.3 L	10.3 L
Hct	37.7	34.7 L	30.1 L	28.7 L
MCV	87.8	87.7	88.7	86.4
MCH	30.2	30.4	30.4	31.0
MCHC	34.4	34.6	34.2	35.9
RDW	13.7	13.7	14.0	13.6
Plt Count	3 L*	5 L*	52 L	131
Neut %	71.5	92.5 H	92.6 H	92.4 H
Lymph %	22.7	7.0 L	5.1 L	5.0 L

图 58-4　患者经治疗后血小板变化情况

出院带药：

泼尼松口服，每次 50 mg，一天 2 次，每周递减 10 mg。

通过本病例需要掌握的急诊医学要点：

1. ITP 的诊断只需要满足如下两个条件：

（1）血象中只有血小板减少，其他完全正常。

（2）临床上没有可造成血小板减少的疾病（如红斑狼疮、抗磷脂酶综合征、慢性淋巴细胞白血病等）或药物（中草药或含奎宁的饮料）。

2. 感染导致 ITP 的原因不清楚，但可能与下列因素有关：

（1）病毒特异性抗体有可能与正常血小板抗原发生反应，加速血小板清除。

（2）当血小板表面抗体与细菌产物（酯多糖）结合时，可促进血小板被吞噬。

3.治疗

（1）治疗的目的是将血小板升高到不会造成出血的水平，而不一定要恢复正常。

（2）治疗方法：首选大剂量激素，可加用免疫球蛋白（每天 1 g/kg 体重，最多不超过 80 g，连用两天）；如上述方法无效，可考虑做脾切除。有大出血时可考虑输血小板。

（3）治疗指征：大出血或血小板低于 $30 \times 10^3/\mu L$（$30 \times 10^9/L$）。血小板在 $30000/\mu L \sim 50000/\mu L$ 时要严密观察。

4.除非有大出血，否则儿童 ITP 不需要治疗，因为其中 70% ～80% 的患者都会自然缓解。但要严密观察，避免进行任何可能引起外伤的运动。

病例五十九：低分化非小细胞肺癌伴脑转移（Low differentiate non – small cell lung cancer with brain metastasis）

病例简介：患者，男，63 岁，吸烟 47 年，每天一包。因头痛 1 周，走路不稳和轻度意识障碍 2 天就诊。患者自诉偶有右手发麻，拿东西不稳的现象。

体格检查：

生命体征平稳，体检无异常。

实验室及辅助检查：

头颅 CT 平扫提示多发性占位性病变伴周边脑水肿，一共可见 13 个病灶，最大的直径为 2.9 cm（图 59 – 1）。

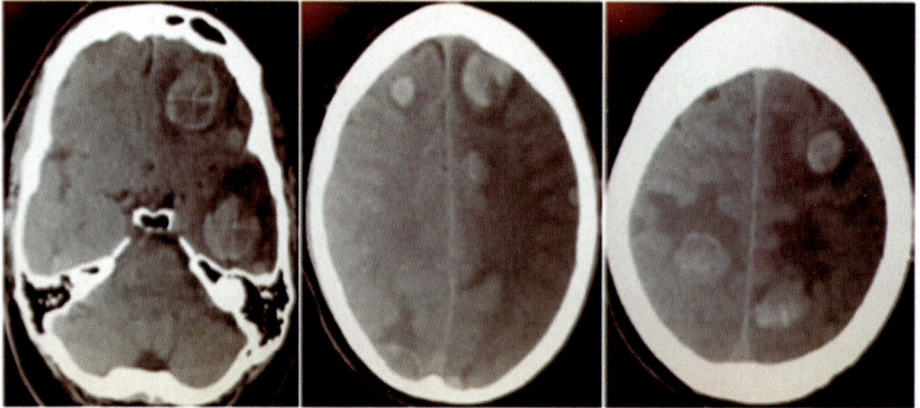

图 59 – 1　患者头颅 CT

胸片提示左上肺见 2.3 cm 圆形阴影。肺 CT 证实阴影大小为 2.1 cm × 1.3 cm（图 59 – 2）。

本病例的急诊诊断：

1. 多发性脑占位性病变伴脑水肿（Multiple brain occupying lesions with edema）
2. 肺结节待查（Pulmonary nodule）

本病例的处理：

地塞米松（Dexamethasone）10 mg 加入液体中静脉滴注。

病程进展或随诊：

患者入院后在 CT 直视下做肺活检，病理诊断为：低分化非小细胞肺癌。静脉予以激素治疗，肿瘤放射科会诊后建议行放射治疗。

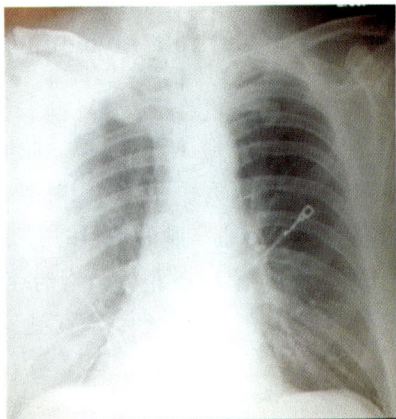

图 59 - 2　患者胸片

通过本病例需要掌握的急诊医学要点：

肿瘤血管性脑水肿急诊处理：

1.激素是治疗肿瘤周围脑水肿的首选药，其通过降低毛细血管通透性而降低颅内压和改善神经症状的效应可在用药后几小时内出现。

2.静脉滴注地塞米松是治疗首选，因其没有液体潴留的作用。地塞米松的首次剂量为 10 mg，然后以 4 mg 维持，每天 4 次(或者以 8 mg 维持，每天 2 次)。

3.对没有癫痫病史的患者，不需要使用预防性抗癫痫药物。

病例六十：多发性骨髓瘤（Multiple myoloma）

病例简介： 患者，女，41岁，有高血压、糖尿病、胰腺炎、高脂血症、焦虑症和偏头疼病史。因血钙浓度过高被家庭医生于2014年12月29日送到急诊科。患者自诉2周前坐在车里左手伸到后座拿她的钱包时，突然出现左侧胸痛。当时来过急诊，胸片无异常，按胸壁痛回家口服止痛药物治疗。2周内疼痛持续加重。没有其他明显的外伤史或类似疾病史。不吸烟，不饮酒，无特殊家族史。体重在1周内降了4~5公斤。

体格检查：

T 99℉（37.2℃），P 79次/min，RR 16次/min，BP 154/94 mmHg，血氧饱和度99%（室内氧）。神志清楚，除左侧胸壁有局限性压痛外，其他检查均无异常。

实验室及辅助检查：

急诊ECG及心肌酶均正常。血清总钙浓度12.6 mg/dL（3.15 mmol/L），游离钙1.82 mmol/L，血红蛋白9.2 g/dL（92 g/L），肌酐1.9 mg/dL（167.96 μmol/L），血清白蛋白2.4 g/dL（24 g/L），血清总蛋白13.1 g/dL（131 g/L），甲状旁腺素低于正常6.3 pg/ml（0.67 pmol/L）（正常值为11~54 pg/ml，或1.2~5.8 pmol/L）。

本病例的急诊诊断：

1. 高钙血症（Hypercalcemia）

2. 急性肾损伤（Acute kidney injury）

3. 贫血（Anemia）

4. 多发性骨髓瘤（Multiple myoloma，MM）

诊断依据：

患者有左侧肋骨压痛、高钙血症、贫血、急性肾损伤，首先要考虑有骨质破坏性的病变，如多发性骨髓瘤（MM），骨转移。要排除原发性甲状旁腺功能亢进和结节病，但其造成的贫血和急性肾损伤并不常见，且通常伴碱性磷酸酶水平增高（本患者的碱性磷酸酶水平正常）。

另外本患者的总蛋白为131 g/L，白蛋白仅为24 g/L，因此球蛋白相当高，达107 g/L（正常为25~40 g/L）。高钙血症伴高球蛋白血症、贫血和急性肾损伤，首先要考虑MM。

因当时高度怀疑MM，就直接做了CT胸腹盆平扫，发现有弥漫性破坏性骨质异常，典型影像见图60-1（可见虫蛀样溶骨性病变）。

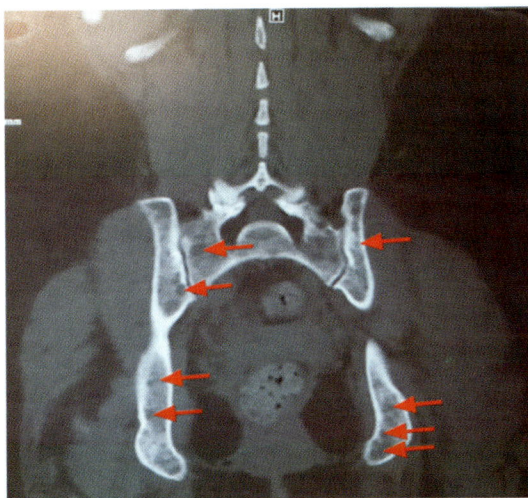

图 60 - 1　胸腹盆 CT 平扫

本病例的急诊处理:

1. 止痛。

2. 0.9%氯化钠注射液 2 L 静脉滴注。

3. 静脉滴注 1 L 0.9%氯化钠注射液后静脉使用呋塞米 40 mg。

4. 氢化可的松 200 mg 静脉滴注。

5. 唑来膦酸(择泰)4 mg 静脉滴注。

6. 降钙素 4 mg,皮下注射。

病程进展或随诊:

1. 血流式细胞仪检查结果如下(见图 60 - 2)。IgA 正常值为 450 以下;Kappa/Lambda 正常比例小于 100。

图 60 - 2　患者血流式细胞仪检查结果

2. 2014 年 12 月 30 日做了 CT 引导的骨髓穿刺和活检,骨髓组织浆细胞占95%,骨髓抽吸液涂片浆细胞占 36%。

3. 没有输血,因为患者血凝度很高(见图 60 – 3)。

Serum Viscosity

Collected	Result	Units	Range	Group
12/30/2014 13:37	3.4 H*	rel to H2O	1.5-1.9	

图 60 – 3　患者检查结果截图

4. 开始化疗:万珂(Velcade),环磷酰胺(Cytoxan)和地塞米松(Dexamethasone)。

5. 联系上级医院安排骨髓移植。

通过本病例需要掌握的急诊医学要点:

1. 真实总钙水平计算方法。

总血钙包括离子钙(功能钙离子)和与白蛋白结合的钙(非活性钙)。如患者有低白蛋白血症,检测出的钙浓度会比实际值低。

校正后的钙浓度 = 检测的钙 + $0.8 \times (4 -$ 检测的白蛋白 g/dL)。

因此,本患者的实际钙浓度 = $12.6 + 0.8 \times (4 - 2.4) = 13.9$ mg/dL(3.48 mmol/L)。

2. 高钙血症的鉴别诊断。

可以用"Pam P. Schmidt"来帮助记住可以引起高钙血症的常见疾病的鉴别诊断。

P – parathyroid(原发性甲状旁腺功能亢进)

a – Addison disease(艾迪生病)

m – multiple myeloma(多发性骨髓瘤)

P – Paget's disease(佩吉特病)

S – Sarcoidosis(结节病或其他肉芽肿性疾病)

c – cancer(癌症)

m – milk-alkali syndrome(乳碱综合征)

i – immobilization(不运动)

d – Vitamin D(维生素 D 中毒)

t – thiazides(噻嗪类,包括锂剂)

结合本患者的临床表现特征(如上所述),其鉴别诊断实际上很简单:恶性骨瘤,MM 或广泛骨转移。

3. 甲状旁腺素(parathyroid hormone, PTH)在高钙血症鉴别诊断中的作用。

根据 PTH 水平可以将高钙血症的病因分为 2 大类：

高钙 + 高 PTH = 原发性甲状旁腺功能亢进导致的高钙；

高钙 + 低 PTH = 癌源性高钙。

本病例患者的 PTH 低于正常，因此考虑血钙过高是由 MM 导致骨质破坏后骨钙释放增加所致。

4. 高钙血症的治疗。

急诊科对严重高钙血症的治疗措施通常包括补液，扩容后可给呋塞米，可考虑激素。但如怀疑高钙血症是由于恶性肿瘤引起的，应考虑用二磷酸酶类和降钙素。下面表格可作为参考。

药物	剂量	起效	持续时间	机制	监测	注意事项
0.9% 氯化钠注射液 Normal saline	2 ~ 4 L/d	立即	输液时	抑制肾 Ca 吸收，增加肾 Ca 排出	Ca 降低 1 ~ 3 mg/dl(0.25 ~ 0.75 mmol/L)	心力衰竭，老年人
呋塞米 Lasix	根据临床情况具体调整	几小时		抑制肾 Ca 吸收	扩容后	低钾，脱水
二磷酸酶类 Bisphosphonates	帕米膦酸钠 60 ~ 90 mg，静脉滴注 4 小时；唑来膦酸（择泰）4 ~ 8mg,静脉滴注 15 min	1 ~ 3 天，3 天后效力最强	2 ~ 4 周	抑制破骨过程，刺激骨吸收	首选唑来膦酸，给药时间短，效力强	感冒症状，偶尔会出现颌骨质疏松性坏死
降钙素 Calcitonin	4 ~ 8IU/kg，肌肉注射，每 6 小时一次，共 4 次	4 ~ 6 小时	6 ~ 12 小时	抑制肾 Ca 吸收，增加肾 Ca 排出	Ca 最多可降 1 ~ 2 mg/dl(0.25 ~ 0.50 mmol/L)	24 小时后 Ca 反跳
氢化可的松 Hydrocortisone	200 mg, IV, 每天一次，3 天	1 ~ 5 天	2 ~ 4 周	多因素	多用于维生素 D 中毒，血癌，结节病	高血糖，免疫抑制

5. 急诊医生应掌握的 MM 要点：

（1）浆细胞恶性增殖导致单克隆免疫球蛋白增加，其中 IgG 52%，IgA 21%，Kappa 或 Lambda 轻链 16%，双克隆的只占 2%。本患者为 IgA 和 Kappa 轻链，属罕见病例。

（2）浆细胞在骨髓中的恶性增殖导致骨组织的破坏和骨质疏松，这些患者常以骨痛或病理性骨折到急诊科就诊。

（3）在美国，MM 占所有癌症的 1%，血癌中的 10%。每年发生率为每 10 万人中 4 ~ 5 例。MM 常见于老年人，中位数年龄为 66 岁，50 岁以下发病的占 10%，而 40 岁以下的患者只占不到 2%。本患者为 41 岁，属罕见病例。

（4）临床主要表现为贫血（73%），骨痛（58%），肌酐增高（48%），疲乏无力（32%），高钙血症（28%），体重下降（24%）。本患者具有上述的所有表现。

（5）国际骨髓瘤专家组制定的诊断标准：

骨髓穿刺克隆浆细胞大于 10% 或骨髓活检显示浆细胞瘤，加上下列任何之一：

1）终末器官或组织损伤（记住 CRAB：C – calcemia 高钙血症，R – renal 肾功能损害，A – anemia 贫血，B – bone 骨质破坏）。

2）可导致上述损伤的生物标志：骨髓克隆浆细胞高于 60%；受累游离轻链与非受累游离轻链比值大于 100；或影像学显示超过一个以上的骨或骨髓病变。

本病例符合上述所有的标准。

病例六十一：菊池病（Kikuchi disease）

病例简介：患者，男，27 岁，因发热一天伴寒颤、盗汗和全身酸痛就诊。患者不吸烟、不喝酒、不吸毒。没有任何家庭疾病史。没有动物接触史。

体格检查：

T 39.4℃，P 114 次/min，RR 16 次/min，BP 117/67 mmHg，血氧饱和度 98%。一般状况佳，耳鼻喉检查无异常，颈部淋巴结肿大伴轻压痛，心肺无异常，腹部无压痛，无肝脾肿大，神经系统无异常，无关节肿或压痛，无皮疹，无杵状指。

实验室及辅助检查：

WBC $2.3 \times 10^3/\mu L$（$2.3 \times 10^9/L$），N 66.8%，L 25.5%，Hb 14.4 g/dL（144 g/L），Hct 43.1%（0.43 L/L），血小板 $155 \times 10^3/\mu L$（$155 \times 10^9/L$），乳酸 1.8 mmol/L，其他生化检查及尿常规均正常。

胸片显示无肺阴影，纵隔及肺门无肿大，无积液。

本病例的急诊诊断：

1. 全身炎症反应综合征（Systemic inflammatory response syndrome，SIRS）

2. 白细胞减少（Leukocytopenia）

3. 发热待查（Fever of unknown origin）

4. 颈部淋巴结肿大（Cervical lymphadenopathy）

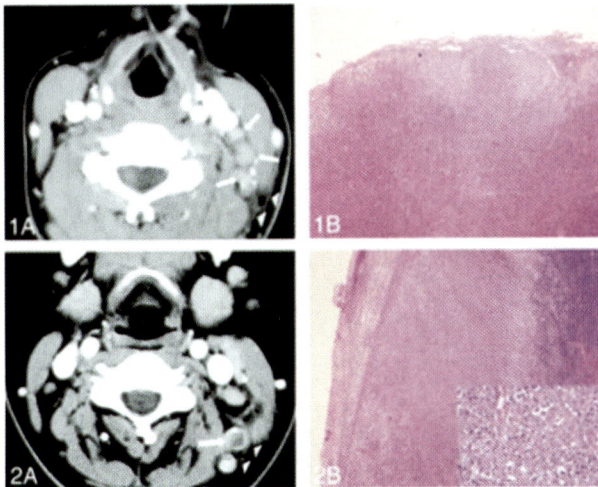

图 61-1　患者 CT 及病理学检查

血液和肿瘤疾病篇

本病例的处理：

血培养，应用广谱抗生素，以及对症支持治疗。

病程进展或随诊：

患者收住院后进行了一系列检查，排除了结核、系统性红斑狼疮、HIV、肝炎、白血病、结节病、梅毒、单核细胞增多症。

颈部淋巴结活检：组织细胞增加，皮质周围坏死，没有粒细胞。

病理学诊断：菊池病(Kikuchi disease)(见图61-1)。

通过本病例需要掌握的急诊医学要点：

Kikuchi病的特点是一种自限性疾病，主要临床表现为颈部淋巴结肿大(100%)伴发热(35%)。主要发生在女性，但也见于男性。20%~32%的患者会有白细胞减少。诊断主要依靠淋巴结和骨髓活检。没有特殊治疗，如症状持续不改善，可考虑激素或免疫球蛋白治疗。

儿科疾病篇（*Pediatric Emergencies*）

病例六十二：良性急性儿童型肌炎（Benign acute childhood myositis，BACM）

病例 1 简介：患儿，男，5 岁，因发热伴流涕，咽痛 3 天，双侧小腿痛 1 天就诊，无任何其他不适。

体格检查：
双侧小腿腓肠肌压痛。

实验室检查：
B 型流感病毒阳性。肌酸激酶（creatine kinase，CK）1315 U/L（22.355 μkat/L），肌红蛋白（myoglobin，MG）515 μg/L（29.4 nmol/L），电解质和肾功能都正常。

病例 2 简介：患儿，女，6 岁，因发烧伴流涕、咽痛 4 天，双侧小腿痛 1 天就诊，无任何其他不适。

体格检查：
双侧小腿腓肠肌压痛。

实验室检查：
A 型流感病毒阳性。CK 5126 U/L（87.14 μkat/L），MG 571 μg/L（32.6 nmol/L），电解质和肾功能都正常。

这两个病例的急诊诊断：
良性急性儿童型肌炎（Benign acute childhood myositis，BACM）

这两个病例的处理：
积极补液，休息。

病程进展或随诊：
两位患者第 2 天症状均有明显改善，第 3 天恢复正常。

通过本病例需要掌握的急诊医学要点：
1. 良性急性儿童型肌炎通常发生在学龄儿童，在病毒感染症状 24～48 小时后出现。

2. 主要症状为由小腿痛造成的行走困难。

3. 实验室检查的特征为心肌酶谱增高，尿肌红蛋白阴性，肾功能正常。

4. BACM 症状通常是自限性的，多在 24 小时内缓解。肌酶谱通常在 3 周内恢复正常。

5. 要与肌溶解综合征（尿肌红蛋白阳性，肾功能异常）鉴别。

中毒性疾病篇 (*Toxicology Emergencies*)

病例六十三：阿片成瘾及马里兰州医疗信息交换系统 (Opiate addition and Chesapeake Regional Information System for Our Patients)

下面跟大家分享一个可能只有在美国才能见到的病例。

病例简介：患者，男，27 岁，第一次因腹痛到急诊科就诊，疼痛指数为 10。患者自诉他因 Crohn's 病在 2006 年做过部分小肠和结肠切除手术并形成切口疝，分别在马里兰医学院和其他几个医院先后做过 7 次切口裂开修补手术，最后一次是在 1 周之前。对氨基水杨酸和非激素类抗炎药过敏。

体格检查：

生命体征平稳，腹部见一还未拆线但愈合良好的新鲜手术伤口。

实验室及辅助检查：

WBC $13 \times 10^3/\mu L (13 \times 10^9/L)$，其他实验室检查均正常。腹部增强 CT 报告除疝修补网片外无急性变化（如图 63 – 1）。

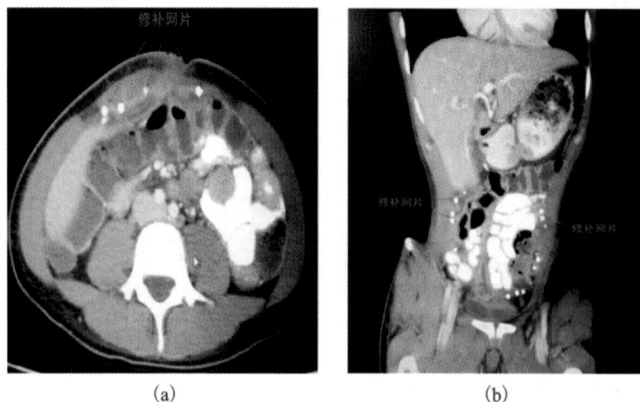

图 63 – 1　患者腹部 CT

由于此患者疑点太多(在多个医院多次就诊,对所有的非阿片类止痛药过敏,多次行手术切口裂开修补术),作者搜寻了马里兰州切萨皮克患者区域信息系统(Chesapeake Regional Information System for Our Patients,CRISP),结果发现这名患者是一位典型的到各个医院寻求阿片的阿片成瘾患者(Hospital Shopper for opiates)。并且有几次修补手术都是患者自己故意将手术刀口剥开,以达到获得阿片的目的。

本病例的急诊诊断:

阿片依赖(Opiate dependence)

本病例的处理:

患者在被告知得不到任何阿片止痛药后,自动离开医院。

通过本病例需要掌握的急诊医学要点:

1.阿片成瘾。美国人口占全世界的4.6%,但每年阿片止痛药的消耗占全世界的80%。2010年9月的报告显示全美有2180万12岁以上的人在1个月内用过阿片类药物,其中1460万用过大麻,240万用过可待因。患者对对氨基水杨酸和非激素类消炎药过敏是一个很好的警示(red flags)。

2.CRISP系统是马里兰州2014年刚刚运行使用的全州范围内医疗信息联网体系,目前已有50%以上的医院(包括Johns Hopkins和University of Maryland Medical Center)、康复中心、养老院和临床检验机构加入。通过这一系统,随时可以查到在这些机构就诊过的患者的全部实验室检查结果、放射报告、会诊记录、急诊和病房病例。CRISP是一个独立的非盈利项目,它使马里兰州内的医生和患者都能够受益于广泛共享的卫生信息技术。实施这一项目的目的是要在几年内将所有的医疗机构和全部私人医生加入此体系以实现资源共享。患者如不想让他的信息通过CRISP共享,可填一个表格。但有病情需要时,医生有权查找相关资料。

如想了解更多的有关CRISP的信息,欢迎交流或到WWW. crisphealth. org查询。

中毒性疾病篇

病例六十四：海蜇蜇伤的现场处理（Jellyfish sting）

病例简介：患者，男，8 岁，家住北京，于 2013 年 8 月 2 日在南戴河天马浴场游玩时，被海蜇蜇伤引起急性肺水肿，因医治无效身亡。

每年 7 月至 9 月均有相当数量的海蜇蜇伤病例发生，如秦皇岛海滨近几年被海蜇蜇伤的患者多达 3400 人。2013 年，山东青岛每天都有 10～30 例被海蜇蜇伤的患者。

认识一下海蜇（见图 64－1）吧：

海蜇的棒状和丝状触须（tentacles）上有密集刺丝囊（nematocysts）。每一个刺丝囊由含毒素的球囊和弯曲并顶端尖细的刺（stinger）组成。一旦被叮咬，含有丰富四氨络物、5－羟色胺的毒素便由刺丝囊的球囊通过小管进入皮肤。

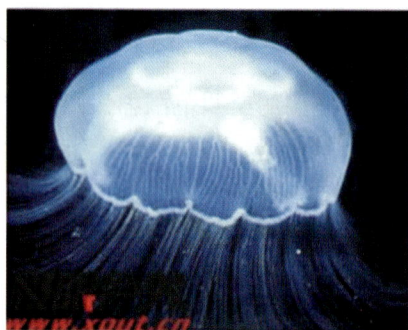

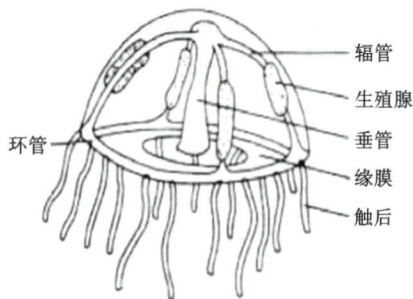

图 64－1　海蜇

症状：

小孩和老人的临床表现会相对严重，严重程度还与海蜇的种类和接触时间有关。

局部症状：灼痛、皮肤有接触海蜇触须的痕迹（呈红色、褐色或紫色）、剧痒、麻木、放射到肢体或躯干的搏动性疼痛。

全身性症状：恶心、呕吐、头痛、肌肉痉挛、无力、头晕、发烧、关节痛。

晚期症状：神志不清、呼吸困难、心律不齐、心脏骤停。

局部处理：

现场处理非常重要，及时有效的现场处理可明显减少毒素的吸收，减轻全身反应。经及时有效的现场处理后，海蜇蜇伤的死亡率一般来说并不高。

要采取的措施：

1. 除掉海蜇触须：立即用醋或海水冲洗，用剃须刀或信用卡类物品将触须刮掉。

2. 抑制毒素释放：应先用醋或海水浸泡 15～30 分钟（可以抑制已激活的海蜇刺丝囊释放毒素）。

3. 抑制海蜇刺丝囊的激活：涂剃须膏或苏打膏（防止未激活的刺丝囊释放毒素）。

4. 除掉海蜇刺丝囊：15～30 分钟后用剃须刀或信用卡类物品刮一次。

5. 减轻疼痛和刺激：在完成上诉步骤后，可用热水（40～45℃）浸泡 20 分钟。

须特别提醒注意的是：

1. 不要热敷、冷敷或按摩止痛，在除掉海蜇的触须和刺丝囊前，这些处理均可刺激毒素释放。

2. 不要用淡水冲洗，因为淡水可使刺丝囊水肿并激活，加速毒素释放。

3. 不要用碱性物冲洗，因其可加速埋在皮肤里的刺丝囊释放毒素。

4. 不要用尿！已有科学实验证实，尿和淡水一样会增加毒素释放。尿的 pH 和低盐成分都会使海蜇的刺丝囊加快释放毒素的速度。

全身治疗：

按过敏（使用激素和抗组胺药）及过敏性休克（首选肾上腺素）处理。如出现心脏骤停，要立即进行心肺复苏/高级心脏急救术。

病例六十五：严重酒精中毒的合并症(Complications due to alcohol intoxication)

病例简介： 患者，男，51岁，有高血压、高脂血症、冠心病和胰腺炎病史。连续4天狂饮肯塔基波旁威士忌，每天5瓶(750 mL 1瓶)，且没有进任何主食。因头痛、恶心和呕吐就诊。

体格检查：

生命体征平稳，但烦躁，坐立不安，双臂微颤。

实验室及辅助检查：

测血中酒精含量：255 mg/dL(55.34mmol/L)，其他生化检查结果见图65－1。

	07/10/13 18:00	07/10/13 20:25
Sodium	114 L*	
Potassium	3.1 L	
Chloride	77 L*	
Carbon Dioxide	21 L	
Anion Gap	16 H	
BUN	12	
Creatinine	0.9	
GFR Calculation	> 60	
Glucose	135 H	
Lactic Acid		
Calcium	8.0 L	
Ionized Calcium		
Phosphorus		
Magnesium		0.5 L
Total Bilirubin	1.8 H	
AST	191 H	
ALT	69 H	
Alkaline Phosphatase	45	
Creatine Kinase		3675 H
CK-MB (CK-2)		18.1 H
Troponin I		< 0.04

图65－1　患者血生化检验结果

心电图显示心率93次/min，除QTc 539msec外无明显异常。

脑CT显示无出血。

本病例的急诊诊断：

1. 酒精中毒伴轻度酒精性酸中毒(Alcohol intoxication with mild acidosis)
2. 低钠血症(Hyponatremia)

3. 低镁血症（Hypomagnesemia）

4. 低钾血症（Hypokalemia）

5. 横纹肌溶解症（Rhabdomyolysis）

6. 酒精性肝炎（Alcohol hepatitis）

7. QT 间期延长（QT prolongation）

本病例的处理：

1. 静脉快速滴注 0.9% 氯化钠注射液，使用镇静药。

2. 纠正低钠：因摄入减少（低蛋白和大量水摄入），丢失增加（呕吐）所致。快速静脉滴注 0.9% 氯化钠注射液（每升 0.9% 氯化钠注射液会使钠增加 1 mEq）。

3. 纠正低镁：静脉滴注 4 g 镁。

4. 纠正低钾：静脉滴注钾 20 mEq，同时口服 40 mEq。

5. 横纹肌溶解症：静脉滴注 2 L 0.9% 氯化钠注射液扩容。

6. 酒精性肝炎：观察。

7. QT 间期延长：由低镁和低钾引起。心电监护，补钾和镁。

病程进展或随诊：

住院 5 天后电解质恢复正常出院。患者 4 个月后因快速心房颤动再次住院（心电图见图 65-2），当时血清酒精浓度为 342 mg/L（74.21 mmol/L）。

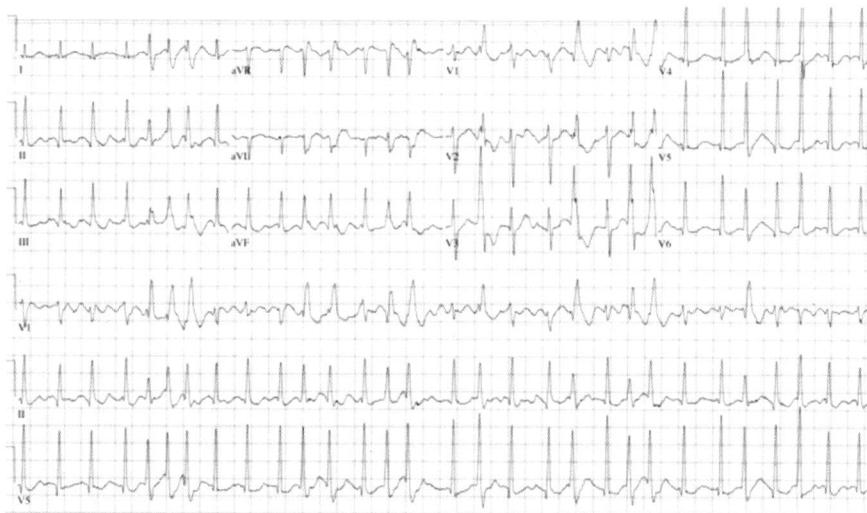

图 65-2　患者出院 4 个月后发生心房颤动时心电图

通过本病例需要掌握的急诊医学要点：

1. 酒精中毒可以造成严重的电解质紊乱。

2. 低钠治疗新指南

2014 年 2 月欧洲内分泌和危重病学会公布了低钠血症治疗的新指南。

（1）低钠分类：轻度：130 ~ 135 mmol/L；中度：125 ~ 129 mmol/L；重度：<125 mmol/L。

（2）治疗：

1）重度且有症状：首选静脉滴注高渗氯化钠注射液，目标是使血钠在 24 小时内升高 6 mmol/L（不超过 12 mmol/L），然后每 24 小时恢复 8 mmol/L 直到患者的血钠达到 130 mmol/L。

2）纠正引起低钠的原因，但不要为诊断抗利尿激素分泌失调综合征（syndrome of inapropriate antidiuretic hormone，SIADH）而检查垂体后叶素。

3）伴中重度低钠的 SIADH 的首选治疗方法为限水，如效果不理想可每天使用尿素 0.25 g/kg ~ 0.50 g/kg 体重或小剂量髓袢利尿药，以及口服氯化钠。

4）如患者血容量低，静脉滴注每小时每千克体重 0.5 ~ 1.0 mL 0.9% 氯化钠注射液或平衡晶体液。

5）不建议用锂、地美环素或抗利尿激素受体拮抗药。

参考文献

[1] Eur J Endocrinol. 2014，170：G1 – G47.

病例六十六：静脉吸毒者的"棉花热"（'Cotton fever' in a patient with IV drug abuse）

病例简介：患者，女，19岁，有静脉使用海洛因史。此次在注射海洛因后，用棉团将残留的液体吸干、挤出后，又注入左肘静脉。注入后，患者立刻出现全身疼痛、恶心、呕吐、头痛、寒颤。

体格检查：

T 99.5°F（37.5℃），BP 140/90 mmHg，RR 26次/min，P 150次/min，血氧饱和度97%（室内氧）。神志清楚，全身颤抖，左肘静脉无出血，无压痛，无红肿，末梢动脉脉搏正常，神经系统无异常。

实验室检查：

生化检查结果都正常（包括乳酸）。血常规见图66-1（第2天白细胞升高到 44.27×10^9/L）。

	07/06/13 12:30	07/07/13 05:12
WBC	4.62	44.27 H*
RBC	4.38	3.85 L
Hgb	12.4	10.7 L
Hct	37.6	32.5 L
MCV	85.8	84.4
MCH	28.3	27.8
MCHC	33.0	32.9
RDW	14.0	14.4
Plt Count	258	260
Neut %	67.8	88.4 H
Lymph %	30.5	5.9 L
Mono %	1.1 L	5.6
Eos %	0.4	0.0
Baso %	0.2	0.1
Seg Neuts % (Manual)		74.0
Band Neutrophils %		18.0 H
Lymphocytes %		5.0 L
Monocytes %		3.0 L
Platelet Estimate		Normal
Anisocytosis		Slt
Microcytosis		Slt

图66-1　患者血常规检验数据

本病例的急诊诊断：

棉花热（Cotton fever）

本病例的处理：

静脉输液，血培养，对症治疗，经验抗生素万古霉素（Vancomycin）和哌拉西林-三唑巴坦（Piperacillin-tazobactam）治疗，收入病房观察。

病程进展或随诊：

患者3小时后体温升到103.2°F（39.6℃），6小时后恢复正常（见图66-2）。

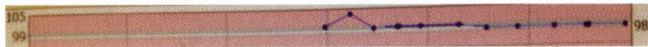

图66-2　患者体温检测数据

两天后病情平稳，血培养阴性，停止抗生素治疗后出院。

通过本病例需要掌握的急诊医学要点：

"棉花热"通常是一种发生在静脉注射吸毒者注射用棉花滤过的药物后的良

性(自限性)综合征。它被认为是由于对棉花中的致热物质高度敏感所致,也可能是由于通常在棉花植物中繁殖的团肠杆菌(enterobacter agglomerans)内毒素反应所致。临床表现为发热、寒颤、头痛、肌痛、腹痛。血培养通常是阴性的,治疗主要是支持疗法。到目前为止只有 1 例棉花热的患者出现了团肠杆菌血症。

妇产科疾病篇 *(Gynecology/Obstetrics Emergencies)*

病例六十七：异位双胎妊娠（Heterotopic pregnancy）

病例简介：患者，女，29 岁，自然怀孕 9 周，2013 年 6 月 3 日因下腹痛就诊，无阴道出血、呕心或呕吐。

体格检查：

生命体征平稳，无呼吸困难，腹软，下腹有压痛，无肌紧张或反跳痛。

实验室和辅助检查：

阴道盆腔超声发现除宫内妊娠 10 周胎儿外，同时发现右侧附件存在妊娠囊和盆腔出血。超声影像见图 67 - 1。

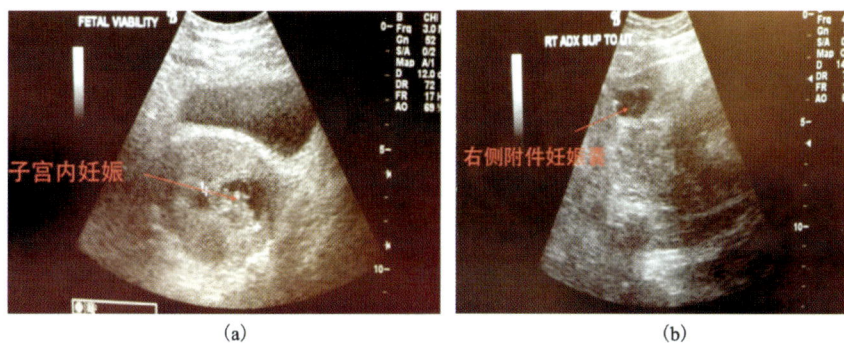

(a)　　　　　　　　　　　　　　　　(b)

图 67 - 1　患者盆腔超声影像

本病例的急诊诊断：

1. 异位双胎妊娠（宫内和右侧附件，Heterotopic pregnancy-intrauterine and right adnexa）

2. 异位妊娠破裂（Ruptured ectopic pregnancy）

本病例的处理：

患者被迅速送到手术室行右侧卵巢切除术。

病程进展或随诊：

6月8日患者因腹痛加重来急诊，复查超声检查发现宫内胎儿正常，两侧附件无异常，腹腔内少量游离液。

通过本病例需要掌握的急诊医学要点：

1. 任何生育期或早期妊娠女性的急性腹痛，都要怀疑宫外孕，需紧急行超声检查。

2. 随着辅助生殖技术（assisted reproduction technology，ART）的产生和越来越广泛的应用，异位双胎妊娠发生率已由1/30000上升到1/3900。一项调查结果显示，从1999年到2002年，美国所有接受ART怀孕妇女的异位双胎妊娠发生率为1.5‰。因此ART病史非常重要。

3. 有宫内孕不能排除同时存在宫外孕的可能性。

病例六十八：左输卵管妊娠破裂（Ruptured fallopian pregnancy）

病例简介： 患者，女，23 岁，G0P0A0，曾服用过避孕药，1 周前有月经，但量比较少。凌晨 4 点突然被下腹痛疼醒，伴恶心呕吐。自诉两侧肩膀酸痛，没有阴道出血和血尿。

体格检查：

BP 113/78 mmHg，P 112 次/min，RR 14 次/min，血氧饱和度 97%（室内氧）。全腹压痛伴肌紧张，耻骨上明显。

实验室及辅助检查：

Hb 11.3 g/dL（113 g/L），Hct 34%（0.34 L/L），HCG 6638 IU/L。

急诊床旁 B 型超声检查如图 68-1 所示。

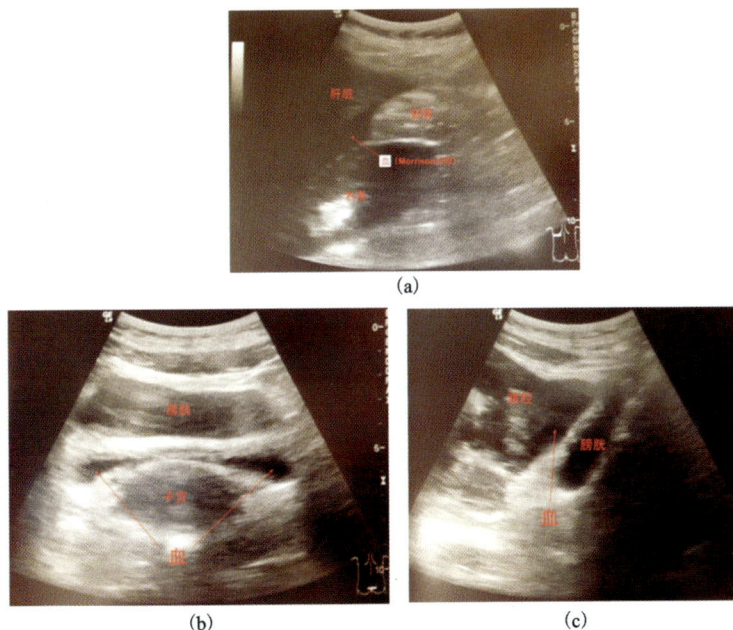

图 68-1 患者盆腔 B 超检查影像

本病例的急诊诊断：

高度怀疑宫外孕破裂（Suspected ruptured ectopic pregnancy）

本病例的处理：

立即开通 2 个大静脉通道快速输液，交叉配血，并邀请妇产科医生会诊。

病程进展或随诊：

腹腔镜手术结果：腹腔内中量血和血块，左输卵管妊娠伴破裂。行左输卵管切除术。

通过本病例需要掌握的急诊医学要点：

1. 采用避孕药避孕并不是 100% 安全。

2. 生育期女性急腹症一定要考虑宫外孕或卵巢扭转。

3. 急诊超声是诊断宫外孕和卵巢扭转的重要手段。如人绒毛膜促性腺激素（HCG）高于 2000 IU/L，没有发现宫内孕的征象，要怀疑宫外孕；如有腹腔游离液体（血），可确诊宫外孕。

外科与外伤篇 (*Surgery/Trauma Emergencies*)

病例六十九：食管旁疝伴胃扭转和胃梗阻 (Gastric volvulus and obstruction due to hiatal hernia)

病例简介：患者，男，79 岁，因突发胃区及右上腹痛伴恶心呕吐 4 小时就诊。既往无腹部手术史。

体格检查：

痛苦状，T 36.6℃，P 80 次/min，RR 20 次/min，BP 134/79 mmHg，血氧饱和度 97%（室内氧），腹软，胃区压痛，无肌紧张和反跳痛，肠鸣音亢进。

实验室和辅助检查：

WBC $10.66 \times 10^3/\mu L$（$10.66 \times 10^9/L$），BCr 1.5 mg/dL（132.6 μmol/L），肝功能各指标和脂肪酶均在正常范围。

胸片及腹部 CT 见图 69 – 1 ~ 2：

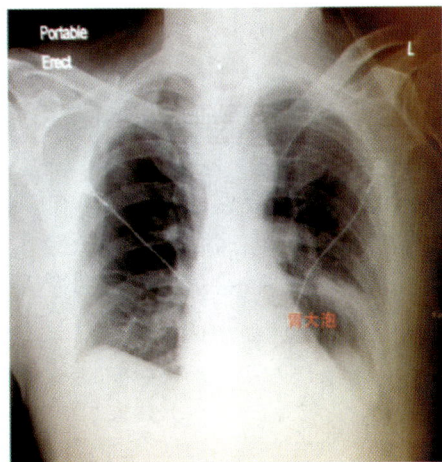

图 69 – 1　患者胸片

CT 影像显示胃疝入食管裂孔，胃扭转。腹腔内的胃底和胸腔内的胃体扩张。幽门狭窄，提示胃梗阻。

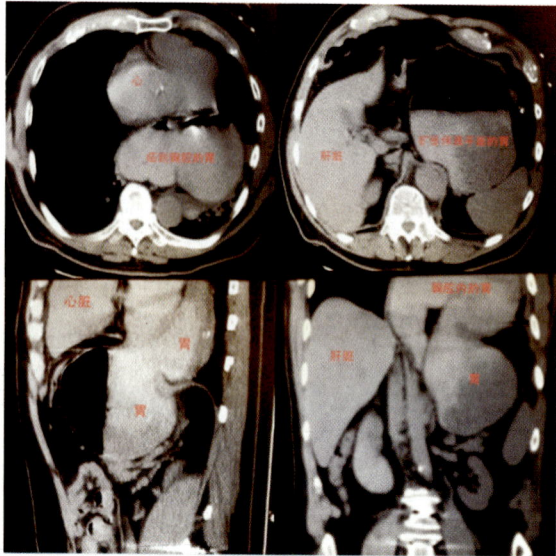

图 69 - 2　患者腹部 CT

本病例的急诊诊断：

食管旁疝伴胃扭转和胃梗阻（Gastric volvulus and obstruction due to paraesophageal hernia）

本病例的处理：

输液，对症治疗，紧急邀请外科医生会诊。

病程进展或随诊：

急诊剖腹探查证实了以上诊断，行食管旁疝复位和修补术，以及360度尼森胃底折叠术（Nissen fundoplication）。

通过本病例需要掌握的急诊医学要点：

1. 紧急食管旁疝手术指征：胃扭转、出血、梗阻、穿孔、呼吸困难。

2. 尼森胃底折叠术（如图69 - 3所示）可恢复胃食管括约肌的功能，能减少术后返流和降低疝复发率。

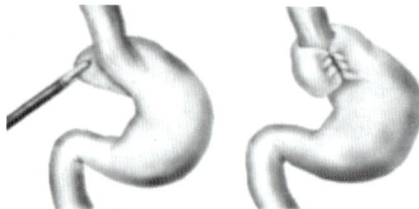

图 69 - 3　尼森胃底折叠术术式模型

病例七十：胃梗阻（Gastric outlet obstruction）

病例简介：患者，男，68岁，有心力衰竭和冠心病病史、腹疝手术史。因腹痛、伴恶心呕吐2天就诊。3天前最后一次大便，无排气。

体格检查：

生命体征平稳，腹部轻度膨胀，上腹压痛，无反跳痛，肠鸣音下降。

实验室和辅助检查：

WBC正常，肝肾功能和胰蛋白酶均正常。

腹部增强CT（口服和静脉增强造影剂）见图70-1。

本病例的急诊诊断：

胃梗阻（Gastric outlet obstruction）

本病例的处理：

1. 胃管行胃肠减压；

2. 静脉输液和静脉滴注质子泵抑制药；

3. 外科会诊（建议保守治疗）。

病程进展或随诊：

1. 住院第4天胃十二指肠镜检查示：无梗阻性病变。

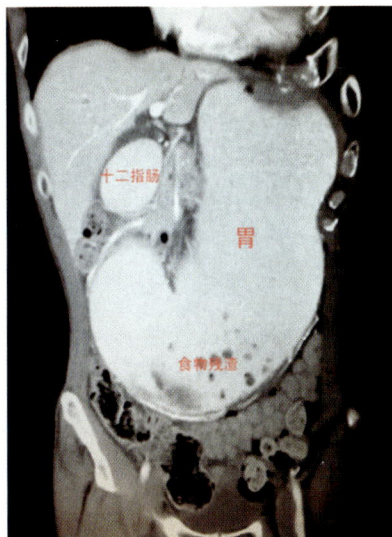

图70-1 患者腹部CT影像

2. 第6天出院前行上消化道及小肠钡餐透视（Upper GI series and small bowel follow-through）显示无梗阻，无任何其他异常（图70-2）。

通过本病例需要掌握的急诊医学要点：

胃梗阻

1. 发生率：由于溃疡性疾病发病率的降低，胃梗阻的发生率也有所下降。

2. 病因：已由过去的消化性溃疡转到恶性肿瘤（50%~80%），主要为胰腺腺癌和远端胃癌。

3. 临床表现：恶心、呕吐、胃区痛、腹胀、体重下降。

4. 治疗：禁食，输液，胃肠减压，静脉给予质子泵抑制药。对保守方法效果不明显者，可考虑放置支架，进行胃扩张或手术。

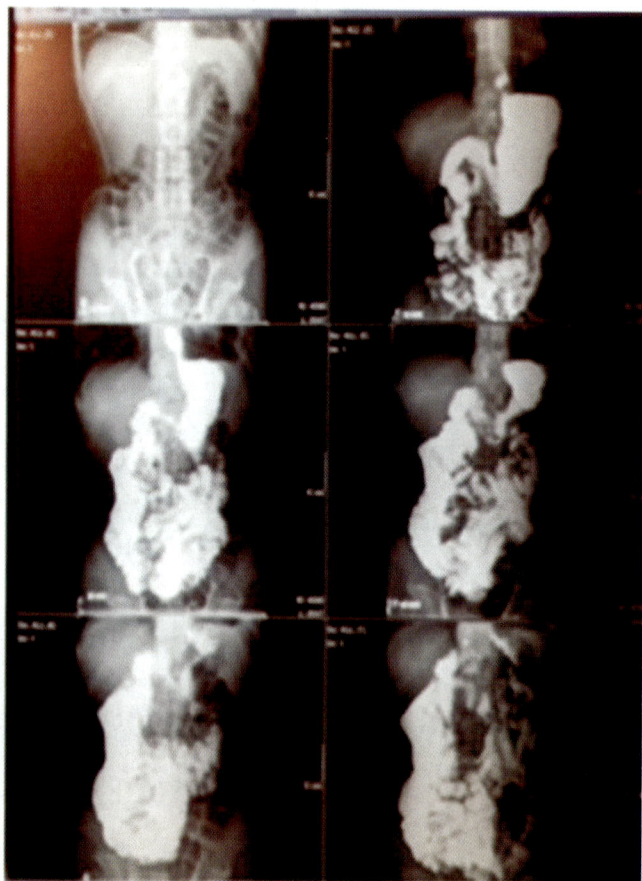

图 70 - 2　患者出院前腹部 CT 影像

病例七十一：十二指肠穿孔（Duodenal perforation）

病例简介：患者，男，68岁，有COPD病史，因突发胃区疼痛3小时就诊，没有发烧、恶心、呕吐和尿路症状。

体格检查：

T 37.2℃，BP 162/79 mmHg，胃区及右腹压痛，无肌紧张，肠鸣音减低。

实验室及辅助检查：

WBC $15.3 \times 10^3/\mu L$（$15.3 \times 10^9/L$），Cr 1.4 mg/dL（123.78 μmol/L），乳酸 2.0 mmol/L。

腹部CT（口服增强造影剂）影像如图71-1。

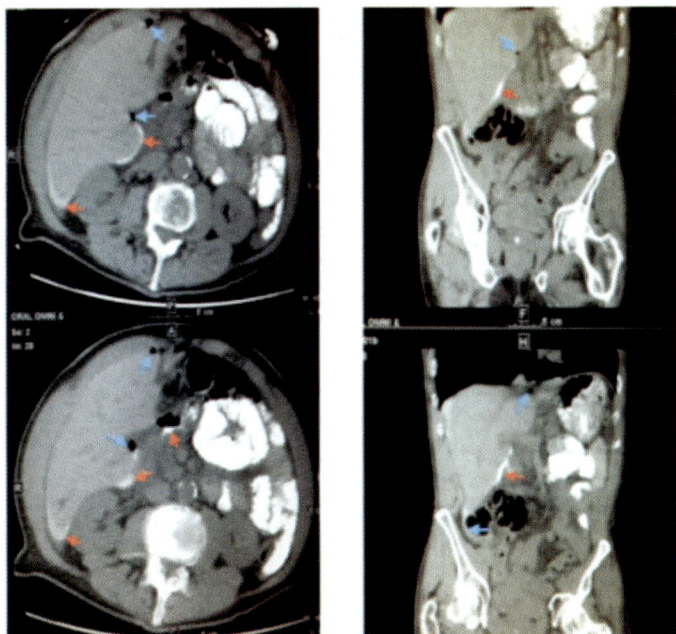

图71-1　患者腹部增强CT

CT阳性发现：口服造影剂外漏（红箭头），腹腔内游离气体（蓝箭头）

本病例的急诊诊断：

1. 急腹症（Acute abdomen）

2. 十二指肠穿孔（Duodenal perforation）

本病例的处理：

1. 静脉滴注液体

2. 抗生素（哌拉西林－三唑巴坦 piperacillin－tazobactam）

3. 邀请外科会诊

病程进展或随诊：

急诊手术：腹腔镜探查，转成剖腹探查后行十二指肠穿孔缝合伴 Graham 肠系膜修补术。

通过本病例需要掌握的急诊医学要点：

1. 十二指肠穿孔在消化性溃疡穿孔中最常见，占 60%。

2. 临床表现：

早期（2 小时内）：突发的胃区疼痛，伴有心动过速、脉弱、肢体发凉、体温低。

中期（2~12 小时）：胃区疼痛可能减轻，但转成全腹疼痛，出现肌紧张。

晚期（超过 12 小时）：腹部膨隆明显，体温升高，血压下降（腹膜炎）。

病例七十二：空肠肠套叠(Jejunal intussusception)

病例简介：患者，女，43 岁，嗜酒史，因胃区和左上腹疼痛 1 天就诊。1 周前曾出现腹泻，但没有恶心和呕吐。就诊时已 1 天无便无排气。

体格检查：

生命体征正常，腹部胃区和左上压痛，无肌紧张和反跳痛，肠鸣音正常。

实验室及辅助检查：

血尿常规、肝肾功能、胰淀粉酶均正常。

腹部增强 CT 见图 72 - 1。

CT 显示左上腹 7 cm 空肠肠套叠，没有梗阻(如图 72 - 1 箭头所示)。

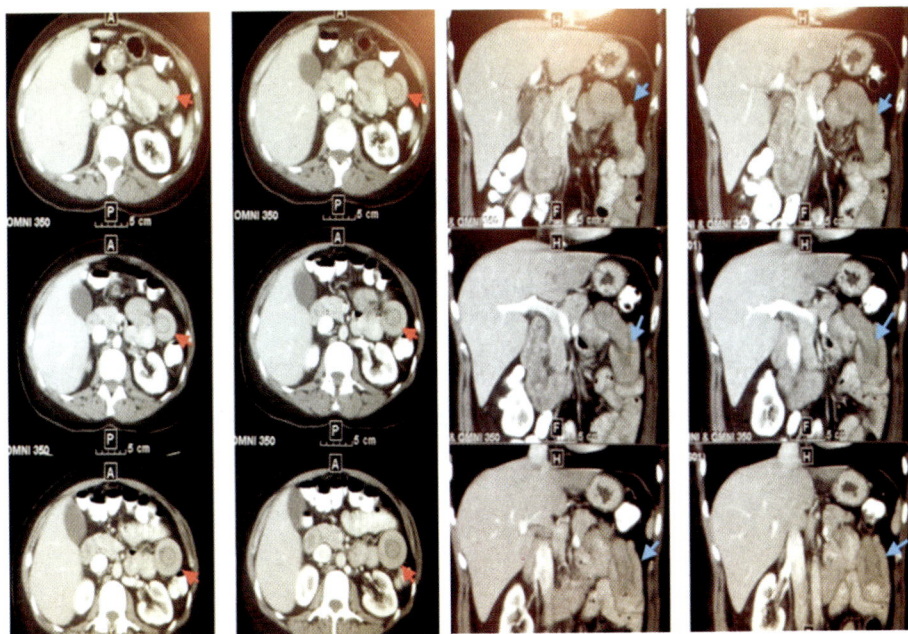

图 72 - 1 腹部增强 CT

本病例的急诊诊断：

空肠肠套叠(Jejunal intussusception)

本病例的处理：

静脉输液，胃肠减压，邀请外科医生会诊。

病程进展或随诊：

经胃肠减压及保守治疗和观察，患者症状逐渐缓解。3 天后复查腹部 CT，显示肠套叠消失。

通过本病例需要掌握的急诊医学要点：

1. 肠套叠的典型 CT 表现为"靶标征"（target sign，见图 72 – 2 中的红箭头），其形成原理见图 72 – 2。

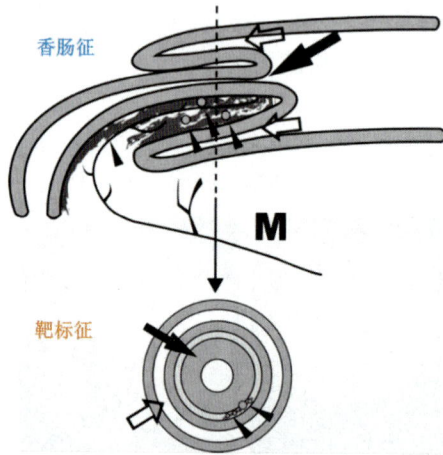

图 72 – 2　"靶标征"及"香肠征"示意图

2. 肠套叠的 CT 表现还可有"香肠征"（sausage sign，见图 72 – 2 中的蓝箭头）

3. 此病例没有先做充气灌肠治疗，主要是因为它的位置在空肠。该病例没有立即手术，是因为患者没有梗阻和肠道缺血、坏死或穿孔的临床表现。

病例七十三：小肠肠系膜扭转（Midgut volvulus）

病例简介： 患者，女，36 岁，2006 年做了胃旁路手术。几小时前突然出现胃上区疼痛，伴恶心，没有呕吐。就诊前有少量大便，无血。

体格检查：

生命体征平稳，胃区有压痛和轻微肌紧张，无反跳痛，肠鸣音亢进。

实验室及辅助检查：

血常规、血生化（电解质，肝功能，胰脂肪酶，乳酸）、尿常规均正常。

腹部增强 CT 显示中腹部见两个涡流征（如图 73 − 1 箭头所示），是小肠肠系膜扭转的典型影像特点。

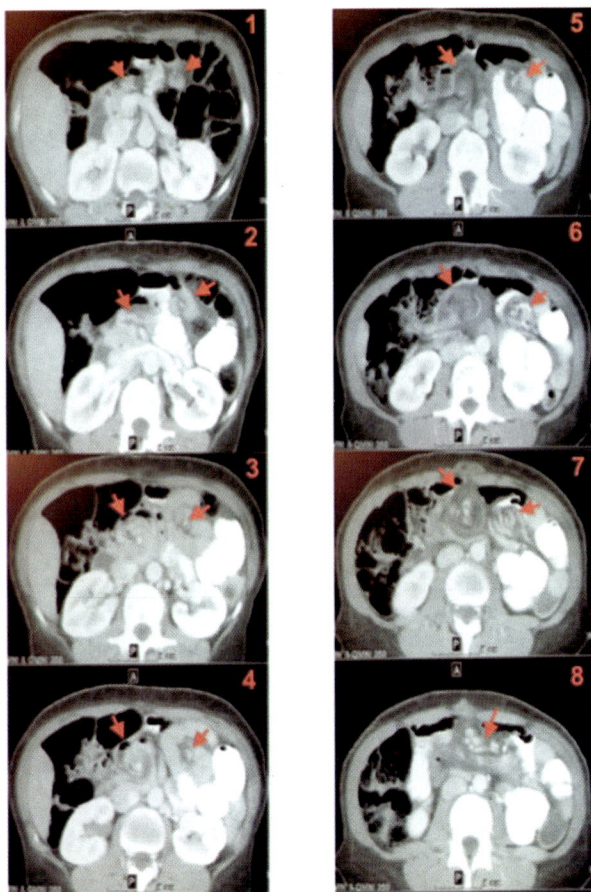

图 73 − 1　患者腹部 CT

本病例的急诊诊断：

小肠肠系膜扭转（Midgut volvulus）

本病例的处理：

输液，外科会诊。

病程进展或随诊：

术后诊断：小肠肠系膜扭转伴内疝，继发小肠缺血。

术式：腹腔镜下发现肠系膜嵌入内疝，同时整个小肠缺血。由于内疝太紧，只好转成剖腹探查，顺利完成小肠肠系膜去扭转及内疝修补。去扭转后小肠血液循环及蠕动恢复。

通过本病例需要掌握的急诊医学要点：

1. CT 诊断特征：whirlpool 征（涡流征，靶型征）

涡流征是由于小肠及其肠系膜以肠系膜上动脉为轴顺时针旋转的结果，形态上类似于卫星直视下的海洋中的涡流现象（见图 73－2）。

2. 小肠肠系膜扭转的唯一治疗方法是手术，一定要争取在不可逆的合并症出现前进行手术。

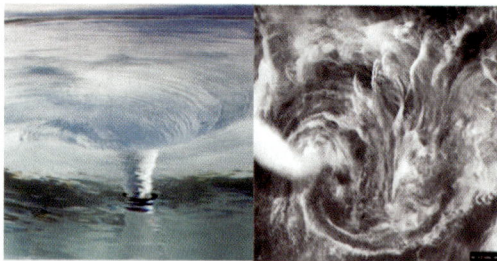

图 73－2　卫星直视下的海洋涡流现象

病例七十四：结肠镜导致的盲肠穿孔（Ilium perforation following colonoscopy）

病例简介：患者，女，56岁，因大便习惯改变和便血而行常规门诊结肠镜检查。但在结肠镜进入20 cm时，患者突然出现腹痛，从而转至急诊手术。

09:42，患者被送到急诊科。

体格检查：

焦虑，痛苦状，生命体征平稳，腹部膨隆，弥漫性压痛，肌紧张，无肠鸣音。

实验室及辅助检查：

09:50，完成腹部CT检查（见图74-1）。

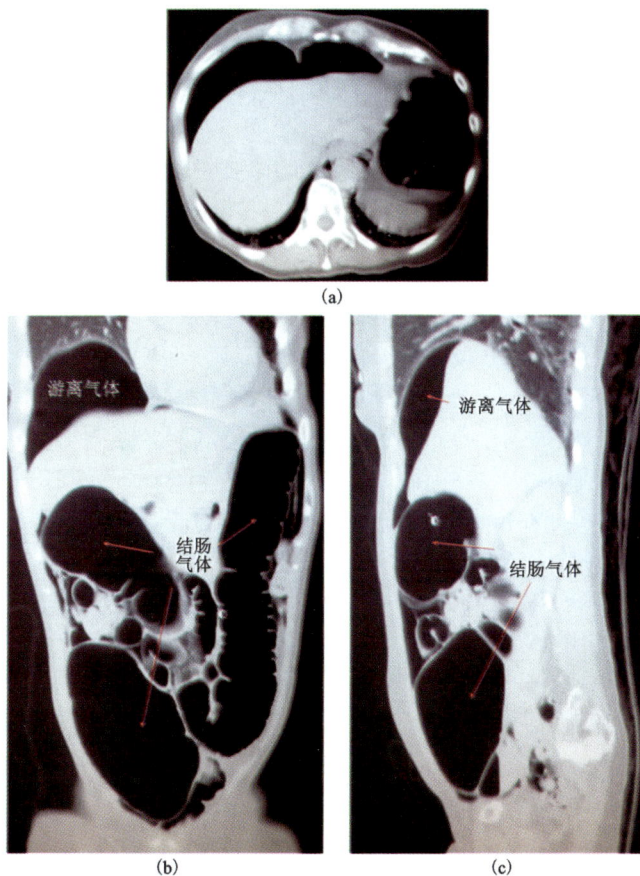

(a)

(b)   (c)

图74-1　患者入急诊后腹部CT影像

本病例的急诊诊断：

肠穿孔（Bowel perforation）

本病例的处理：

止痛，静脉输液，头孢替坦（Cefotetan）和甲硝唑（Metronidazole）抗感染治疗。

10：14，外科医生到急诊室会诊。

10：50，送入手术室。

病程进展或随诊：

术后诊断：盲肠穿孔，在腹腔镜下行盲肠修补术。

患者于第 3 天出院。

通过本病例需要掌握的急诊医学要点：

结肠镜合并症

1. 结肠镜的严重合并症的发生率大概为每 1000 个行结肠镜检查的病例中有 1.98 ~ 2.8 人次。其中 85% 的合并症与息肉切除有关。

2. 结肠镜导致肠穿孔的原因有：结肠镜本身造成的机械损伤、操作过程中的压力伤和切除息肉时的电灼伤。

3. 在美国，如果筛查结肠镜穿孔率超过 1‰ 或总穿孔率超过 1/500，你或你所在医院的结肠镜质量将受到重新审核。

病例七十五：右侧外伤性张力性血胸（Traumatic hemothorax）

病例简介： 患者，女，48 岁，因晨起后头晕呼叫 911。患者于前一天在试穿圣诞节服装时，突然摔倒，右下胸撞到了梳妆台一角。当时未重视，也未行相关处理。次日在转运途中，收缩压降到 80 mmHg ~ 90 mmHg。

体格检查：

到达急诊科时，患者神志尚清楚但烦躁，主诉头晕、右胸痛伴轻度呼吸困难。BP 68/42 mmHg，血氧饱和度 90%（室内氧）。气管居中线，心音正常，右侧呼吸音减低，全腹轻压痛，无肌紧张，反跳痛和腹部膨隆。

实验室检查：

紧急双通道快速静脉输液，同时行紧急腹部增强 CT 扫描，见图 75 - 1。

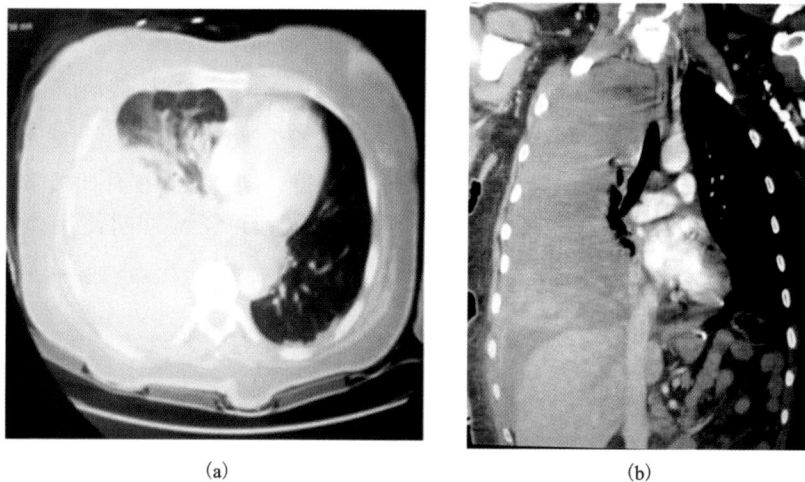

(a)　　　　　　　　　　　　　(b)

图 75 - 1　患者腹部 CT

CT 报告：右侧血胸伴纵隔移位，无明显肋骨骨折或大血管损伤。

在 CT 完成后，血常规报告：Hb 7.3 g/dL（73 g/L），Hct 21.4 %（0.21L/L）。

本病例的急诊诊断：

1. 右侧外伤性血胸（Right traumatic hemothorax）

2. 出血性休克（Hemorrhagic shock）

本病例的处理：

1. 紧急放置右侧胸导管，引流出 1500 mL 鲜红色血液。床旁胸片检查见图 75 - 2：右上可见胸导管，仍有血胸，但纵隔移位缓解。

2. 立即输液，输血，维持收缩压在100 mmHg。

3. 患者被用直升机转移到马里兰创伤医院（Shock Trauma）。

病程进展或随诊：

患者转送至马里兰创伤医院后，因怀疑有肋动脉破裂，放置了第二根胸腔引流管，患者于4天后病情稳定出院。

通过本病例需要掌握的急诊医学要点：

出血性休克的新概念：平衡复苏

美国外科学院（American College of Surgeons，ACS）2012年10月出版了第9版《高级创伤生命支持》（Advanced Trauma Life Support，ATLS）课程手册。

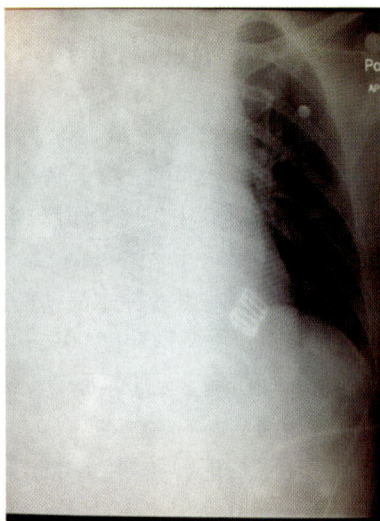

图75-2　患者放置胸导管后胸片

新版ATLS课程手册中废除了"积极复苏（aggressive resuscitation）"的概念，而提出了"平衡复苏（balanced resuscitation）"的新概念，即为平衡器官灌注和减少再出血的风险，在适当的时候可允许血压低于正常。注意，急诊医师在开始复苏时应用的2升晶体液的标准已经被修改为1升的晶体液，并强调早期使用血液和血制品。

病例七十六：醉酒后摔伤致脾破裂（Spleen rupture due to fall）

病例简介：患者，女，63 岁，有高血压和嗜酒史。因醉酒从阶梯上滚下来，头部撞到了墙。没有丧失神志。被 EMS 送来时，患者神志清晰，没有任何疼痛。

体格检查：

生命体征除血氧饱和度为 80% 外，其他均在正常范围内。

无颈部压痛，心肺无异常，腹部软，无压痛，无肌紧张和反跳痛，肠鸣音正常，神经系统无异常，皮肤关节无任何外伤表现。

因为患者醉酒，有可能掩饰脑和颈部外伤，紧急做了头部和颈部 CT，CT 报告都显示无异常。胸片结果也正常。

实验室及辅助检查：

Hb 14.7 g/dL（147 g/L），Hct 43.3%（0.433 L/L），血酒精浓度为 382 mg/dL（82.89 mmol/L）。

在到达急诊科 1 小时后，患者出现肉眼血尿，因此紧急行胸部和腹部 CT 增强扫描（见图 76 – 1）。

本病例的急诊诊断：

1. 闭合性腹外伤（Closed abdominal trauma）

2. Ⅲ级脾破裂（Ⅲ degree spleen rupture）

3. 第 12 胸椎及第腰椎压缩性骨折（Compression fractures of T_{12}/L_2）

4. 左耻骨骨折（Fractures of left pubic rami）

5. 肉眼血尿（Gross hematuria）

病程变化：

2 小时以后，BP 降到 70/40 mmHg，并出现腹痛、腹部压痛及腹部轻度膨胀。

本病例的处理：

1. 开放两个静脉通道，在用 0.9% 氯化钠注射液复苏的同时，紧急输血，维持 BP 在 100/50mmHg。

2. 由于患者有复合伤，将患者用直升机转到马里兰创伤医院（Shock Trauma）。

病程进展或随诊：

泌尿外科会诊：CT 膀胱造影没有发现异常，建议对血尿行保守治疗。

骨科会诊：使用胸腰骶矫形器，耐受性活动。

普通外科会诊：对脾破裂进行保守观察。

患者于 5 天后出院。

外
科
与
外
伤
篇

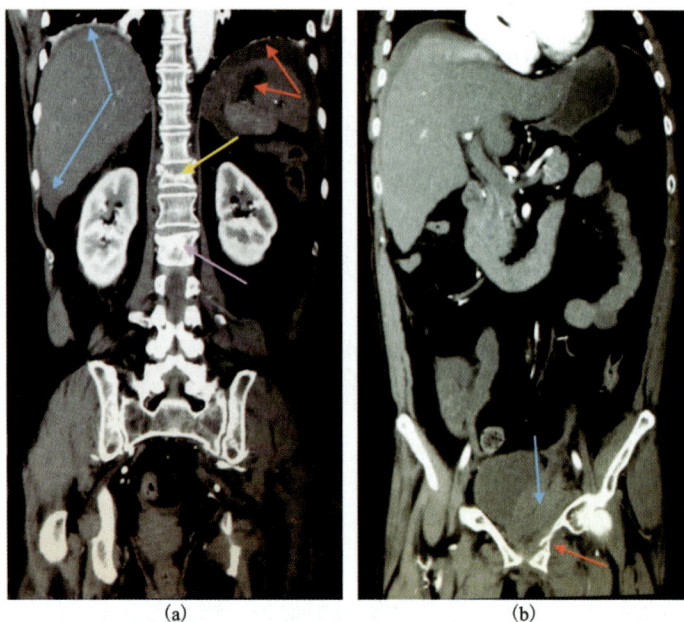

图 76－1　患者胸腹部 CT 影像

（a）①脾破裂伴周围血肿（红箭头）；②肝周围游离血（蓝箭头）；

③T$_{12}$ 粉碎性（burst）骨折（黄箭头）；④L$_2$ 压缩性骨折（粉箭头）。

（b）①左侧耻骨上下支骨折（红箭头）；②左侧盆腔血肿（蓝箭头）。

通过本病例需要掌握的急诊医学要点：

1. 脾破裂

（1）美国创伤外科学会关于脾损伤的 CT 分级标准与非手术方法治疗的成功率有关，但不能有效地预计是否需要手术。美国创伤外科学会脾损伤 CT 分级标准如下：

脾损伤 CT 分级标准

分级	血肿	破裂
Ⅰ 级	包膜下，血肿小于全脾表面积的 10%	包膜撕裂，深度 <1 cm
Ⅱ 级	包膜下，血肿相当于全脾表面积的 10% ~50%	包膜撕裂，深度 <1 ~3 cm
Ⅲ 级	包膜下，血肿大于全脾表面积的 50%，或增大，或脾实质血肿 >5 cm	深度 >3 cm 或累及脾窦血管
Ⅳ 级	—	>25% 脾撕裂，累及脾门血管
Ⅴ 级	—	脾碎裂，脾门血管损伤，全脾无血供

（2）处理：

a. 保守治疗：血液动力学稳定，CT分级为Ⅰ~Ⅲ级，没有明显的其他腹腔内外伤和活动性造影剂外渗。

b. 脾栓塞：符合上述条件，但CT有明显的造影剂渗出，或有脾实质假性动脉瘤形成，应在ICU严密监控观察，否则应行脾修补术或脾摘除术。

脾摘除术：血液动力学不稳定，Ⅳ和Ⅴ级脾损伤，年龄>55岁，保守治疗或脾栓塞失败。

2. 骨盆骨折：

骨盆骨折占骨骼系统外伤的3%，总死亡率为5%~16%，死亡原因多是由于其他外伤所致，只因骨盆骨折而死亡的病例占0.4%~0.8%。

骨盆骨折通常是由于高能量外伤所致，因此常会伴有其他部位的外伤：动静脉损伤出血、腹腔脏器损伤、膀胱和尿道损伤、周围神经损伤、胸主动脉破裂。

在抢救导致血流动力学不稳定的高能量骨盆骨折时，将床单缠绕盆腔可挽救生命。折叠床单的中心应是两侧的大转子，绕过前方，然后紧紧拉住（图76-2）。床单的末端要用止血钳或打结固定（NEJM，10/24/13，e22）。

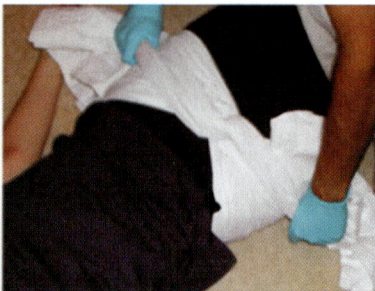

图76-2　骨盆骨折的床单固定法图示

病例七十七：肛周坏死性筋膜炎（Perirectal necrotizing fasciitis）

病例简介：患者，男，56 岁，有高血压和糖尿病病史（糖尿病予以饮食控制）。因持续性双侧臀部疼痛 1 周，加重 2 天就诊。因疼痛，患者 3 天没敢大便。无发热、无腹痛。无尿路系统症状，阴茎无疼痛和肿胀，无肛门出血。无用药和性传播疾病史。

体格检查：

T 36.7℃，P 149 次/min，RR 30 次/min，BP 110/73 mmHg，血氧饱和度 99%（室内氧）。双侧臀部内侧大面积明显红肿，压痛，没有捻发音。

实验室及辅助检查：

WBC $13.89 \times 10^3/\mu L$（$13.89 \times 10^9/L$），血糖 460 mg/dL（25.6 mmol/L），CO_2 23 mEq/L（23 mmol/L），乳酸 3.8 mmol/L。

盆腔增强 CT 见图 77 - 1：

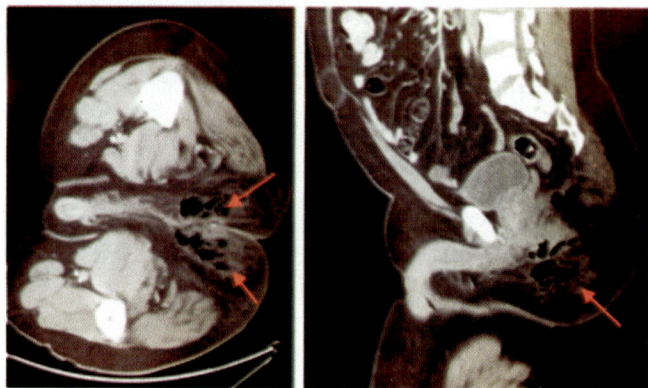

图 77 -1　患者盆腔 CT

影像诊断：直肠周围液气体形成伴周围软组织炎症反应。

本病例的急诊诊断：

肛周坏死性筋膜炎（Perirectal necrotizing fasciitis）

本病例的处理：

静脉输液，血培养，万古霉素（Vancomycin）和哌拉西林 - 三唑巴坦（Piperacillin-tazobactam）抗感染治疗后转到马里兰大学软组织感染科（进行清创和高压氧治疗）。

病程进展或随诊：

转院后第 2 天进行清创引流，5 天后出院。15 天后复查 CT 提示只有轻度软组织改变。

通过本病例需要掌握的急诊医学要点：

坏死性筋膜炎

1. 坏死性筋膜炎（necrotizing fasciitis，NF）是一种快速进展的细菌性筋膜感染，随之而来的是继发性皮下组织坏死。在严重的情况下（即肌炎），下面的肌肉可能受到影响。

2. 危险因素：NF 的风险因素包括免疫抑制药的应用（例如器官移植患者）、艾滋病病毒感染、糖尿病等。

3. 分型：

（1）Ⅰ型（多属细菌感染）；

（2）Ⅱ型（A 组链球菌，有时也被称为"食肉菌）；

（3）Ⅲ型（梭菌性肌坏死，被称为气性坏疽）。

4. 诊断：在疾病的早期阶段，诊断可能是困难的；体检有时并不反映疾病的严重程度。实验室检查可能会不特异，但 CT 或 MRI 对诊断和判断需要进行外科清创的疾病范围是重要的。

5. 治疗：治疗要积极，一旦怀疑坏死性筋膜炎应开始如下处理：

（1）积极液体治疗和/或升压药治疗。

（2）应用对革兰阳性、革兰阴性菌和厌氧菌都敏感的广谱抗生素；同时要加用克林霉素，因为它可抑制某些细菌毒素的产生。

（3）紧急外科会诊，准备清创手术。

（4）一旦患者病情稳定，其他治疗应包括静脉注射免疫球蛋白和高压氧治疗。

病例七十八：后背部外伤动脉出血性血肿（Hematoma from arterial hemorrhage）

病例简介： 患者，女，53岁，6小时前上台阶时不慎向后摔倒，后腰部着地。因持续后腰痛伴双脚麻木就诊。

体格检查：

生命体征平稳，侧卧位，腹部无压痛，后腰部有大片淤斑，无血肿，无神经系统异常。到急诊2小时后（等待增强CT排除脊髓损伤），后背痛突然加重，后背检查见图78-1：

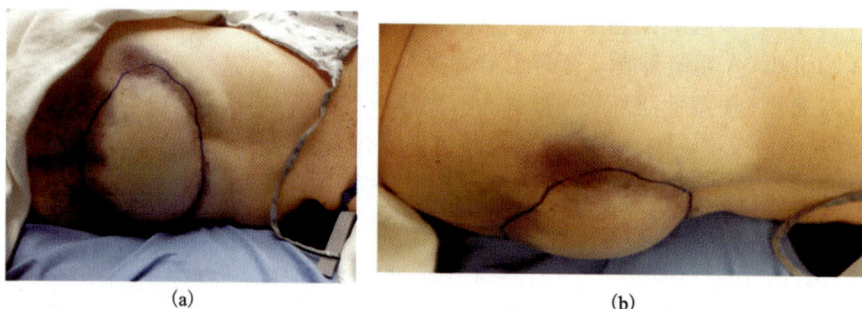

(a)　　　　　　　　　　　　　　(b)

图78-1　患者后背部外观

实验室及辅助检查：

Hb 13.5 g/dL（135 g/L），血小板（Pt）263×10^3/μL（263×10^9/L），凝血酶原时间（PT）10秒，INR 0.9，PTT 23秒。

CT影像见图78-2。

本病例的急诊诊断：

动脉性皮下血肿伴活动性出血（血肿内高密度区）

本病例的处理：

1. 止痛。

2. 18G针吸减压，只抽出1 mL血液。

3. 局部加压包扎。

4. 收住院观察［因血红蛋白（Hb）降到10.8 g/dL（108 g/L）］。

病程进展或随诊：

第2天在手术室行血肿切开清除术（清除了约500 mL血块）。

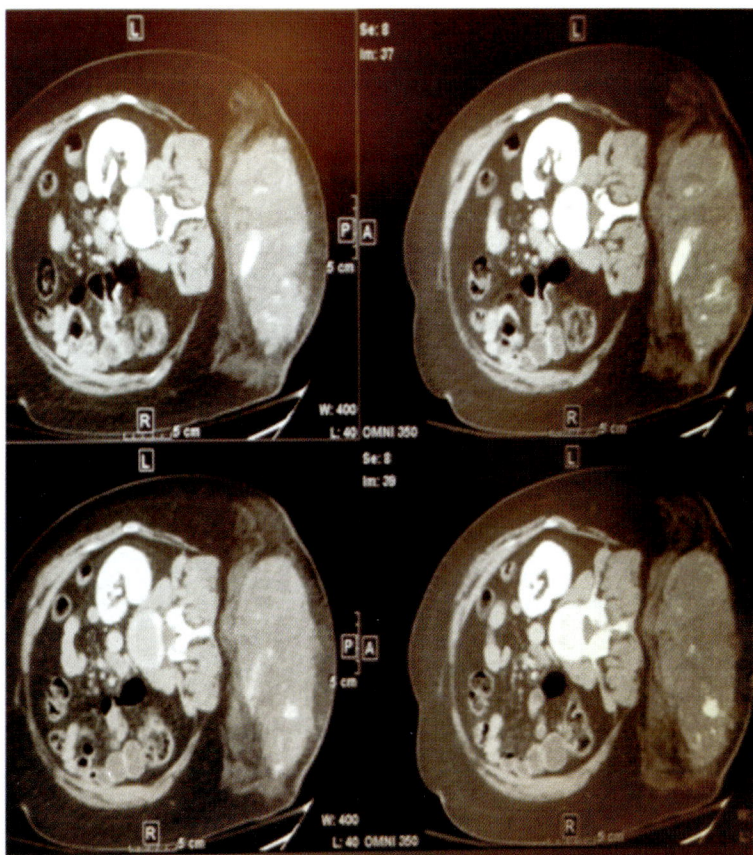

图 78-2 患者腰部 CT

通过本病例需要掌握的急诊医学要点：

钝性软组织挫伤可以导致表浅动脉破裂，出现快速增大的血肿。治疗上要积极。

病例七十九：高处坠落，颈痛（Fall from height with neck pain）

病例简介： 患者，男，17 岁，1 个半小时前从 10 米高的树上掉下来，头部着地。没有意识丧失，但自觉头痛，后颈痛，并伴有左手第 3、4、5 指轻微发麻，没有呼吸困难、胸腹痛、恶心呕吐，没有大小便失禁。"911"指示患者不要活动，保持头颈固定。院前急救员抵达后立即放置颈托。

体格检查：

生命体征平稳，除颈椎压痛外，无其他阳性表现。保持颈托固定颈部。

实验室及辅助检查：

颈椎 CT 见图 79 - 1：

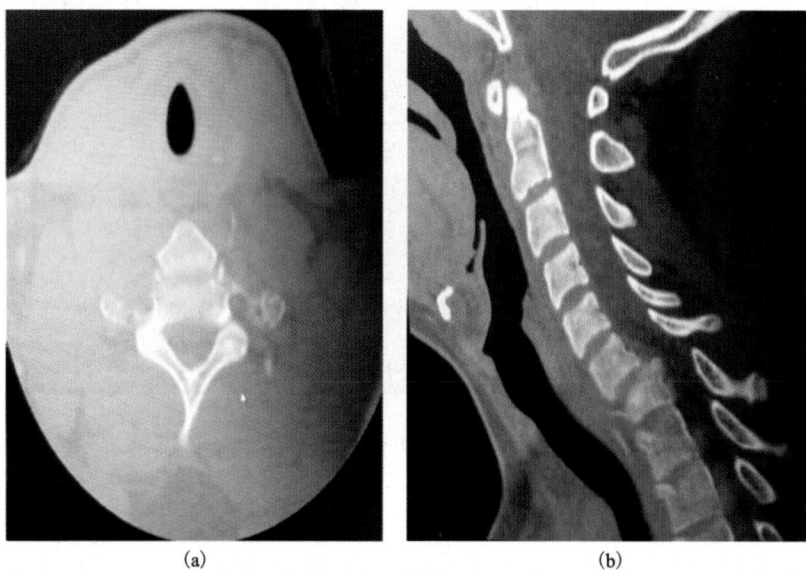

(a)　　　　　　　(b)

图 79 - 1　患者颈部 CT

颈椎 CT 报告：

1. C_6 与 C_7 部分前脱位 7 mm；

2. C_7 锥体斜型骨折，C_7 前游离骨片；

3. 双侧 C_6/C_7 椎间关节脱位（jumped facets）和 C_7 上关节突和横突骨折。

本病例的急诊诊断：

C_7 压缩性骨折伴 $C_6 - C_7$ 半脱位（C_7 Compression fracture with $C_6 - C_7$ partial dislocation）

本病例的处理：

保持颈椎固定（EMS 转来时就有颈托），密切观察生命体征和神经系统改变；迅速与 Johns Hopkins 儿童外伤中心联系。

病程进展或随诊：

患者转到 Johns Hopkins 后接受了紧急 C_6/C_7 前后锥体融合术，一般状态良好，左手肌力轻度下降，两天后转到康复中心。

通过本病例需要掌握的急诊医学要点：

1. 对高风险的患者进行现场颈部固定极为重要，千万不要忽视（ATLS 的中心技术之一）。

2. 没有证据支持静脉应用激素在脊髓损伤治疗中的作用。

对于那些还在使用类固醇治疗脊髓损伤的急诊医生和神经外科医生而言，《神经外科》杂志最近的一个声明将终止对这一问题的疑惑：

"在治疗急性脊髓损伤（SCI）时，不要用甲基泼尼松龙。还在考虑用甲基泼尼松龙治疗的医师应该记住这种药物在 SCI 中的应用并没有得到美国食品药品管理局的批准。另外还没有 I 类或 II 类临床证据支持甲基泼尼松龙治疗急性脊髓损伤。仅有的几个 III 类证据报道的效果也不一致，可能与随机机会或患者选择差异所致。然而，确有 I，II 和 III 类的证据证实高剂量的类固醇具有有害的不良反应，包括死亡。"

参考文献

[1] Hurlbert RJ, et al. Neurosurgery, 2013, 72 Suppl 2：93 – 105.

病例八十：颈部多发刀刺伤，右侧气胸（Multiple stab wounds to neck with right pneumothorax）

病例简介：患者，男，22 岁，患有抑郁狂躁型忧郁症（bipolar disorder）。就诊前因与家人争吵，用水果刀多次刺入自己的颈部。

体格检查：

到急诊科时，患者生命体征平稳，神志清晰，无呼吸困难，下颈部有多处表浅刀刺伤，右侧两处较深，但无活动性出血，无皮下气肿征。左侧有一处深刀刺伤伤口，有出血，周围有捻发音。气管无移位，右侧呼吸音稍有减低。

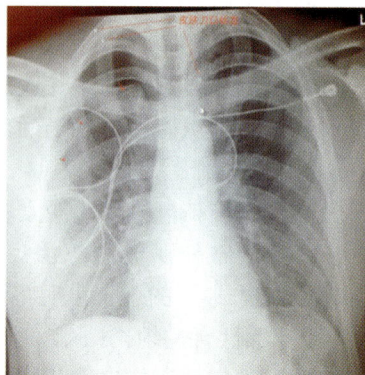

图 80 - 1　患者胸片

实验室及辅助检查：

摄胸片，提示右侧气胸（图 80 - 1）。颈部、胸部 CT 平扫见图 80 - 2。

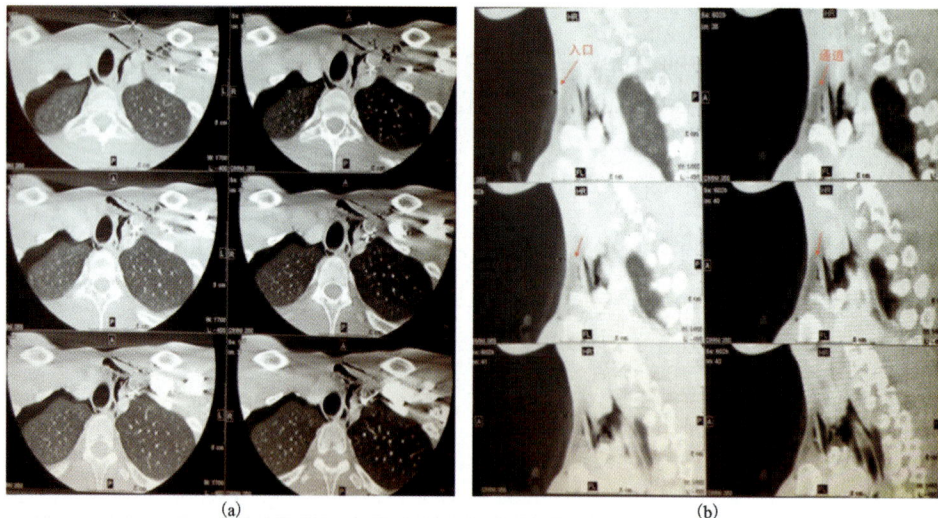

(a)　　　　　　　　　　　　(b)

图 80 - 2　患者颈部及胸部 CT 影像

本病例的急诊诊断：

颈部多发刀刺伤，右侧气胸（Multiple stab wounds to neck with right pneumothorax）

本病例的处理：

立即建立静脉双通道，静脉输液，伤口清创包扎，迅速转到马里兰创伤医院。

病程进展或随诊：

患者观察和保守治疗4天后出院，气胸完全吸收，刀口无感染。2014年4月25日患者因抑郁来院就诊，无任何外伤后遗症。

通过本病例需要掌握的急诊医学要点：

1. 对任何颈部刺伤（锐器伤），急诊医生都要特别留意那些暂时还不明显的气管、食管和血管的损伤。

2. 颈部分区（图80-3）在急诊中的指导意义并不大，因为任何一区都有重要的结构，并且区与区之间的界限并不明显，很多外伤都是跨区域的。如本病例患者的刀入口在左侧，但气胸却在右侧。

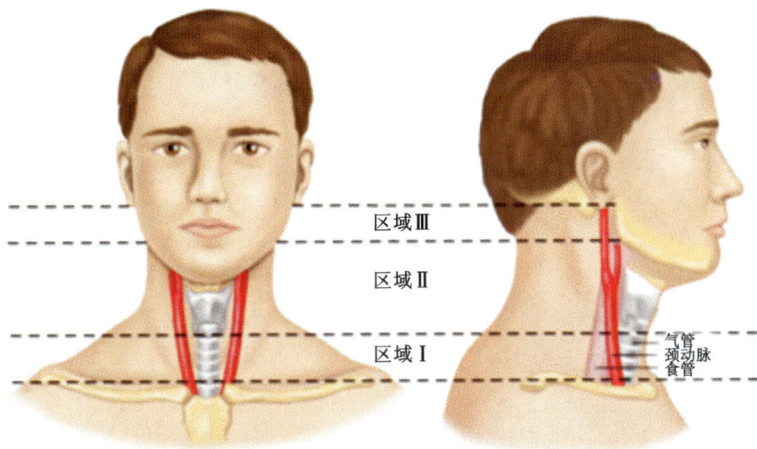

图80-3　颈部分区示意图

3. 注意标志血管和呼吸道损伤的硬性体征（hard signs）。

（1）血管外伤：严重的活动性出血、休克、进展性脑卒中、明显扩展的血肿、血管杂音或脉搏丧失。

（2）呼吸道损伤：有气泡溢出，呼吸困难。

4. 处理基本原则见图80-4。

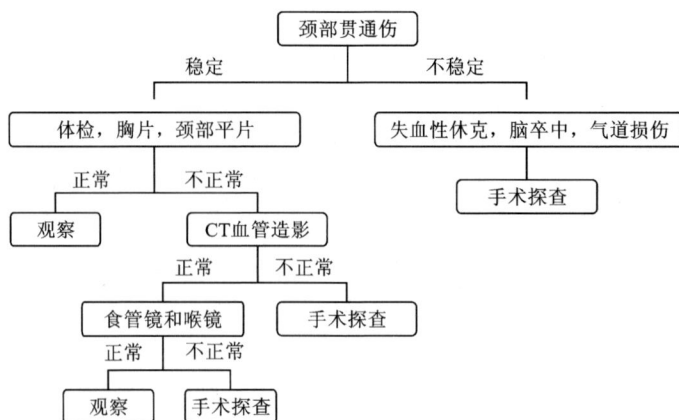

图 80 - 4　颈部外伤处理基本原则

骨科疾病篇 (*Orthopedic Emergencies*)

病例八十一：无明显外伤的骨筋膜室综合征（Compartment syndrome without noticeable trauma）

这是我在 2013 年 6 月 6 日接诊过的一位患者。在你的急诊生涯中，我保证你会遇到这样的患者。我也是第 2 次遇见这样的病例。

03:47，患者到达急诊科。

病例简介：患者，女，32 岁，既往体健。于 2013 年 6 月 5 日下午参加了女儿的毕业庆祝会。当时穿了一双中高跟皮鞋，自称走了很多路，但无明显的外伤。凌晨突然被右小腿痛疼醒。就诊时，患者右腿因剧烈疼痛不敢行走，自诉右脚有一点麻木。

体格检查：

右胫外侧（小腿）明显压痛，轻度肿胀，神经血管检查没有异常。患者右脚因疼痛加重而不能如左脚那样背屈，如图 81－1 所示。

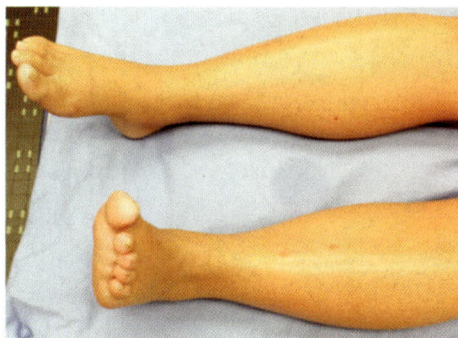

图 81－1　患者右下肢外观

实验室及辅助检查：

WBC $13 \times 10^3/\mu L$（$13 \times 10^9/L$），X 片提示无骨折（包括 stress 骨折），在使用了麻醉止痛药的情况下疼痛仍无缓解，超声检查提示无下肢静脉栓塞（DVT）。

由于患者疼痛的性质、脚部有麻木以及侧面沿骨筋膜室有压痛（虽然是远端），初步怀疑骨筋膜室综合征。抽血检测磷酸激酶［CPK，3550 units/L（60.35 μkat/L）］和肌红蛋白（myoglobin，MG）230 μg/L＝13.13 nmol/L，两项都有明显增高。

06:00，骨科医生从家里紧急赶到急诊科。

06:20，测量骨筋膜室压力（见图81-2）。

测得前外侧室压力为93 cmH₂O。

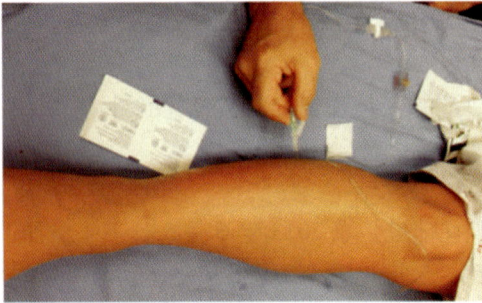 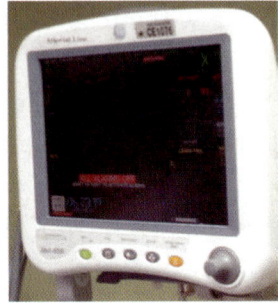

(a)　　　　　　　　　　　　　　　　(b)

图81-2　测量患者疼侧(外)骨筋膜室压力

作为参照，测量了内侧骨筋膜室压力，为33 cmH₂O（见图81-3）。

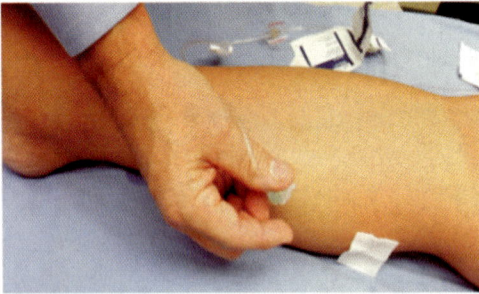 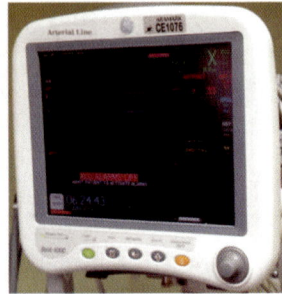

(a)　　　　　　　　　　　　　　　　(b)

图81-3　测量患者健侧(内)骨筋膜室压力

本病例的急诊诊断：

右腿外侧骨筋膜室综合征（Lateral compartment syndrome of right leg）

本病例的处理：

07:00，患者进入手术室行骨筋膜切开减压术。

病程进展或随诊:

手术发现:侧骨筋膜室张力明显增加,肌肉膨胀。

术式:右腿骨筋膜侧室筋膜切开术。

术后诊断:右腿骨筋膜室综合征。

患者第2天出院,门诊换药。

患者于2014年5月7日因链球菌咽炎就诊,手术伤口完全愈合,没有任何神经血管和功能障碍。

通过本病例需要掌握的急诊医学要点:

1. 骨筋膜室综合征的晚期后果是不可逆的,包括神经和血管的损伤,甚至可能导致截肢。

2. 早期诊断和筋膜切开术至关重要。

3. 典型的骨筋膜室综合征通常有明显的外伤,包括骨折、严重的肌肉外伤出血、挤压伤、缺血坏死等。在没有明显外伤的情况下,更要警觉,误诊经常发生在这个时候。

4. 不要等典型的临床表现出现"6P"症[疼痛(pain),苍白(pallor),麻木(paresthesia),无脉(pulseless),无力(paralysis),肿胀(pressure)]才进行处理,那时就太晚了。其中,超出寻常的疼痛(pain out of proportion)和踝关节背屈时疼痛加重最为重要。

5. 任何超出寻常的疼痛都要考虑骨筋膜室综合征(无论有无明显外伤史),除非你有明确的其他原因来解释。

6. 目前有商品化的小型骨筋膜室压力测量仪(Stryker,见图81-4)。

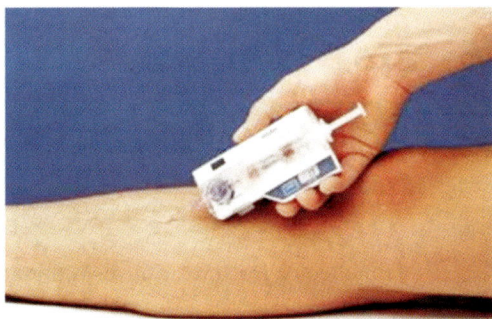

图81-4 小型骨筋膜室压力测量仪

病例八十二：操作镇静下踝关节三踝骨折脱位复位（Trimalleolar fracture with dislocation s/p reduction under procedural sedation）

病例简介：患者，女，52岁，在下坡时，突然被一只大狗从后面扑倒，左踝关节受伤。

体格检查：

左踝关节变形（见图82－1），但神经、血管功能正常。

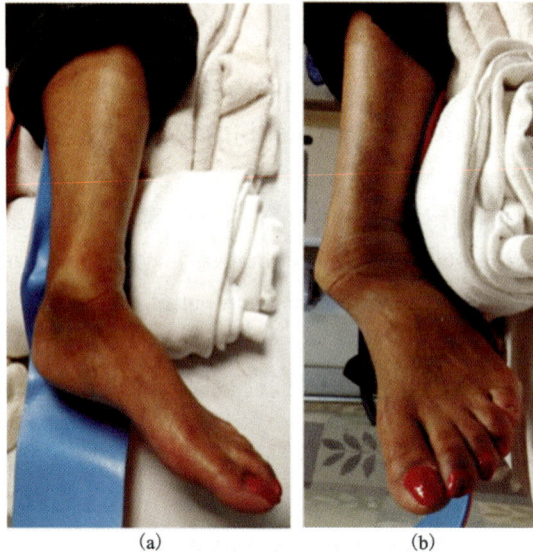

(a)　　　　　　　　　　　(b)

图82－1　患者左踝关节损伤外观

实验室及辅助检查：

左踝关节 X 线片见图82－2。

本病例的急诊诊断：

左踝三踝骨折伴脱位（Trimalleolar fracture with dislocation）

本病例的处理：

为改善和预防左踝部神经血管损伤和止痛，在患者签同意书后立即在操作镇静（procedural sedation）下进行闭合复位后夹板固定（见图82－3～4）。

复位固定后复查 X 线片见图82－5。

美国急诊临床病例解析100例

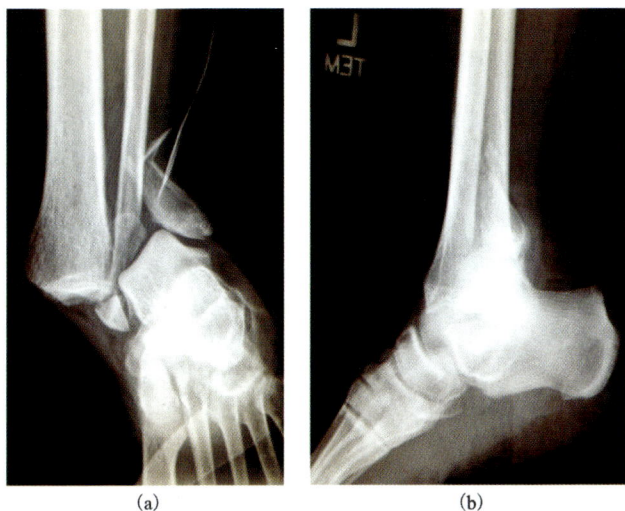

(a)   (b)

图 82 - 2　患者左踝关节 X 线片

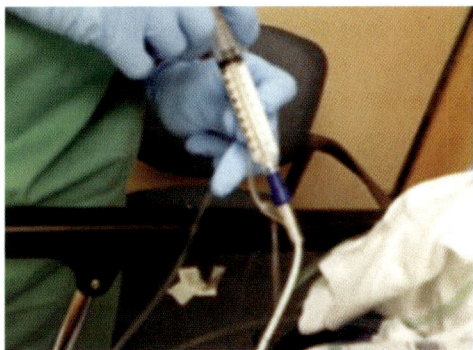

图 82 - 3　静脉给予异丙酚(Propofol)

病程进展或随诊:

患者外固定后,随后转入骨科病室,次日行左踝内固定术,并复查 X 线片如图 82 - 6。

通过本病例需要掌握的急诊医学要点:

1.任何关节脱位一定要尽快复位,否则会造成神经血管和关节软骨的损伤。如患者已有明显的神经、血管受损,可在没有影像检查前复位。

2.静脉止痛是首选。可根据医院或个人习惯,通常需要吗啡类药物止痛。

3.在复位时,可考虑在局部血肿间注入麻醉药(hematoma block),做关节腔内麻醉(intraarticular anesthesia,见病例八十四)或应用镇静药(procedural sedation)。

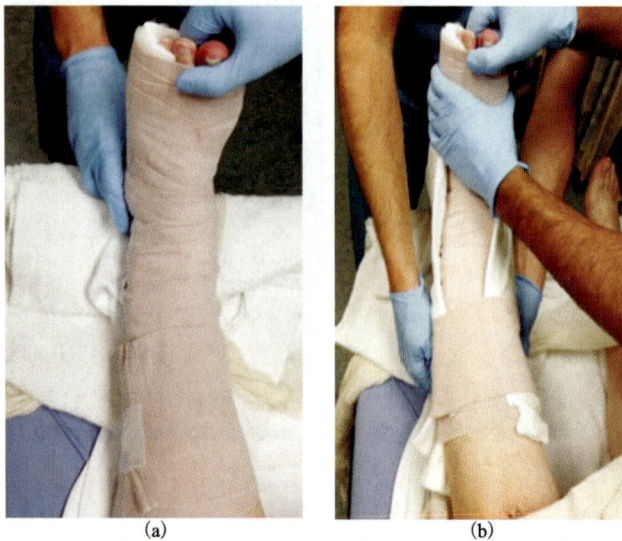

图 82 - 4　患侧踝部夹板固定

（a）复位后先行小腿后夹板固定；（b）然后小腿双侧舌型夹板固定

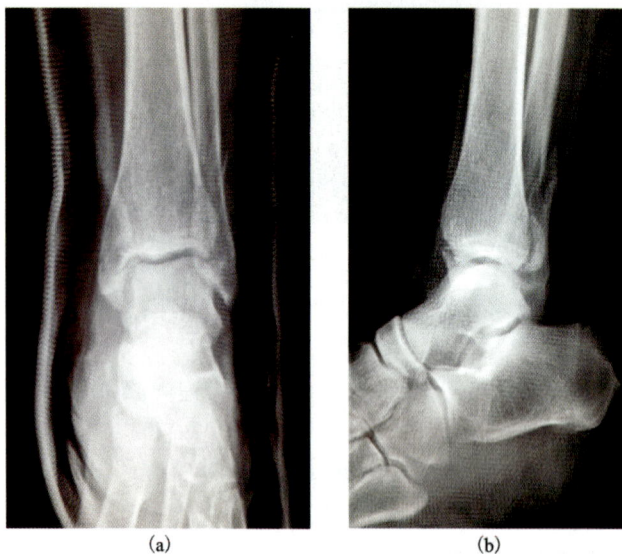

图 82 - 5　左踝处固定后 X 线片影像

4. 对这个患者，我采用的是 procedural sedation，患者在完全监护下静脉给予 1mg/kg 异丙酚后顺利复位。

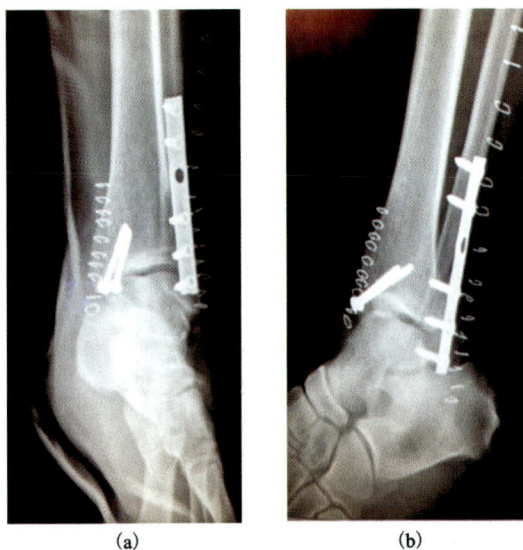

(a)　　　　　　　　　(b)

图 82 - 6　患者左踝内固定术后 X 线片影像

5.因三踝骨折伴关节脱位通常伴有内外踝韧带或下胫腓骨联合损伤,极不稳定,需要骨科进行内固定术。

病例八十三：尺骨鹰嘴，掌骨骨折和舟状骨骨折伴月状骨周围脱位（Fractures of olecranon, metacarpal bone, and scaphoid bone with perilunate dislocation）

病例简介及影像：

病例 1：患者，女，49 岁，在走路时被一个滑滑板的孩子撞倒，右肘关节着地（X 线片见图 83 –1）。

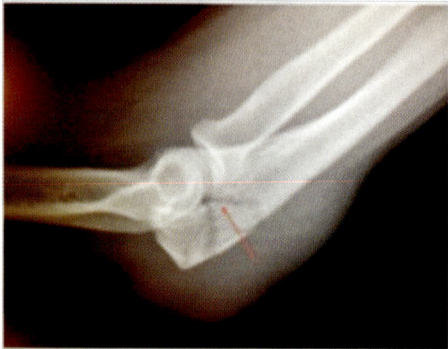

图 83 –1 患者右肘关节 X 线片

病例 2：患者，男，33 岁，愤怒时用左拳击打房门致左手受伤（X 线片见图 83 –2）。

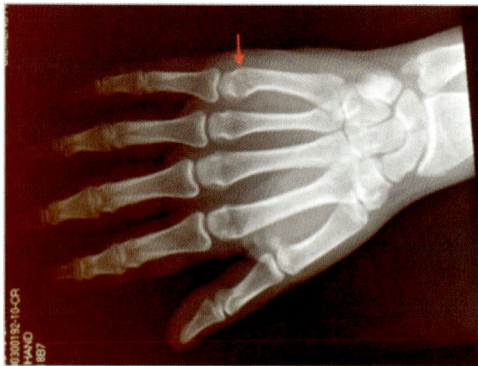

图 83 –2 患者左腕部及掌指部 X 线片

病例 3：患者，男，28 岁，骑摩托车时失去控制，被摩托车甩出后撞到一棵树上，因左腕疼痛变形和多处皮肤擦伤就诊（X 线片见图 83 –3）。

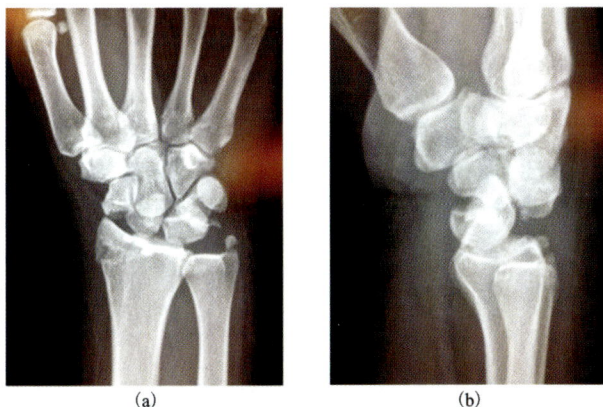

(a)   (b)

图 83 - 3   左腕部 X 线片

病例的诊断：

病例 1：尺骨鹰嘴骨折（Ulnar olecranon fracture）。

病例 2：第 5 掌骨远端骨折，也称拳击手（Boxer's）骨折[Fracture of distal 5th metacarpal bone（Boxer's fracture）]

病例 3：这个病例相当复杂，除有明显的桡骨和尺骨远端骨折[见图 83 - 3 ~ 4（b）]外，还有舟状骨骨折和月状骨周围脱位（Fractures of distal radius, ulna, and scaphoid; perilunate dislocation）

图 83 - 4：为帮助大家理解复杂的腕骨解剖位置，将本病例 X 线片与正常腕骨[图 83 - 4（a）]作一对照，可见桡骨和尺骨远端骨折和舟状骨骨折[图 83 - 4（b）黄色标记]。

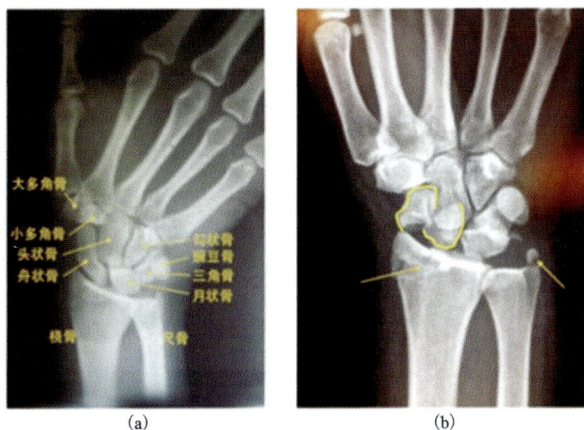

(a)   (b)

图 83 - 4   正常腕部结构（a）与患者桡骨、尺骨远端骨折及舟状骨骨折（b）X 线片

图 83 −5：正常腕部侧位［图 83 −5(a)］与本病例患者的手掌侧位片［图 83 −5 (b)］对比。

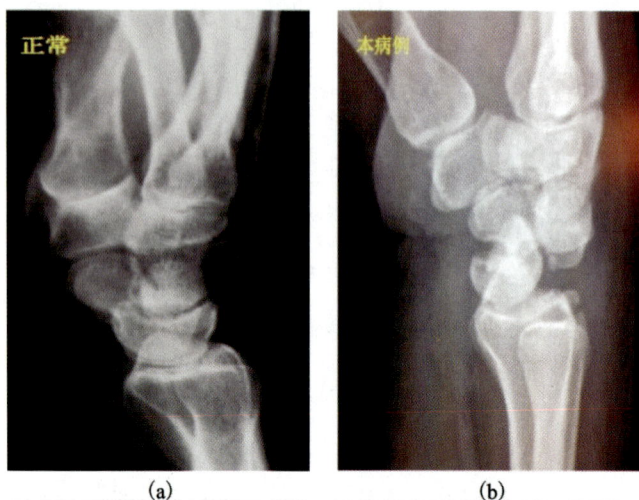

图 83 −5　正常腕部与患者手掌侧位 X 线片

图 83 −6：图 83 −6(a)显示正常的月状骨(红色)，舟状骨(黄色)和头状骨 (蓝色)的相邻位置，通过与图 83 −6(a)比较，你可清晰从图 83 −6(b)中发现此 患者有舟状骨骨折(黄色)和月状骨周围脱位(红色和蓝色分开了)。

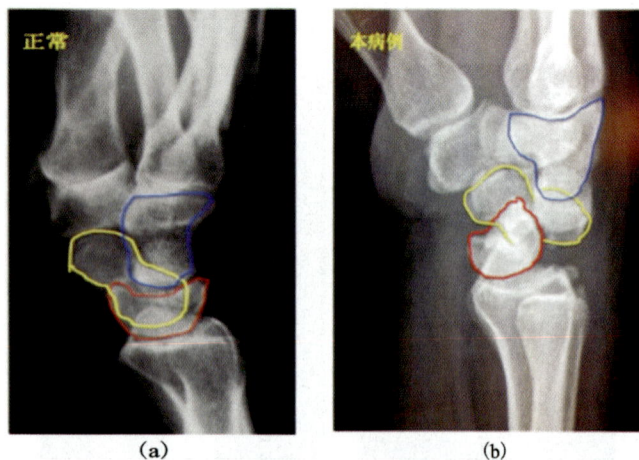

图 83 −6　正常腕部各骨结构(a)与患者月状骨、舟状骨骨折(b)X 线片

病例的处理：

病例1：止痛和长臂石膏固定后，收住院行内固定术，嘱骨科门诊随诊。

病例2：止痛和尺侧石膏固定后，骨科门诊随诊。

病例3：由于患者疼痛明显，予以腕关节内麻醉，向腕关节内注射了6 mL 1%的利多卡因（见图83-7）。然后行腕关节（短臂 sugar tongue）固定。

第2天收入骨科行内固定术（见图83-8），红色是月状骨，黄色是舟状骨，蓝色是头状骨。

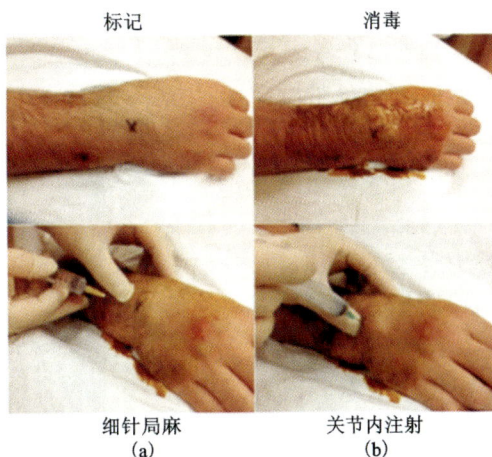

标记　　消毒

细针局麻　　关节内注射
（a）　　（b）

图83-7　用细针向关节内注射麻醉药

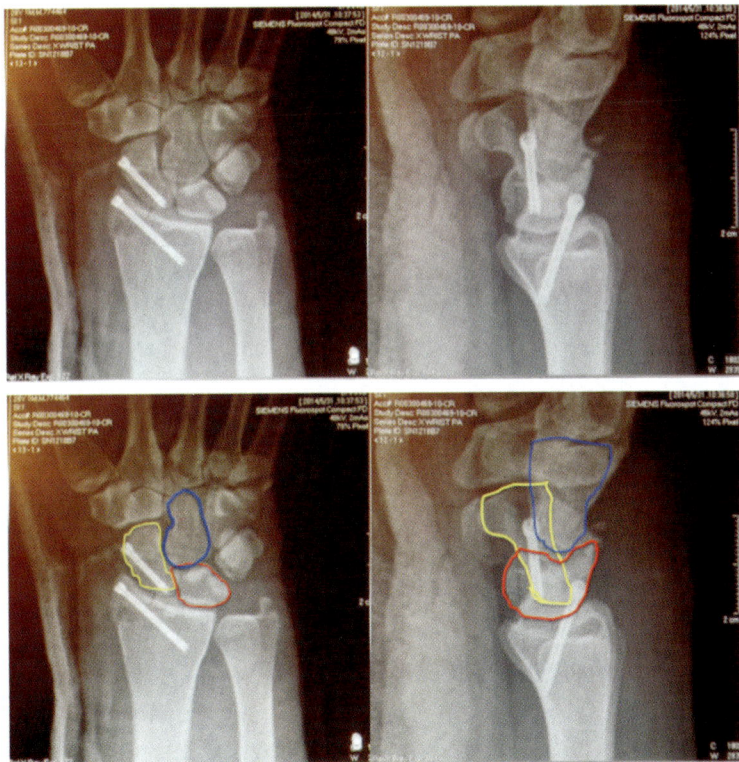

图83-8　患者腕部骨折内固定术后X线片

通过这三个病例需要掌握的急诊医学要点：

1. 尺骨鹰嘴骨折

虽然成人的尺骨鹰嘴是一个相当厚和结实的骨突端，但其骨折在成人骨折中是很常见的。主要是因为它是肘关节外伤时接受直接外力最大的部位。尺骨鹰嘴骨折的诊断比较容易。对单纯无移位者、老年人、严重慢性疾病患者、长期使用激素者或痴呆患者应考虑保守治疗（长臂夹板或石膏固定，见图83-9）。手术治疗主要应用于移位超过2 mm和有粉碎性骨折的患者。

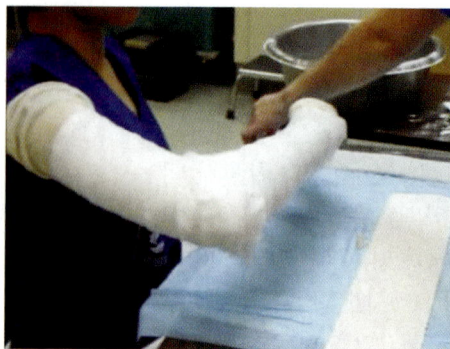

图83-9 尺骨鹰嘴骨折的石膏固定外观

2. 拳击手（Boxer's）骨折

手腕骨折约占急诊科骨外伤的15%~20%，其中 Boxer's 骨折（包括第4掌骨和/或第5掌骨远端骨折）占很大的比例。在侧位片上骨折角超过30度或在正位片上有任何骨折的角度都要考虑复位。如闭合复位失败，要行内固定术。闭合复位外固定方法见图83-10(a)(b)。

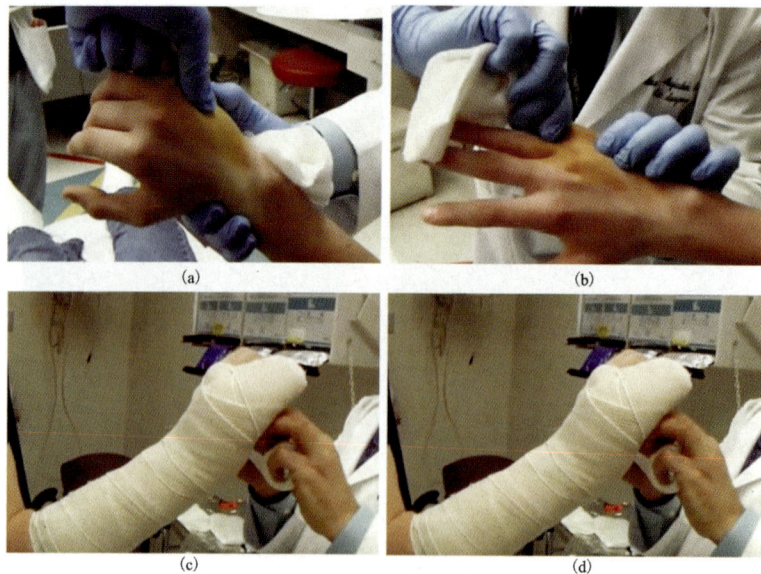

(a)

(b)

(c)

(d)

图83-10 Boxer's 骨折外固定方式

外固定方式可在局部血肿内麻醉下进行尺侧夹板或石膏固定：腕关节 80 度，掌指关节 90 度，近端指间关节 180 度，将第 4 指和第 5 指一起固定［见图 83 – 10（c）（d）］。

3. 舟状骨骨折

舟状骨骨折是腕骨骨折中最常见的，其主要临床表现为拇指根部疼痛和肿胀，并有鼻咽窝（snuffbox）压痛（图 83 – 11）。

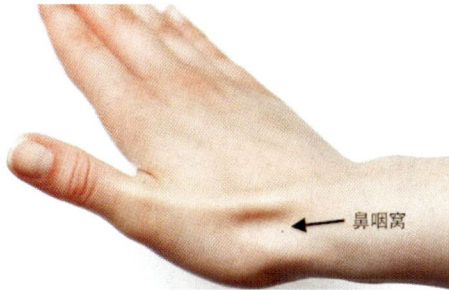

图 83 – 11　手鼻咽窝

舟状骨骨折主要合并症为缺血性坏死，因此，对于任何怀疑有舟状骨骨折的患者都应摄舟状骨部位的 X 线片，如有任何形式的骨折都要做外固定（图 83 – 12）和邀请骨科会诊并密切随诊。

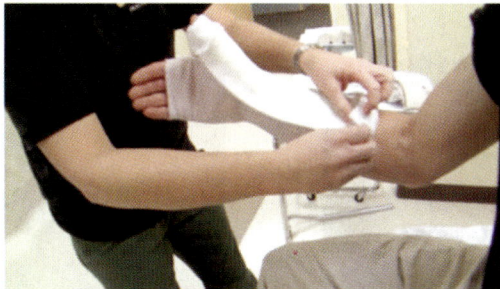

图 83 – 12　舟状骨骨折的外固定

4. 月状骨及月状骨周围脱位

月状骨及月状骨周围脱位（perilunate dislocation）虽然不常见，但如有误诊或漏诊，将会造成严重后果。急诊石膏或夹板（短臂石膏，见图 83 – 13）外固定后，早期手术切开复位内固定联合韧带修补是治疗上的首选。

腕部侧位 X 线片在诊断月状骨或月状骨周围脱位时最为重要，因此有必要复习一下正常的月状骨周围的解剖关系。如图 83 – 14 所示，为帮助记忆，你可以这样描述：你在用一个勺子（第 3 掌骨）垂直敲打一个放在桌子（桡骨）上的杯（月状骨）里的鸡蛋（头状骨），即第 3 掌骨、头状骨、月状骨及桡骨从上到下应该在一条垂直线上。

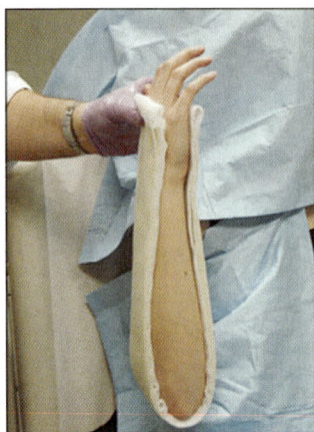

图 83 – 13　短臂石膏外固定

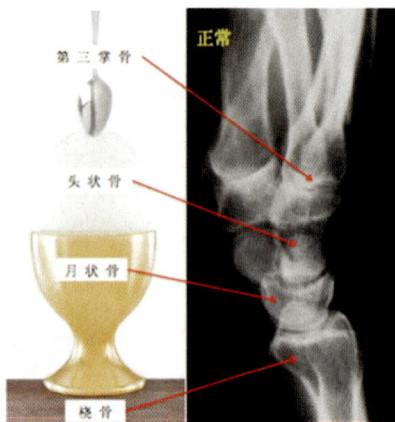

图 83 – 14　正常月状骨周围解剖关系

　　月状骨与月状骨周围脱位的鉴别（红色为月状骨，蓝色为头状骨）：月状骨脱位为月状骨向掌侧脱出，而第 3 掌骨、头状骨和桡骨还在一条线上。月状骨周围脱位则是月状骨和桡骨的位置基本不变，而第 3 掌骨和头状骨则向背侧移位，见图 83 – 15 所示。

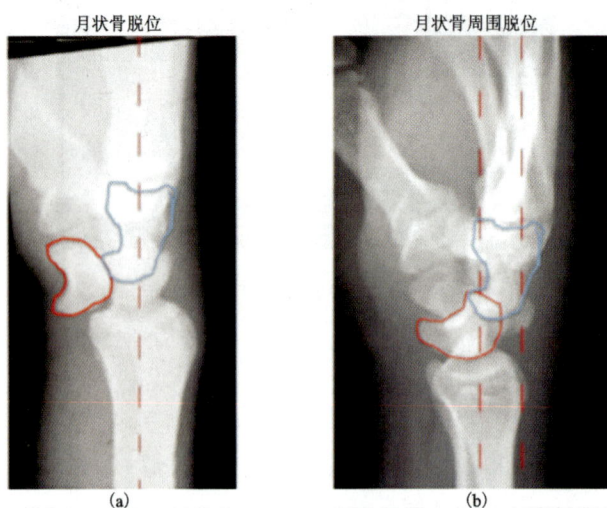

图 83 – 15　月状骨脱位及月状骨周围脱位 X 线片

病例八十四: 肩关节脱位(Shoulder dislocation)

病例简介:

病例1:患者,男,43岁,既往体健,滑雪时不小心摔倒,右肩着地。40分钟后因右肩痛不能活动就诊,无任何其他部位外伤。

体格检查:

体检时右肩关节有明显的压痛和变形,无血管和神经损伤(图84-1)。

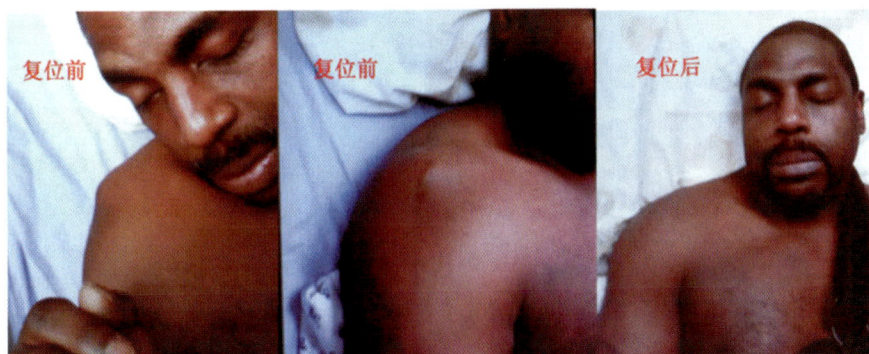

图84-1 患者右肩关节损伤及复位后外观

实验室及辅助检查:

摄X线片证实右肩关节前下脱位(见图84-2)。

本病例的急诊诊断:

右肩关节脱位(Shoulder dislocation)

本病例的处理:

将患者镇静(procedural sedation)后进行右肩关节复位,并取得成功(见图84-2)。

复位后X片显示肱骨头有一撕脱性骨折(红箭头),称Hill Sachs骨折(后外侧肱骨头压缩性骨折)。

病例2:患者,男,54岁,从5英尺(约150 cm)高的梯子上摔下,左肩着地。摄左肩部X线片显示左肩关节脱位[图84-3(a)],在肩关节内注射10 mL布比卡因(bupivacaine)后,成功复位。

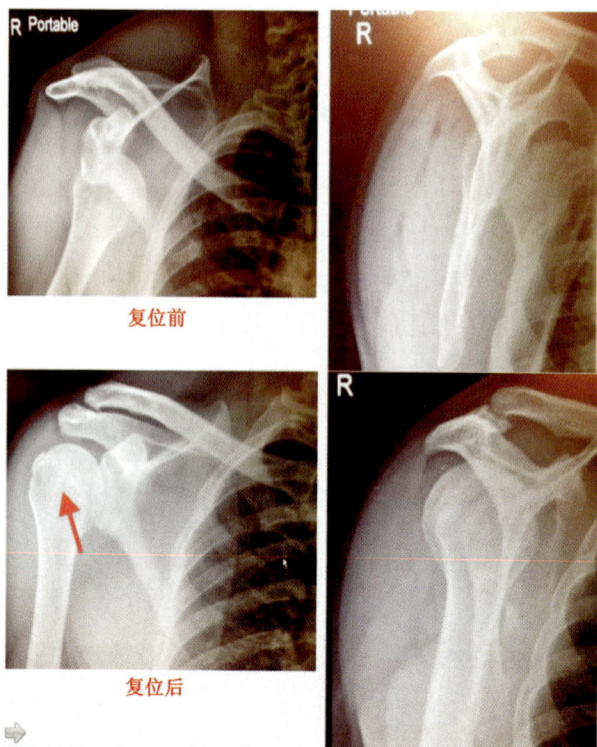

复位前

复位后

图 84 - 2　患者右肩关节复位前与复位后 X 线片

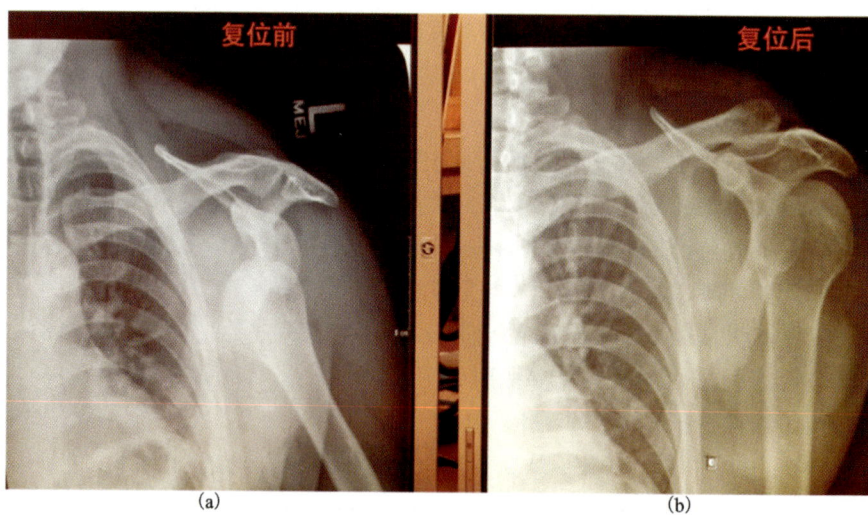

复位前

复位后

(a)

(b)

图 84 - 3　患者左肩关节损伤时与复位后 X 线片

通过这两例病例需要掌握的急诊医学要点:

1. 肩关节内注射麻醉药(见图 84 - 4)效果良好,复位快(病例 2 只用了 5 分钟),急诊停留时间短(病例 2 在急诊科只停留了 1 个小时)。

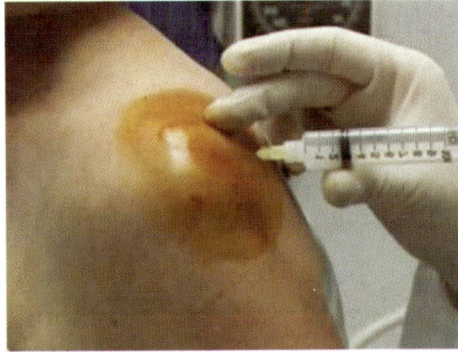

图 84 - 4　关节内注射麻醉药

2. Procedural sedation 麻醉效果好,患者对操作无记忆,肩关节周围肌肉松弛完全,易操作。但复位需要时间长(病例 1 用了约 1 个小时),因此急诊科停留时间长(病例 1 经过 2 小时后才出院)。

3. Kocher 复位法(见图 84 - 5)是最常用的复位方法,既简单,又不需要大力牵引,成功率很高。

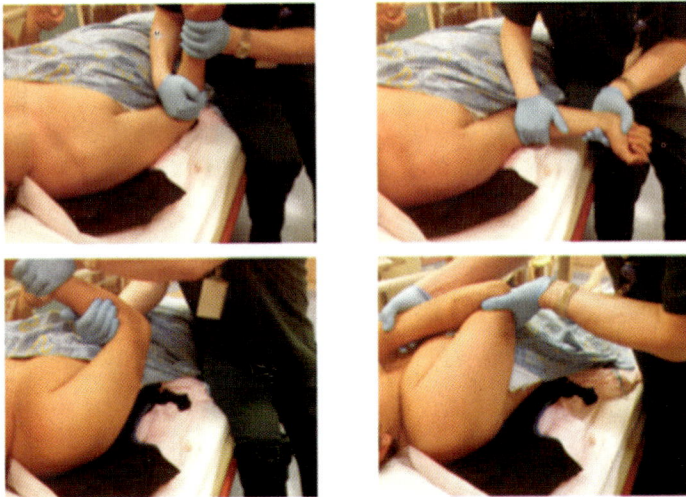

图 84 - 5　**Kocher** 复位法操作示意图

4. Hill Sachs 后外侧肱骨头压缩性骨折：35%～40% 的首次肩关节前脱位患者和80%的复发脱位患者可出现 Hill Sachs 骨折。Hill Sachs 骨折是肱骨头触碰肩胛盂所致。判断有无 Hill Sachs 骨折及其骨折片大小是非常重要的。少于20%的患者肩关节的稳定性不会受到影响；40% 的患者需要行内固定术；20%～40%的患者的肩关节的稳定性会受到影响。

病例八十五：拇指掌指关节脱位及复位（Right thumb metacarpal phalangeal joint dislocation）

病例简介：患者，女，25 岁，因右手被橄榄球撞伤就诊。就诊时右拇指剧烈疼痛。

体格检查：

右拇指畸形。

实验室及辅助检查：

右手掌部 X 线片如图 85 - 1：

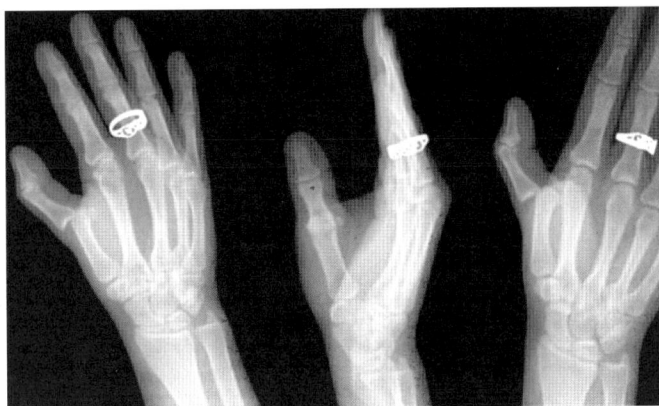

图 85 - 1　右手掌部 X 线片

本病例的急诊诊断：

右拇指掌指关节脱位（Right thumb metacarpal phalangeal joint dislocation）

本病例的处理：

指神经阻滞麻醉后成功复位，右拇指掌指关节对位良好（见图 85 - 2）。

通过本病例需要掌握的急诊医学要点：

拇指掌指关节（metacarpal phalangeal joint, MCP）脱位处理：

1. MCP 脱位通常发生在指过度背伸后。

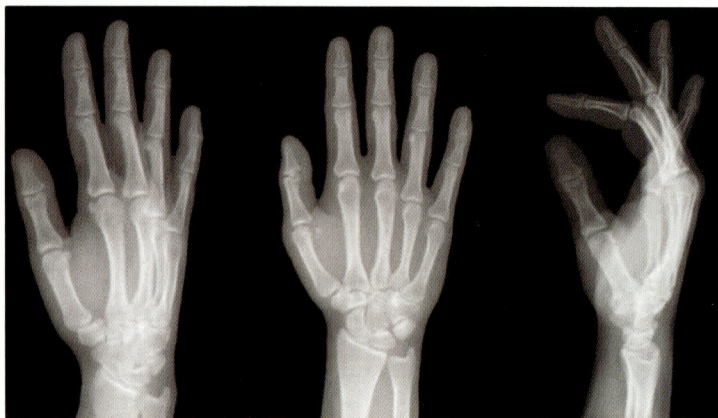

图 85 - 2　患者右手拇指复位后 X 线片

2. 复位方法：

在指神经阻滞麻醉后，将腕关节掌屈下最大限度使近节指骨背伸，在使脱位关节背屈复位时，将指近端向远端方向推。复位后，在各个方向活动时检查神经血管和关节的稳定度（如图 85 - 3）。

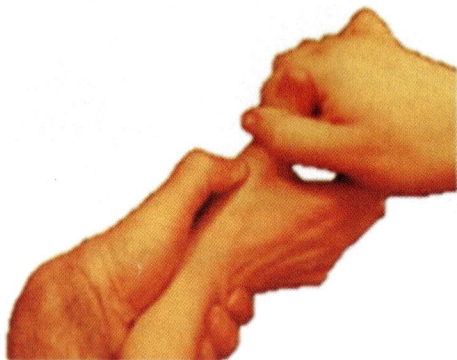

图 85 - 3　患者拇指手法复位操作

3. 放置 Thumbspica 夹板固定，复查 X 线片证实复位效果。

病例八十六：拇指被狗咬伤致开放性骨折及部分断指（Partial amputatation of thumb due to a dog bite）

这是我的助手（Eric Davies）在 6 月 3 日接诊的一位患者及随访情况。

病例简介：患者，男，40 岁，被自己家的狗咬伤后就诊。

体格检查：

右手拇指从掌指关节起，其远端基本呈粉碎状，可见不规则裂伤及指骨渗血（图 86 - 1）。

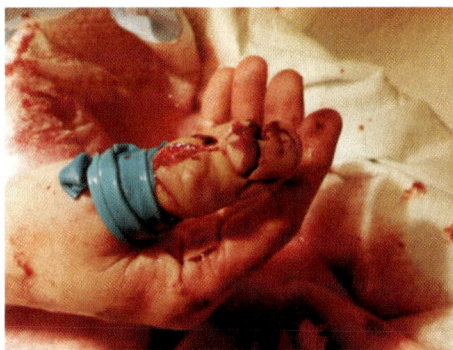

图 86 - 1　右手拇指损伤外观

实验室及辅助检查：

X 线片显示：拇指远端指骨骨折（图 86 - 2）。

本病例的急诊诊断：

1. 狗咬伤（Dog bite）

2. 右拇指远端部分断指（Partial amputation）

3. 撕裂伤（Laceration）

本病例的处理：

止痛，止血（止血带），破伤风疫苗和狂犬疫苗注射预防。

1. 拇指神经阻滞：用 1% 的利多卡因进行拇指阻滞麻醉。

2. 清创：用 1 L 的 0.9% 氯化钠注射

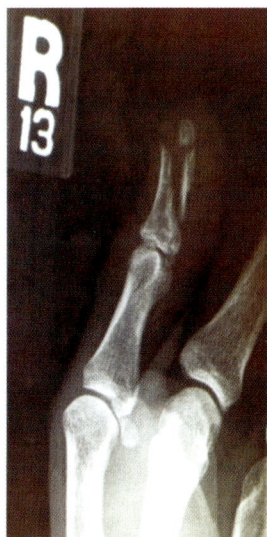

图 86 - 2　右拇指 X 线片

液彻底高压灌洗伤口。

3. 缝合：清创缝合伤口。

4. 固定：拇指小夹板固定。

5. 抗生素：静脉滴注头孢唑林（Cefazolin）1 g。

6. 出院医嘱：给予阿莫西林克拉维酸钾口服（每次 0.625 g，每天 2 次，连用 5 天），并嘱 2 天内手外科门诊随诊。

病程进展或随诊

术后无感染，无神经血管功能丧失，已见新指甲生长（图 86 - 3）。

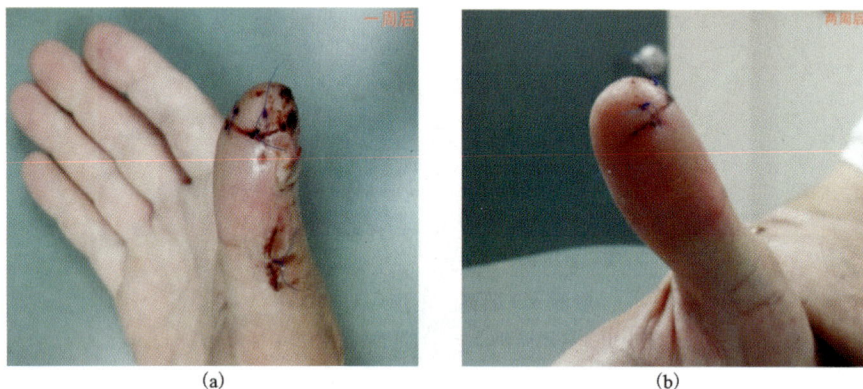

(a)   (b)

图 86 - 3 右拇指术后恢复状况外观

通过本病例需要掌握的急诊医学要点：

1. 伤口清创缝合的要点

（1）彻底止痛（可以采用全身麻醉或局部麻醉）。

（2）彻底止血，一定要在无出血（bloodless field）的情况下探察到伤口底部。

（3）彻底探查，对于手外伤一定要在所有运动功能范围内检查任何可能的肌腱或韧带的损伤。

（4）彻底冲洗，用 0.9% 氯化钠溶液和 30～50 mL 注射器抽吸，保持一定的冲洗压力彻底清洗，根据伤口性质可用套管针或任何套管类物进行冲洗。

（5）感染可能性大的伤口（尤其是伴有开放性骨损伤者）要用 3～5 天的抗生素。

（6）关节附近的伤口缝合后，要用夹板固定关节以帮助愈合。

2. 狗咬伤的抗生素选择

（1）首选阿莫西林克拉维酸钾口服，每次 0.625 g，每天 2 次，连用 3～7 天。

（2）如果患者确实有青霉素过敏，有效的替代药物包括：①四环素或强力霉素加甲硝唑；②具有抗厌氧活性的第三代头孢菌素(如头孢三嗪)；③克林霉素和一种氟喹诺酮类的药物联合治疗(BMJ；334：413)。

3.指神经阻滞麻醉

(1)每个手指的神经分布既特殊又有其特点，一般为手指每侧2支神经，掌面和背面各1支。

(2)指根部消毒后，从背面沿靠指根侧指蹼针尖朝向指侧面中部进针，触及骨皮质退出1~2 mm后，回抽无血，注入1%利多卡因(不含肾上腺素)2~3 mL。

(3)在同手指根部另一侧，重复(2)操作。

(4)10分钟后检查麻醉效果。

(5)可用同样的方法进行脚趾神经阻滞麻醉。

皮肤疾病篇 (*Dermatology Emergencies*)

病例八十七：眼带状疱疹的哈钦森征 (Herpes zoster ophthalmicus with Hutchinson sign)

病例简介：患者，男，32 岁，因面部皮疹 2 天就诊，没有任何视力改变。
体格检查：
如图 87 – 1 所示。

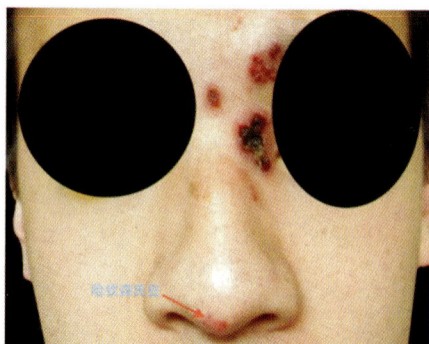

图 87 – 1　患者面部外观

实验室及辅助检查：
无。
本病例的急诊诊断：
眼带状疱疹 (Herpes zoster ophthalmicus，HZO) 伴哈钦森征 (Hutchinsonsign)
本病例的处理：
邀请眼科会诊，给予阿昔洛韦 (Acyclovir) 口服，每次 800mg，每日 3 次。
通过本病例需要掌握的急诊医学要点：
1. 哈钦森征的意义：
哈钦森征是眼带状疱疹的特征性表现。
2. 眼带状疱疹的要点：
(1) HZO 是由于水痘 – 带状疱疹在三叉神经的眼支 (V1) 激活所致，任何 V1

的分支都可能会受到影响(额神经、泪腺神经和鼻睫神经);鼻睫神经支配眼球。

（2）大多数患者只有眶周皮疹，但少数患者会有角膜受累，免疫功能低下的患者危险性增加。

（3）哈钦森征是指皮疹发生在鼻尖，有这种表现的患者，其眼部病变发生率将增加2倍，但33%的HZO患者没有这种皮疹。

（4）角膜受累可导致显著的视觉并发症及视力丧失。怀疑有角膜受累者要做荧光素裂隙灯检查，检查中可见树突状图案染色。

（5）眼部受累患者在开始抗病毒治疗后，需要紧急邀请眼科医生会诊。

临床技能篇（*Clinical Skills*）

病例八十八：皮肤脓肿切开引流（Drainage of a skin abscess）

病例简介：患者，男，22 岁，有静脉应用毒品史。几个月前因左侧前臂蜂窝织炎住院接受抗生素治疗。此次因右侧前臂疼痛、红肿并伴发热 2 天就诊。

体格检查：

生命体征：T 38.4℃，P 115/min，RR 16 次/min，BP 119/67 mmHg。

具体体格检查情况见图 88-1，无神经血管异常。

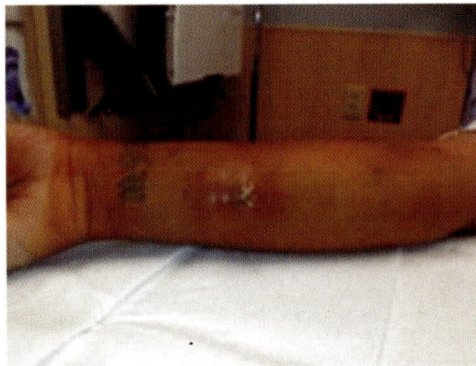

图 88-1　体查所见

实验室及辅助检查：

WBC $11.33 \times 10^3/\mu L (6.4 \times 10^9/L)$，肝肾功能正常，乳酸 1.0 mmol/L。左前臂 X 线片提示软组织肿胀，无异物，无骨质变化，无皮下气体。

本病例的急诊诊断：

蜂窝织炎伴脓肿形成（Cellulitis with abscess formation）

本病例的处理：

1. 首先这位患者符合脓毒症的诊断标准：体温高、心率快、白细胞计数增高，加上有明确的感染源及感染部位。有关脓毒症的内容见病例四十四。

2. 由于本患者有静脉应用毒品史，并且是重复感染，按耐甲氧苯青霉素金黄色葡萄球菌（MRSA）感染进行初始治疗，给予万古霉素（Vancomycin）静脉滴注，每次 20 mg/kg 体重，每日 2 次。

3. 对于任何脓肿来说，最有效的方法都是切开引流。其步骤包括：

（1）常规皮肤消毒（见图 88 − 2）。

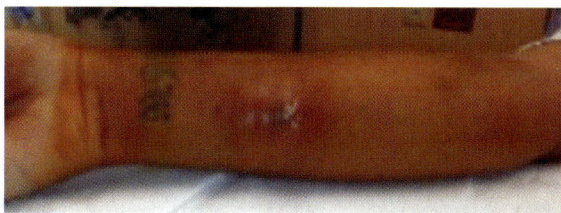

图 88 − 2　皮肤消毒

（2）局部用 1% 利多卡因注射液浸润麻醉（见图 88 − 3）。

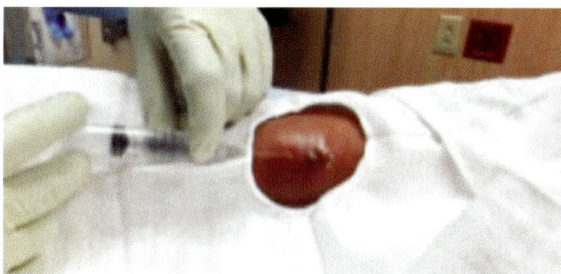

图 88 − 3　局部浸润麻醉

（3）在脓肿波动最明显处顺肌纤维向长轴切开皮肤、皮下组织、筋膜至脓腔部位，排出脓液并将脓液送培养（见图 88 − 4）。

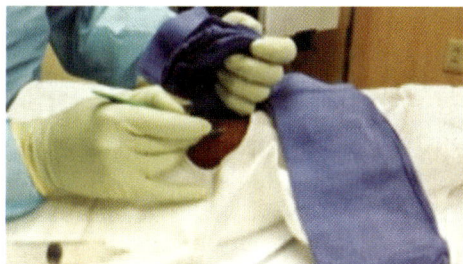
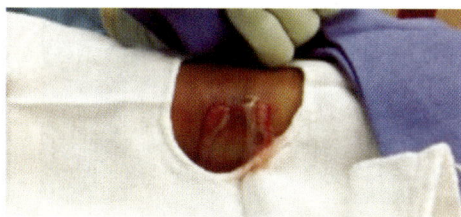

（a）　　　　　　　　　　　　　　　　　　（b）

图 88 − 4　切开脓腔排脓液

（4）用止血钳将肌肉钝性分离，将切口及脓腔扩大（见图88-5）。

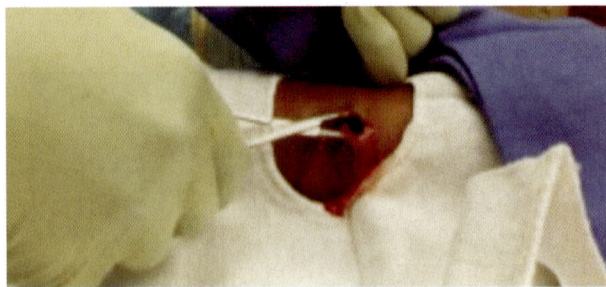

图88-5　扩大切口及脓腔

（5）根据脓肿大小，将切口延长（见图88-6）。

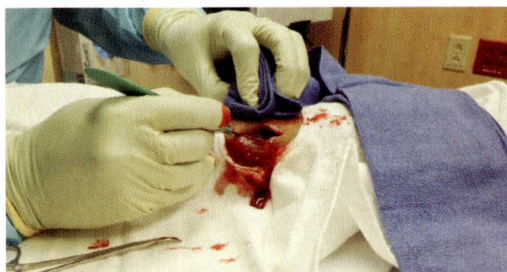

图88-6　可根据情况扩大切口

（6）用手指将脓肿内各分隔通开，直到可触及脓肿各方向的底部（见图88-7）。

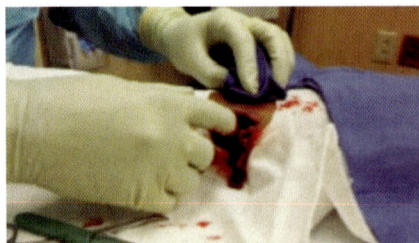
(a)

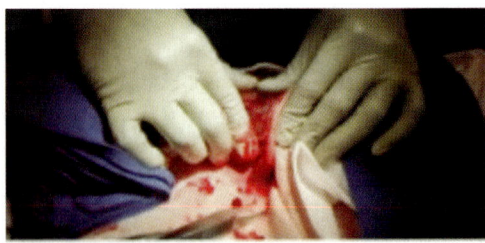
(b)

图88-7　用手指分隔脓腔

（7）用0.9%氯化钠溶液（可加1%的碘液）彻底灌洗脓肿腔（见图88-8）。

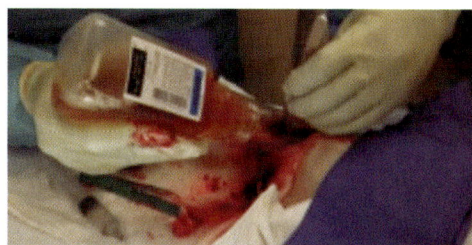
(a)

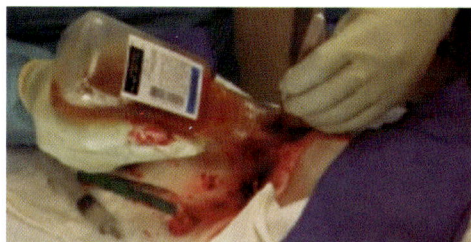
(b)

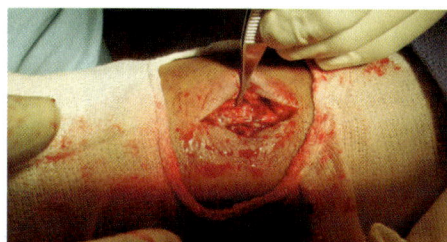
(c)

图88-8 灌洗脓腔

（8）认真探查脓肿腔，确定没有活动性出血（见图88-9）。

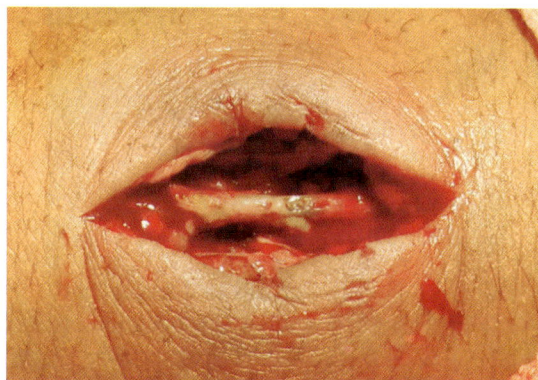

图88-9 检查脓腔、切口有无出血

(9)填充引流纱布或引流条(见图88－10)。

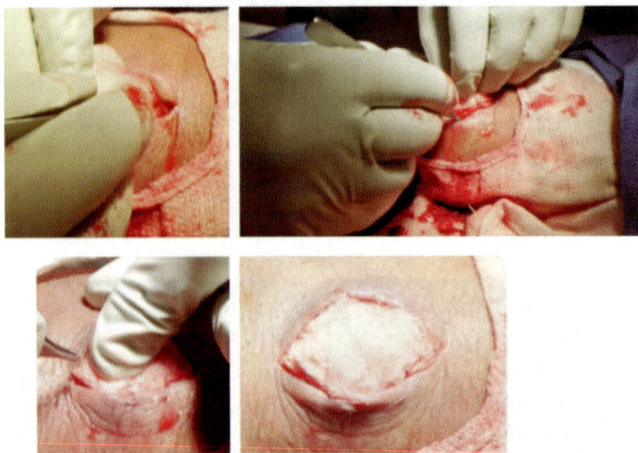

图 88 － 10　脓腔内填充引流物

(10)包扎切口,松紧度应适宜(见图88－11)。

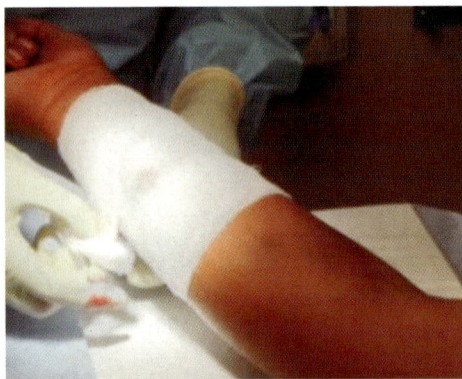

图 88 － 11　包扎切口

通过本病例需要掌握的急诊医学要点:
脓肿切开引流要点:
(1)切开不充分(切口过小),是脓肿治疗失败的最重要原因。
(2)一定要将各个分隔通开(最好用手指,如切口小可用止血钳钝性通开)。
(3)引流一定要充分,将纱布或引流条填充到各个方向的最深处。

（4）换药间隔：连续 2 天每天换药 1 次，脓腔内继续置入引流物（可以松动点置放）。然后每 2 天换药 1 次，一直到愈合。

（5）切开引流后还需要口服抗生素的指征：

①免疫力低下者，包括糖尿病患者；

②吸毒患者；

③多发性或复发性脓肿者；

④脓肿周围红肿区超过 5 cm；

⑤有全身炎症反应综合征（SIRS）表现的患者。

病例八十九：三刺形鱼钩的取出方法（Fishhook removal）

病例简介：患者，男，23岁，被一根崭新的三刺形鱼钩穿透牛仔裤后刺到右小腿后部。患者自己将裤腿剪掉，尝试取出失败后来急诊就诊。

体格检查：

见图89-1。

实验室及辅助检查：

未做实验室检查。

本病例的急诊诊断：

鱼钩刺伤（Fishhook wound）

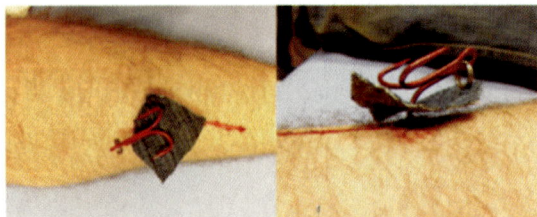

图89-1　患者右小腿被刺入的鱼钩

本病例的处理：

在给予破伤风疫苗后，取出鱼钩，方法如下：

1.局部麻醉。取肾上腺素与1%利多卡因注射液，按1∶1000的比例配制成1%利多卡因注射液（内含肾上腺素0.01）沿鱼钩方向进行局部浸润麻醉（图89-2）。

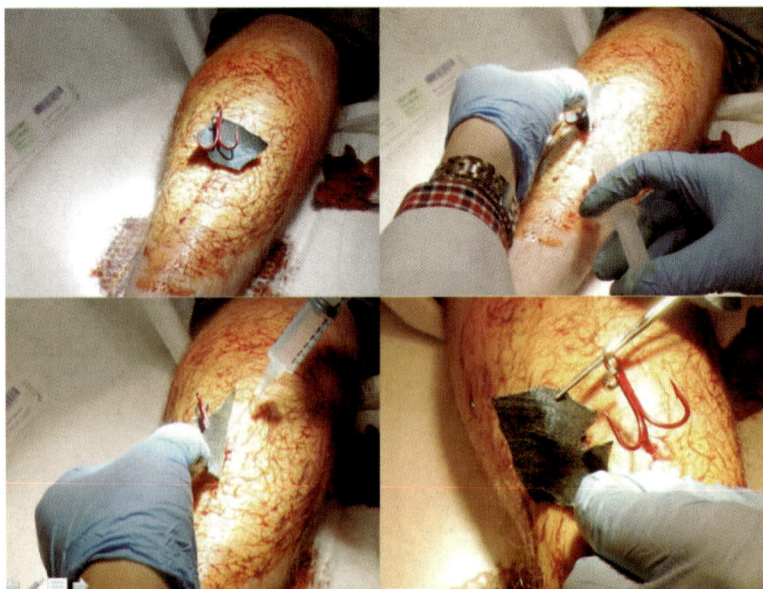

图89-2　沿鱼钩方向做局部浸润麻醉

2. 用止血钳固定鱼钩根部，按皮内鱼钩方向将鱼钩尖部刺出皮肤（见图 89 – 3）。

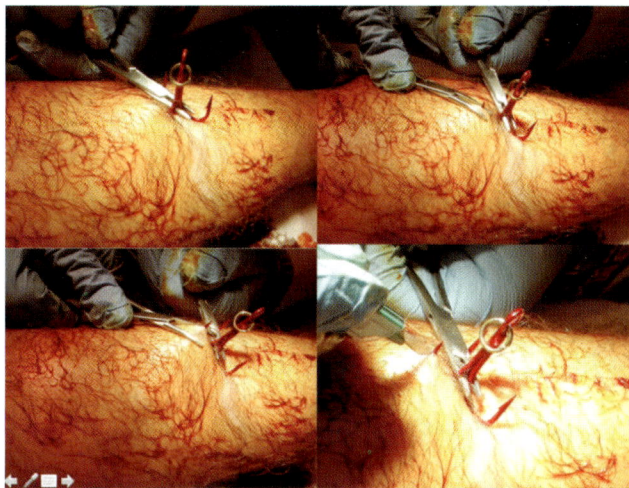

图 89 – 3　显露出鱼钩

3. 用钳子夹断鱼钩倒刺尖部（见图 89 – 4）。

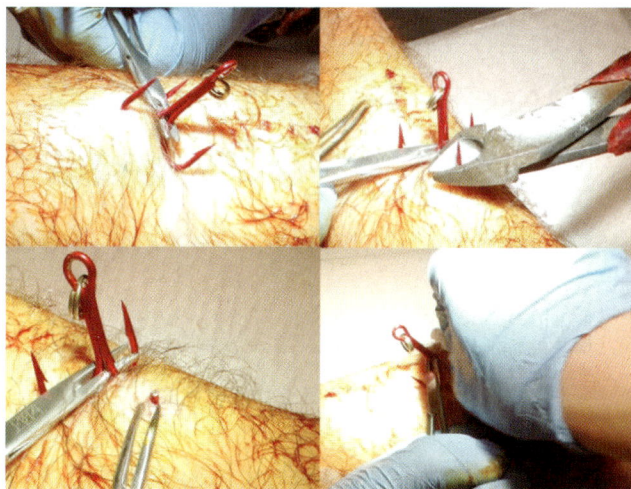

图 89 – 4　夹断鱼钩刺尖部

4. 将鱼钩末端消毒后，退出(见图89-5)。

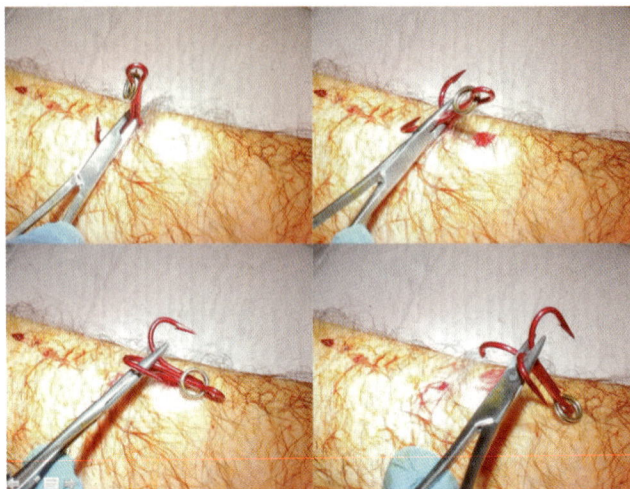

图89-5　消毒外露鱼钩并用钳夹将其退出

5. 用针导管将皮肤针孔压力灌洗被刺深部伤口(见图89-6)。

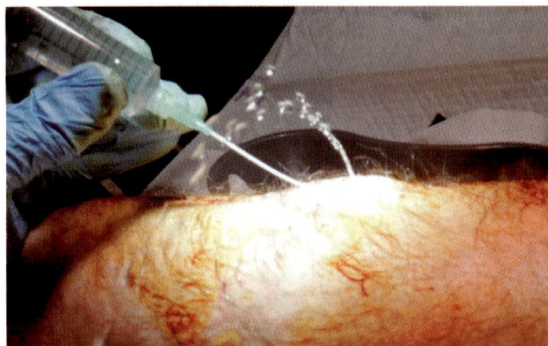

图89-6　用注射器与导管冲洗被刺深部伤口

将鱼钩取出后，患者可以服3天的抗生素以防止感染。

有趣影像篇 (*Interesting Imagings*)

病例九十：手指神经阻滞下取异物 (Finger foreign body removal under digital block)

病情简介：患者，男，67岁，在安装围墙时钢丝不小心穿进右手示指（图90-1）。入急诊科后，立即进行伤指X线摄片，示钢丝回旋插入示指第三节骨指腹侧（图90-2）。

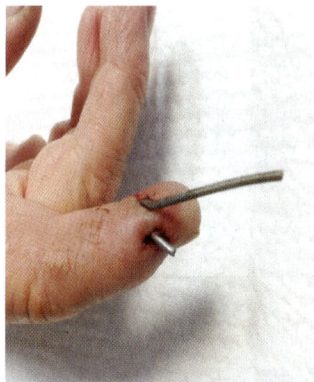

图90-1 钢丝穿入手指外观

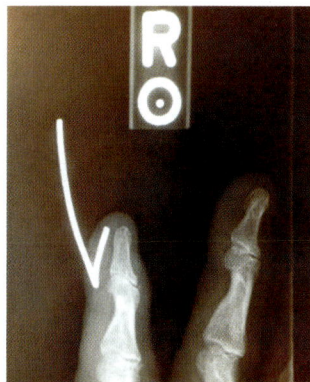

图90-2 钢丝插入示指X线片

本病例处理：

在伤指阻滞麻醉下，手术取出钢丝（图90-3）。

通过本病例需要掌握的急诊医学要点：

1. 在这种情况下，指神经阻滞麻醉应是首选，除效果好外，还不影响指远端的操作。

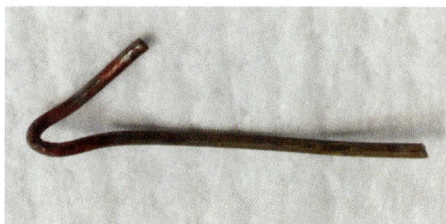

图90-3 被取出的钢丝

2. 一定要摄X片，以明确是否有骨损伤。

3. 术后需口服3天的抗生素。

病例九十一：你见过这么严重的癫痫发作时的舌咬伤吗？（Have you seen this severe tongue contusion?）

病例简介： 患者，男，28 岁，有嗜酒史、癫痫病史。患者因一个家庭成员死于醉酒，故决定要在家里戒酒。开始戒酒 4 天后的凌晨 1 点，患者因癫痫发作突然从床上跳起来，咬了舌头。于当天下午 3 点因舌头持续肿胀出血就诊。

体格检查：

查体和颈部 CT 见图 91 – 1 ~ 2。

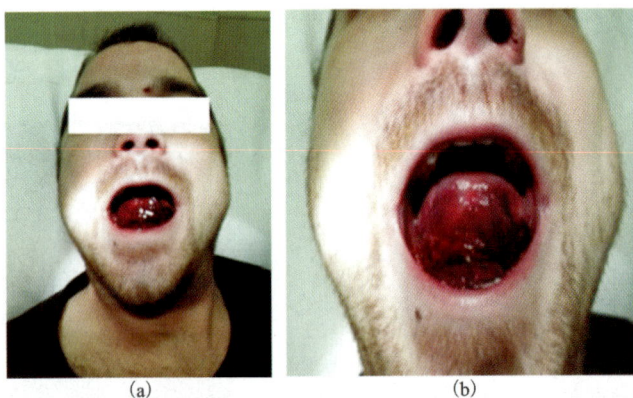

(a)　　　　　　(b)

图 91 – 1　患者舌咬伤后外观

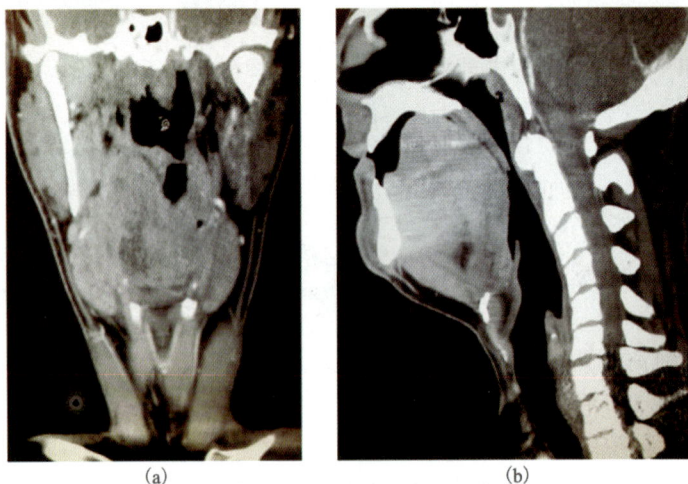

(a)　　　　　　(b)

图 91 – 2　患者颈部 CT

病程进展或随诊：

患者在急诊科，予以静脉滴注地塞米松治疗。为保护呼吸道，患者收入 ICU，在支气管镜下做了气管插管。5 天后出院，继续服用泼尼松。10 天后因癫痫发作再次入院，舌头血肿已消失。

通过本病例需要掌握的急诊医学要点：

1. 对于这样的病例，一定要对上呼吸道情况进行评估。

2. 可用地塞米松防止和治疗水肿。

3. 需邀请耳鼻喉科会诊。

4. 收住 ICU，观察呼吸道状态。

病例九十二：内植式中央静脉导管断裂在右心室（A broken port-a-cath）

病例简介：患者，女，37 岁，患有乳腺癌，且正在接受化疗。患者近几天因化疗时存在严重的左臂和内植式中央静脉导管（port-a-cath）附近疼痛而没有进行系统化疗。

体格检查：

生命体征平稳，port-a-cath 在右胸部，轻压痛，无感染迹象。其他检查无异常。

实验室及辅助检查：

胸片见图 92 - 1。

本病例的急诊诊断：

内植式中央静脉导管断裂（Broken port-a-cath）

图 92 - 2 为患者数周前的胸片，可见完整的导管。

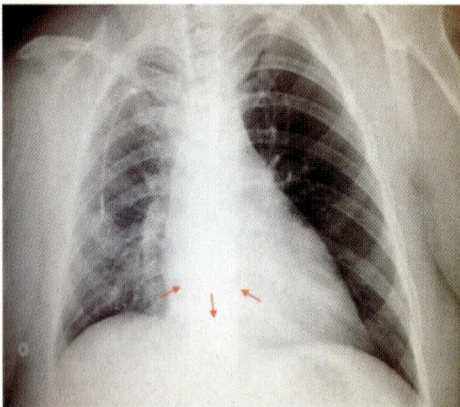

图 92 - 1　患者入院时胸片

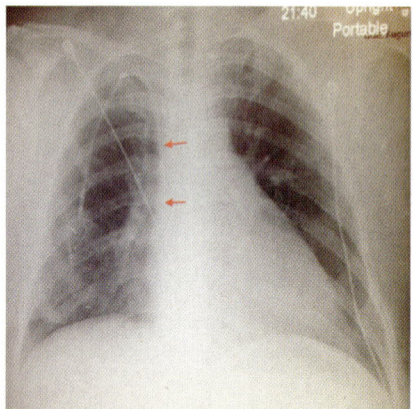

图 92 - 2　患者数周前胸片

本病例的处理：

紧急转到马里兰医院。

病程进展或随诊：

在导管室经导管将断裂的导管从心脏内取出。

病例九十三：肝海绵状血管瘤(Hepatic hemagioma)

病例简介：患者，男，57 岁，有肾结石病史。患者在沙发上睡觉，做梦惊醒后，不慎滑到地上，因右上腹痛就诊。没有任何其他症状(其 CT 检查影像见图 93-1)。

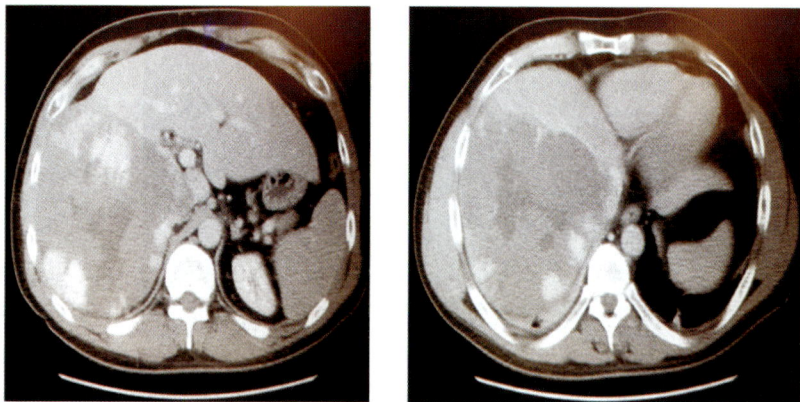

图 93-1　患者腹部 CT(肝横断面)

临床诊断：

巨大右侧肝海绵状血管瘤(Hepatic hemagioma)

通过本病例需要掌握的急诊医学要点：

1. 肝血管瘤的发生率为 0.4% ~2% ，是肝脏实质最常见的良性肿瘤。直径超过 5 cm 者称为肝巨大血管瘤。

2. 肿瘤小于 5 cm 的患者通常没有任何症状，可以不定期影像学随诊。

3. 手术指征：血管瘤破裂，症状不缓解，其他检查不能排除恶性肿瘤。

病例九十四：腹腔包块两例（Intraabdominal masses）

病例简介：

病例一：患者，女，46岁，因腹痛加重半天就诊（其CT检查影像见图94 – 1）。

病例二：患者，女，46岁，因腹痛加重2天就诊（其CT检查影像见图94 – 2）。

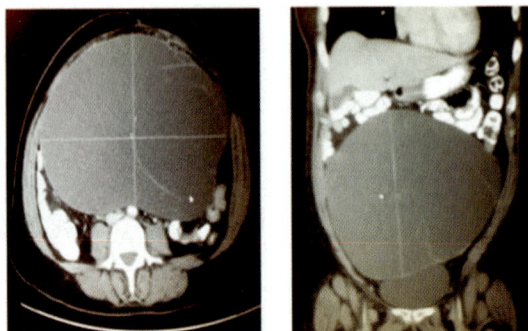

图94 – 1　病例一患者腹部CT影像

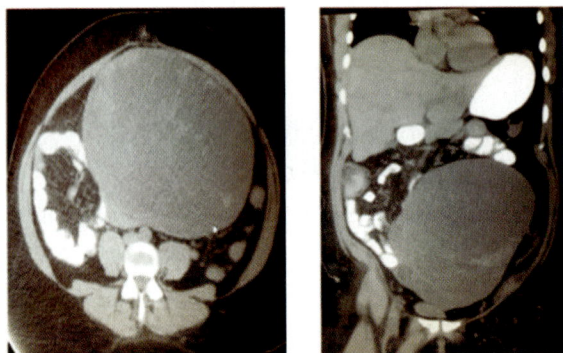

图94 – 2　病例二患者腹部CT影像

临床诊断：

腹腔内肿物，卵巢囊肿可能性大

病程进展或随诊：

病例一：住院第二天做了剖腹探查术，囊肿起源于左侧附件，行子宫及附件切除，病理检查结果报告为黏液性囊腺瘤。9个月后复查腹部CT正常。

病例二：住院当天做了剖腹探查手术，肿物为25 cm大小，表面不规则，并有坏死和破裂，病理检查结果报告为卵巢癌或间质瘤，源于左侧卵巢。行子宫及附件、淋巴结和肠系膜切除术。

通过本病例需要掌握的急诊医学要点：

卵巢囊肿的治疗：年轻患者尤其是绝经前患者多采用卵巢囊肿切除术。年龄较大(45 岁以上)或绝经后患者，可行一侧或双侧输卵管卵巢切除术。

病例九十五：多发性肠套叠（Multiple intussusceptions）

病例简介：患者，男，65 岁，有高血压、甲状腺功能减低症和憩室炎病史，因严重的间歇性上腹痛 1 天，伴恶心和呕吐就诊（其 CT 检查影像见图 95 - 1）。

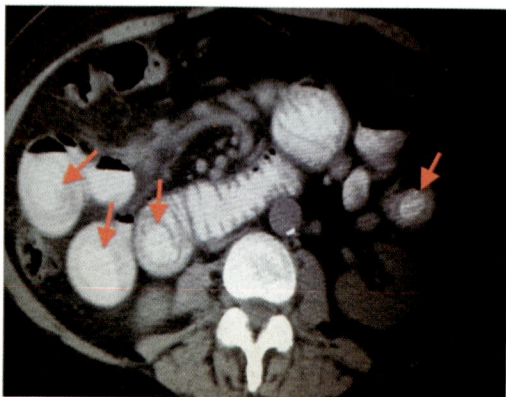

图 95 - 1　患者腹部 CT

通过本病例需要掌握的急诊医学要点：

成人肠套叠导致肠梗阻的比较少见，多发性肠套叠仅有个例报道。通常都需要手术治疗，因为成人肠套叠多由器质性疾病/病变造成。多发性肠套叠要注意患者是否有乳糜泻（celiac disease）。

病例九十六：多囊肾和多囊肝（Polycystic kidney disease and polycystic liver disease）

病例简介：

病例一：患者，男，60岁，有慢性肾病史。因黑便3周，头晕和无力1天就诊。血红蛋白59 g/L，生命体征平稳。腹部轻压痛，可触摸到肿块。腹部CT平扫见图96-1。

病例二：患者，女，51岁，因右上腹痛2天就诊。患者在过去的5年经常有腹痛的症状。CT见图96-2。

病例一

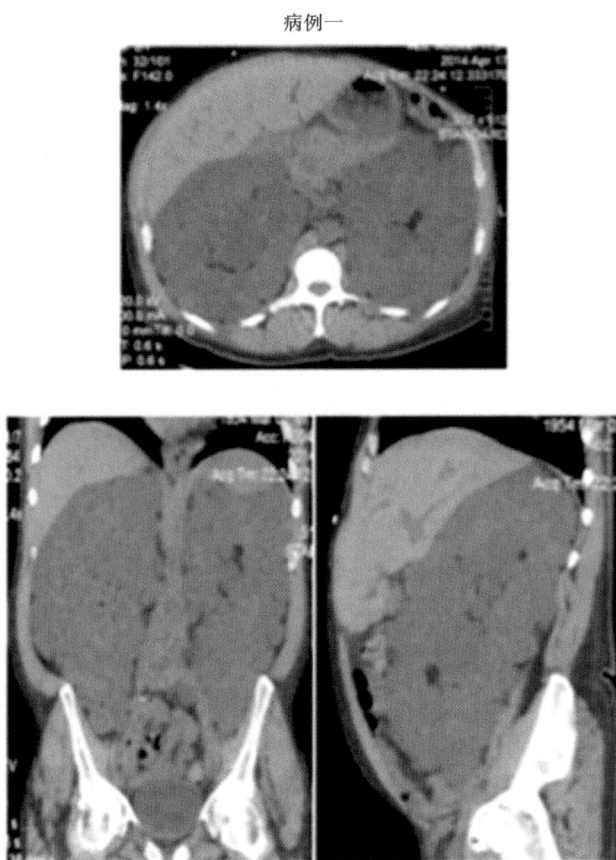

图96-1　患者腹部CT

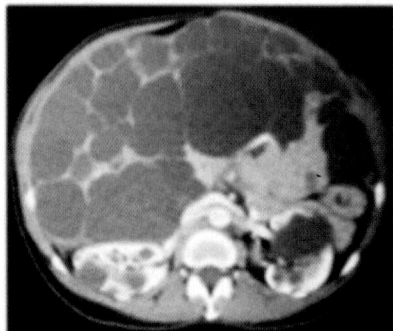

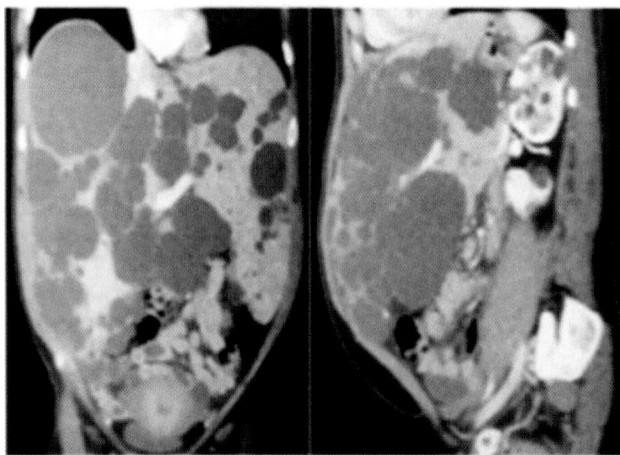

图 96 - 2　患者腹部 CT

通过本病例需要掌握的急诊医学要点:

病例一:多囊肾病。在北美和欧洲,多囊肾病患者占透析和肾移植患者的 6% ~ 10%,一半左右的患者到 60 岁都需要依赖肾替代治疗。无特殊有效治疗。可关注 somatostatin analogue octreotide longacting release(生长抑制素类似物,长效奥曲肽),可能有延缓囊肿增长的作用。

病例二:多囊肝。半数以上多囊肝的患者合并有多囊肾,大多数为先天性的,系肝内胆小管发育障碍所致。多囊肝如果同时又有多囊肾等,属于多囊脏器,往往与遗传因素有关。对于较大的肝脏囊肿,如果患者有症状,可以考虑行超声引导下穿刺抽液治疗,但效果不太满意。如果严重影响肝功能,则需考虑进一步的治疗。肝移植为治疗该病的最佳手段。

病例九十七：无痛性肉眼血尿与肾癌（Painless hematuria）

病例简介：患者，女，49 岁，有吸烟史。因间歇性肉眼血尿 2 个月，加重 3 天就诊。无腹痛、盗汗和体重下降。无家族史。腹部 CT 平扫和增强影像见图 97 – 1 及图 97 – 2。

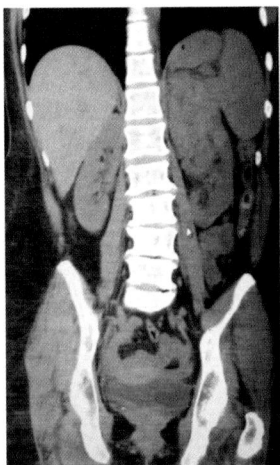

图 97 – 1　腹部 CT 平扫影像

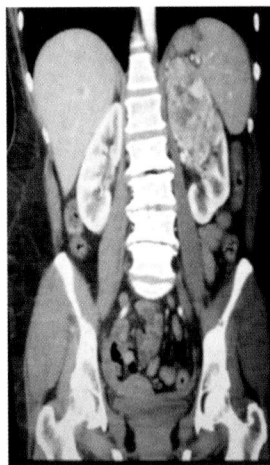

图 97 – 2　腹部 CT 增强影像

本病例急诊诊断：

左肾实质性肿物，恶性可能性大。

病程进展或随诊：

1 个月后做了左肾切除术。

通过本病例需要掌握的急诊医学要点：

血尿患者诊断性检查的选择（见图 97 –3）：

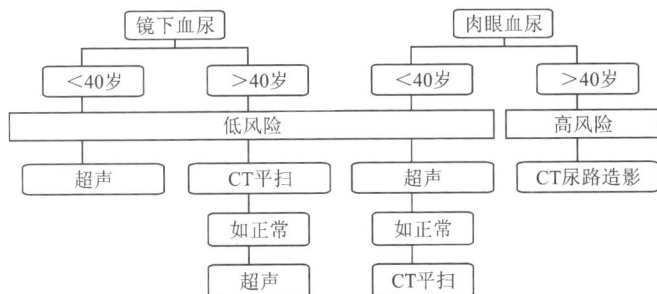

图 97 –3　血尿患者诊断性检查的选择

病例九十八：尿道异物（Urinary bladder foreign bodies）

病例简介：患者，男，19 岁，因阴茎痛，不能排尿就诊。患者有轻度脑发育迟缓。患者自行塞入一个微磁铁后，有欣慰感，随后将剩下的 39 个一个个塞入，一共塞入 40 个。一半在尿道，一半悬在膀胱里。

体格检查及辅助检查：

盆腔 X 线片显示耻骨后有不透光金属样异物影像（见图 98 - 1）。

病程进展或随诊：

1. 放置导尿管，将磁铁推入膀胱（见图 98 - 2），第 2 天泌尿科门诊就诊。

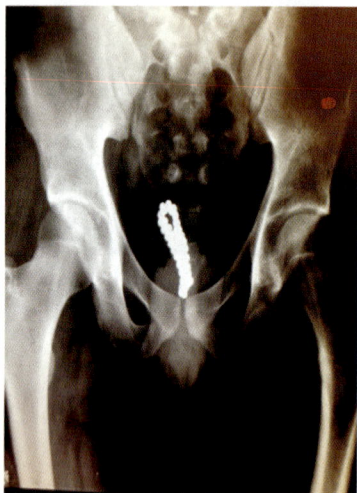

图 98 - 1　患者盆腔 X 线影像

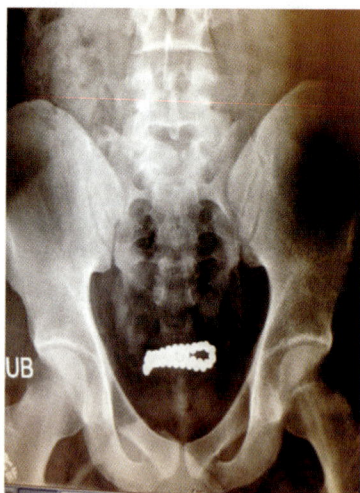

图 98 - 2　将异物推入膀胱后 X 线影像

2. 第 2 天膀胱镜下将所有微磁铁取出。

病例九十九: 前臂骨折伴移位(Displaced distal forearm fracture)

病例简介: 患者,女,52岁,走路时不小心摔倒,左手着地,导致左腕关节疼痛并变形。

体格检查:
生命体征平稳,左腕关节肿胀、压痛、变形,神经血管无损伤。

实验室及辅助检查检查:
患者X线片影像见图99 – 1。

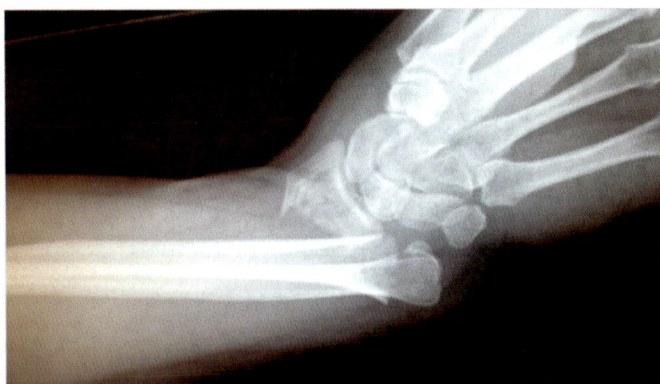

图99 – 1 患者左桡尺骨远端骨折X线影像

本病例的急诊诊断:
左桡尺骨远端骨折伴脱位(Displaced fractures of distal radius and ulna)

本病例的处理:
在镇静下骨折复位和夹板固定(见图99 – 2)。

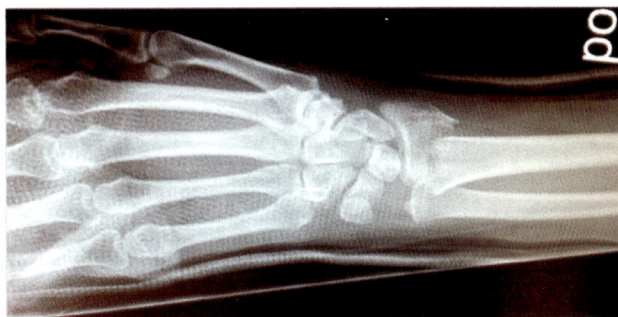

图99 – 2 患者骨折复位的X线影像

病程进展或随诊：

夹板固定后嘱患者回家观察左手指端循环情况，有不适随时急诊，同时嘱患者骨科门诊随诊。2 天后收入院做了骨折内固定术（见图 99 − 3）。

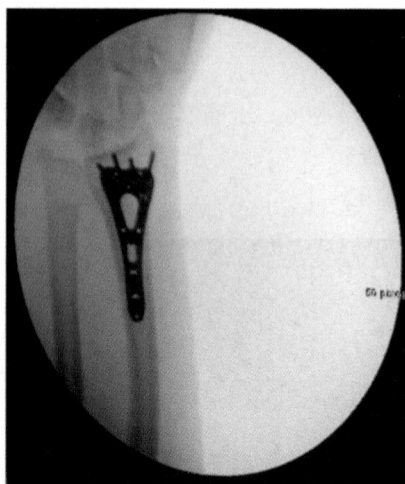

图 99 − 3　骨折内固定术后 X 线影像

通过本病例需要掌握的急诊医学要点：

移位性肢体骨骨折一定要尽快复位，以减少或防止对神经血管造成不可逆的损伤。

病例一百：面部裂伤缝合（Facial laceration repair）

病例简介：
病例一：患者，女，32岁，不小心被水果刀在左额部划了一下（见图100-1）。

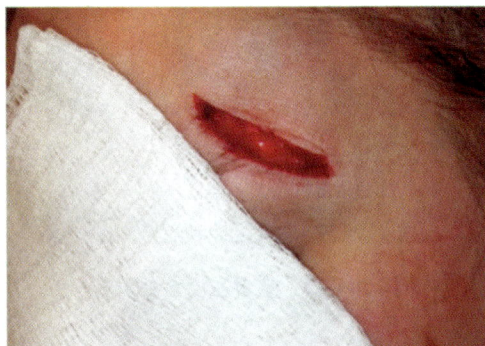

图 100-1　患者左额部刀割伤外观

由于伤口干净，边缘整齐，在用可吸收线进行皮下缝合后，皮肤边缘对接良好，无张力，因此采用了皮肤黏胶，对合理想（见图100-2）。

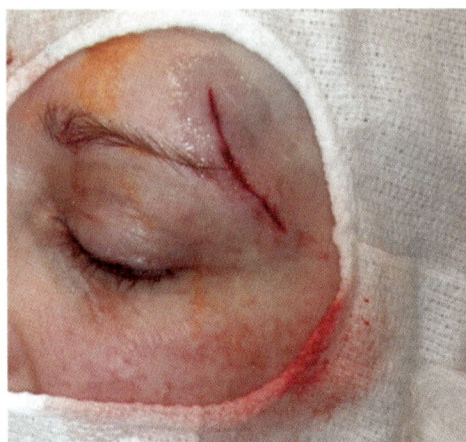

图 100-2　患者术后外观

病例二：患者，男，37 岁，醉酒后摔倒，因左眉毛区开放性伤口（见图 100 - 3）来急诊就诊。

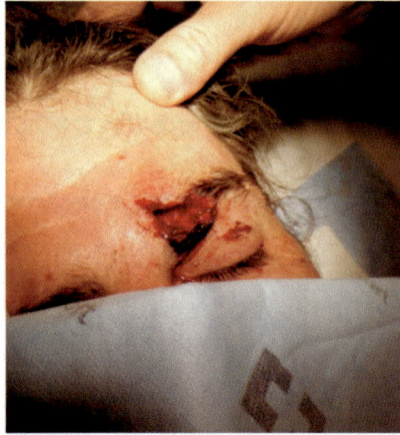

图 100 - 3　患者左眉多处损伤

由于伤口不规整并有皮瓣，在消毒、局部麻醉、彻底清洗后，进行了双层缝合（见图 100 - 4）。

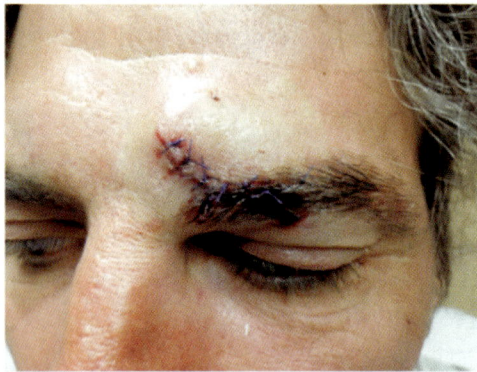

图 100 - 4　患者左眉弓处损伤术后外观

通过本病例需要掌握的急诊医学要点：

皮肤黏胶（dermabound or tissue glue）在开放性伤口处理中的应用越来越广，其应用指征包括：表浅、边缘整齐、干净、无张力的裂伤。

其他篇 (Miscellaneous)

一、2013 年中美医生生活方式比较 (Comparison of life styles of American and Chinese physicians in 2013)

2013 年 5 月 15 日，美国 Medscape 发表了一个与中国某家大型网络机构合作进行的对中国 6000 名医生生活方式进行调查的报告，并与美国的调查结果进行了比较。现将其要点总结如下，供国内同仁参考。

1. 中美医生的职业倦怠比较

比较内容	美国医生	中国医生
职业倦怠发生率	42%	82%
可以控制，不需要作改变	25%	36%
可以控制，但需要作一些改变	62%	52.2%
在考虑离开现在的岗位	7%	7.3%
在考虑完全离开医疗岗位	5%	4.5%

2. 最常见的职业倦怠原因

美国医生	中国医生
太多的官僚任务	收入不高
工作时间太长	工作时间太长
收入不高	没有职业成就感
不被重视	难以对付的患者太多
难以对付的患者太多	没办法提供高质量服务

3. 收入差别

87% 的中国医生 (43% 的美国医生) 很少或没有储蓄；只有 13% 的中国医生认为有足够的储蓄 (美国医生 51%)。中国医生 (月薪为 3500 元至 10000 元) 比他们的美国同行的收入要少得多，也低于国内部分行业的平均水平。例如，医药销售代表可以赚取医生薪水的 2~3 倍。

4. 医患关系

医疗关系恶化是中国医生认为导致职业倦怠的主要原因。最显著的例子是日益增加的暴力行为。媒体的负面报道和医药回扣损坏了医生的信誉。

5. 家庭结构

60.6% 的中国医生(美国为 46.1%)表示家是他们最快乐的地方,只有 6% 的医生(美国为 4.3%)表示工作时很有乐趣。虽然大多数中国医生认为家是他们最快乐的地方,但他们的家庭幸福指数(从 1 到 7,1 为非常不高兴,7 为非常高兴)只有 3.4(美国医生为 5.5)。中国医生的工作幸福指数是 3.3,远低于美国同行(4.8)。中国医生独自生活的比例要比美国同行高(中国为 27%,美国为 16%),这可能是因为他们对家庭生活的满意度较低。

6. 休假

64% 的中国医生每年休假不到 1 周,而在美国只有 5% 的医生每年休假不到 1 周。

7. 健康与健身

中国医生的身体锻炼远不如他们的美国同行。工作压力大、工作时间长和休假短,他们怎么会有时间锻炼身体呢?

参考文献

[1] Chinese vs US Docs:Comparing Burnout and Lifestyle. Medscape. May 15, 2013.

二、美国急诊科临床实践内容规范（Practice scopes of emergency medicine physicians）

院前急救（Prehospital care）

积极参与院前急救；直接参与院前患者诊治或线上及线下的医疗指导；与院前急救医疗工作人员进行学术交流；将院前急救信息整合到对患者的评估和治疗中。

紧急稳定病情（Emergency stabilization）

进行快速评估，并采取适当措施稳定和治疗患者。

进行重点的病史采集和体格检查（Performance of focused history and physical examination）

对患者的症状和病史进行有效的分析；确定相关的风险因素；进行重点评估；密切注意患者的一般情况、生命体征和状态；发现相关的阳性体征；进行所需的技术操作。

影响因素的识别（Modifying factors）

识别年龄、性别、种族、交流障碍、社会经济地位、基础疾病，以及其他可能影响患者治疗的因素。

专业和法律问题（Professional and legal issues）

了解和应用与治疗患者有关的职业道德、伦理和法律。

诊断手段（Diagnostic studies）

选择并采用最适当的诊断方法并对其结果进行解释，例如，心电图、急诊超声和实验室检查。

诊断（Diagnosis）

根据病史、体检、各种操作和检验结果，形成相关的鉴别诊断和最有可能的诊断。

干预性治疗（Therapeutic interventions）

进行操作和非药物疗法，以及必要的病情说明。

药物治疗（Pharmacotherapy）

选择合理的药物治疗，了解其药代动力学特性，并预测可能发生的药物相互作用和不良反应。

观察和重新评估（Observation and reassessment）

评估和反复评估患者的治疗效果，包括对并发症和潜在医疗事故的处理；监测、观察、处理，并稳定在检查或治疗不同阶段的一位或几位患者。

其他篇

会诊(Consultation)

与其他医生和专业人士合作,以找到治疗患者的最佳方法。

最后处置(Disposition)

安排患者入院、出院(包括随诊计划)、观察,或必要的转院,以及将这些安排与患者、家属及相关医务人员进行有效的沟通。

预防和教育(Prevention and education)

在对患者进行风险评估时,要应用流行病学知识;对患者进行健康教育;选择合理的疾病和损伤的预防要领。

病案记录(Documentation)

通过简洁的方式记录患者的诊疗过程,以有利于质量管理和费用计算。

多患者处理(Multiple patient care)

要根据多位急诊科患者的缓急情况进行评估和处理,包括为提供最佳的患者治疗而消除干扰并能同时进行多项工作。

团队管理(Team management)

对患者管理团队的所有成员进行协调、教育和指导;合理应用医院资源;熟悉灾害处理程序。

参考文献

[1] The 2011 model of the clinical practice of emergency medicine. AcadEmerg Med. 2012 Jul 19 (7):e19 – 40. doi:10.1111/j.1553 – 2712.2012.01385.x. Epub 2012 May 31.

三、美国院前急诊医疗体系简介（An introduction of prehospital emergency medical system in USA）

概况

EMS 受美国联邦、州和地方政府组织的监管，但通过各种志愿者、非营利机构或商利公司进行经营。所有 EMS 患者的急救服务都是通过以救护车为基地的第一反应者(first responders)、急救技师(emergency medical technicians)和急救医士(paramedics)，根据标准的急救方案在以远程医院为基地的急诊医生的指导下完成的。现以马里兰州的 EMS 为例，向大家介绍美国 EMS 的运转概况。

马里兰 EMS 组织结构

在美国非常有名的马里兰州 EMS 体系是由马里兰急救医疗体系研究院(Maryland institute for emergency medical services system，MIEMSS)来管理和协调的。它主要负责救护人员的培训、认证、质量控制和标准急救方案的制定。院前调度及急救人员与院内指挥站之间的信息交流和协调是通过两个区域急救医疗信息中心(Emergency medical resources centers，EMRC)来完成的。在美国，救护车必须配备至少 2 名人员，包括一名司机。但通常情况下，为避免资源浪费，救护车上没有医生。救护人员的认证水平取决于救护车管辖地区的需求。

院前急救及转运流程

在紧急情况下，居民拨打的 911 呼救电话会由当地调度员根据情况转给警察、消防站或救护车。经过现场初步评估和治疗后，急救人员将联系 EMRC 。EMRC 值班人员会将现场急救员与最近的急诊科指挥站连线，以提供患者信息并征求进一步的治疗建议。当需要同时向创伤中心或中毒控制中心咨询时，EMRC 也可以协调几家同时在线，为患者选择最合适和最佳的医疗资源。在美国没有一个联邦或州规定了从接到呼叫到到达现场的时间，但它通常为 7~8 分钟。

院前与院内的协调

在急诊科为 EMS 提供指导的急救指挥站的护士长主要接收通过有线网络转入的 EMRC 电话，为患者到达做好准备。一旦救护车到达，患者在转运床上等候的时间不能超过 15 分钟。她们同时还负责与医院管理当班人员和急诊室医师联系，确定急诊科和医院的繁忙程度及安全处理患者的能力，并及时向 EMRC 报告繁忙级别警报。根据美国 1986 年急诊治疗和分娩权力法案(Emergency medical treatment and active labor act，EMTALA)，急诊科不能拒绝接诊任何到急诊就诊的患者。但为了保证由救护车转运患者的安全，如无生命危险并病情平稳，在下列情况下可由 EMRC 协调送到下一个临近并有接收能力的医院。"黄色警报"是指急诊科特别忙，只能接受不稳定或危及生命的患者；而"红色警报"则表示医院没有带有心电监测的病床，那些需要心电监测但又病情稳定的患者要送到下一个较近的医院；当发出"蓝色警报"时，意味着医院必须暂时停业（如电源停电、火灾、煤气泄漏、炸弹威胁等情况），不能接收任何患者。

所有这些警报信息将由 EMRC 集中掌握和监控，并实时地通过一个地区医院警报监控系统（County Hospital Alert Tracking System，CHATS）提供给大家。当任何医院发出警报时，EMRC 的工作人员将立刻通知该医院区域内的所有救护车。警报持续时间规定不能超过 8 小时，因此医院和急诊科必须尽快解决当时繁忙的局面以腾出床位。

对于那些危重患者（如脑卒中、呼吸衰竭或心脏骤停患者），救护车必须送他们到最近的医院。

院前急救方案是美国院前急救标准化的保证

由于院前急救的设备和所能做的治疗和操作受到很大限制，所有 EMS 急救人员都经过了严格培训，知道如何按照精心设计的标准化"方案"进行现场和转运途中的急救。这些方案将保证 EMS 急救人员对他们常见的紧急情况提供安全有效和标准化的院前处理。这些方案都会被及时更新，如马里兰每年 7 月 1 日都会有新的方案出炉。届时，所有 EMS 相关人员，包括具有 EMS 指挥站功能的急诊科的所有医生和护士，都要接受对新的方案进行的相关培训。

四、2013 年医学理念的颠覆和改变（New changes that may change your practice in 2013）

1. "明智选择"——避免过度诊断和过度治疗

2012 年 4 月美国内科资格审查委员会发起了一个《明智选择（Choose Wisely）》运动，到目前已有 80 多个医学专业团体加入。《明智选择》的宗旨是促进医生和患者之间的交流，帮助患者根椐下列条件选择检查和治疗：循证、不重复、无伤害、必须。每个权威专业机构提出 5 个不必要的检查或治疗。可参考我在微博（Dr_XiaoUS）上的系列报导#明智选择#。

2013 年 7 月，由美国医院认定联合委员会组织了一个全国医学学术团体、医疗机构和政府部门联合参与的会议，确定了 5 个应用广泛，但对患者安全和质量有害的 5 项治疗：普通感冒用抗生素、输血、儿童放置鼓膜管、提前安排分娩和择期心脏支架。

2. 新指南废弃了 LDL 控制指标

2013 年 11 月美国心脏协会发表了新的胆固醇监测、评估和治疗指南，指出没有明确的随机对照实验结果支持将胆固醇控制到某个水平以下。因此，新指南对 LDL 和非 HDL 胆固醇在初级和二级心血管病预防方面没有规定靶目标，而强调应用他汀类药物可以相对降低 LDL 胆固醇。

3. 肥胖被定义为一种疾病

在 2013 年 6 月的美国管理协会的年会上，与会者一致同意将涉及 1/3 的美国人和每年耗费 1900 亿美元的肥胖症列为一种疾病，以进行全方位的预防和治疗。

4. 几种主要药物的警告

阿奇霉素（Azithromycin）可以导致尖端扭转型室性心动过速（torsades de pointes），氟喹诺酮（Fluoroquinolone）类药物可以增加永久性末梢神经炎的危险；克拉霉素（Clarithromycin）对已服用抗高血压钙拮抗药的患者可增加因急性肾功能衰竭和低血压而产生的住院率和死亡率；他汀类药物与包括脱臼、肌腱损伤和关节扭伤在内的骨骼系统损伤有关。

5. 几种主要营养添加剂的警告

钙添加剂可以增加包括心血管在内的所有原因的死亡率（脑卒中除外）；每周超过 28 杯咖啡可增加男性所有原因的死亡率；无热卡的人工糖饮料可以增加体重，并增加代谢病、糖尿病、心血管病的风险；一个新的假设提示了抗氧化剂不但不能预防反而可能引起肿瘤。

6. 有益处的益生菌和肉桂

规律食用含益生菌酸奶的女性，可以改变控制情绪的脑组织的活动；服用肉桂营养品可改善 2 型糖尿病患者的空腹血糖和胆固醇水平。

7. 药厂代理对医生超过 10 美金的贿赂要报告

可支付医疗法案内的阳光法案(The Sunshine Act)于 2013 年 8 月生效，要求药物和医疗器械代理商上报向医生提供超过 10 美元价值的礼品(transfer of value)的情况。如每次少于 10 美元，但一年超过 100 美元也要上报。阳光法案要求医疗保险与救助中心于 2014 年 9 月对每位医生的受贿总额在网上进行公布。

五、美国住院医师培训简介（Residency training programs in USA）

目前我国尚未建立经国家认可的全国统一的住院医师培训机构，导致各地不同级别医院的住院医师培训水平和培训质量差异较大。

住院医基地的审批和认证：

与中国不同，美国的各专科住院医师培训采取全美统一的培训标准（core curriculum）和培训基地（residency program）认证。美国毕业后医学教育认证委员会（the Accreditation Council for Graduate Medical Education，ACGME）专门负责全美9200个住院医师培训基地的评估和审批及各专业中心课程的制定，其使命是保证住院医师培训的环境和质量，使其毕业后能独立标准化行医，从而改善整体医疗水平。ACGME为私立、非盈利性机构，其董事成员机构（每个机构4人）包括：美国专业医生执照审批委员会、美国医院协会、美国医学会、美国医师学院协会和医学专业学会委员会。同时，ACGME董事会成员还包括两名住院医师、3名大众代表和一名联邦卫生部代表。对住院医师培训基地的审定是通过27个专业评审委员会（Residency Review Committee，RRC）来完成的。每个RRC均由其专业学术团体推荐的志愿者组成。

ACGME对承担住院医师培训的医院、医院内各专科及亚专科培训基地，及所有的培训项目均建立了统一审核标准。ACGME对于培训基地的认证标准涵盖患者数量、病种、培训教师数量和资格等要求。以急诊住院医师培训机构为例，ACGME要求其主要培训基地住院医师与教师的比例为3:1，年急诊量至少在3万人次以上，病种齐全，危重病或重伤的比例要至少占3%或1200人次以上，有各年龄段和不同性别的患者，并有强大的各专科会诊体系。对于培训基地，ACGME要求其一定要附属于医学院，需建立培训基地委员会，明确轮转科室及完成培训内容的条件。

此外，ACGME对培训基地的相关管理人员和教师也提出了明确的要求。以急诊住院医师培训项目为例，作为基地主任，需有3年以上教学经验，临床工作限制在每周20小时内，或每年不超过960个小时等。核心教师在参加临床教学的同时，要有足够的时间参与住院医师的培训，其平均临床工作不能超过每周28小时，或每年不超过1344小时等。

对于培训项目的认证标准，以急诊住院医师的培训项目为例，ACGME要求该项目每年至少有6名住院医师，每3名住院医师至少须配备一名核心教师，并应熟练掌握每一时期的培训目的和标准等。

美国住院医基地资金来源：

在美国，绝大部分的住院医师培训费用由联邦、州政府和医院共同承担。拥有充足经费（包括住院医师的薪水、待遇，及一切为培训服务的费用）也是医院申请住院医师培训基地和项目的必备条件。每年美国政府和医院花费在一名住院医师身上的费用约为其年薪的 3~4 倍。目前，美国南部住院医师的年薪约 4.5 万美元，北部住院医师年薪约 5 万美元，此薪资水平能维持他们在培训过程中的基本生活需要。医院也会为住院医师免费提供院内餐、各种保险，以及每年去外地参加继续教育学习的机会。

标准住院医培训的重要性：

在中国，住院医师培训并非是医生从事临床工作的必经之路。由于住院医师培训制度与职业准入制度不挂钩，同样也影响了住院医师参与培训的积极性。在美国通过住院医师培训是医生独立行医的先决条件。他们只有通过住院医师培训，拿到毕业证书，才能取得医生执照。在医院的招聘过程中，医院也会要求所招聘医生要通过住院医师培训。另外，住院医师要想拿到专业证书（Board），必须要完成 ACGME 认定的住院医师的培训。

美国的住院医师培训过程都是相当辛苦的，并且压力很大，除了要接受和掌握知识和技能以外，还要经受住身体和心理的考验。所有的住院医师在培训过程中都必须表现得非常积极，几乎可以用"卖命"一词来形容，因为他们知道一旦毕业后，就不再有这样的学习培训机会，只有学习到更多的知识和技能，顺利毕业，才能找到好工作，才能有自信和能力去独立行医。

培训教师的积极性也直接关系到住院医师的培训效果。在美国培训教师都很愿意参与住院医师的培训，会把住院医师需要掌握的各种知识、技能毫无保留地传授给他们。这一方面是因为住院医师培训结果的好坏直接影响到他们的毕业和临床能力的掌握、基地和医院的声誉、培训基地的寿命，另一方面，参与并认真完成住院医师培训内容也是教师的主要职责之一。若是教学医院的教师，其参与住院医师培训还与职称评定息息相关。

住院医培训的质量保证：

在美国，住院医师培训基地或项目审批时，医院的相关科室必须向 ACGME 作出书面保证，确保住院医师在科室轮转培训过程中能充分享受到其指定的各种培训机会，包括各种操作。无论是对住院医师还是参与培训的教师，ACGME 及培训机构均有明确要求。比如，ACGME 要求急诊医学教师至少需参加 50% 的住院医师课堂教学。2010 年—2011 年美国马里兰大学急诊医学住院医师培训手册要求，住院医师至少要有 50% 的临床时间由急诊医生监督和指导，并且至少需参加 70% 的课堂活动。

除培训教师对住院医师的每一次轮转作出评价外，美国住院医师有责任对培训基地主任、教师，及整个培训基地作出评价，这些资料均会在培训基地办公室备案，以备 ACGME 检查。培训基地的主任每年会与住院医师进行至少 2 次的一对一交流沟通。比如，该住院医师在培训过程中存在什么问题，是否有了改善，每个教师的评价如何等。同样，他也会查看住院医师对教师的评语，查看有没有哪位教师在培训过程中存在问题。倘若住院医师对带教教师不满，他可以举报该名带教教师。住院医师有权审看所有在他(她)的档案中的材料。

不仅如此，在对住院医师培训基地进行的每2~5年一次的重新评审过程中，ACGME会派人到医院驻点1~2天。被派人员将与该医院的住院医师、带教教师、基地主任，及其他辅助人员进行谈话，检查培训人员档案，倘若发现有任何证实对此住院医师培训基地发展不利的现象或事件，ACGME将展开全面的调查。根据调查结果，ACGME将会作出最终裁决，或待定以观后效，或者撤销基地资格，或者通过评审。

住院医师考核标准：

美国对所有专业的住院医师有一套非常完整和成熟的标准化考核体系，要求住院医师培训后掌握6项核心职业能力：

1.临床能力(Patient Care and Procedural Skills)。对患者要有爱心，处置要合理，要进行有效诊治，住院医师必须要熟练掌握本科理论(病史采集、鉴别诊断、治疗方案及实施等)及技能。以急诊科为例，住院医师一定要掌握诊断和处理意外情况、危重病和创伤的能力，要可以及时有效地调动医院相关资源；要熟练掌握下列操作：心肺复苏、疼痛和麻醉控制、心脏起搏、气管切开、关节脱位复位、床旁超声、气管插管、阴道分娩、各种伤口处理等。

2.医学知识(Medical Knowledge)。对临床问题能进行探索性和分析性思考，熟练掌握学科有关理论基础与临床知识，并将其应用于临床实践。

3.从临床实践中学习和自我提升的能力(Practice-based Learning and Improvement)。其中包括自我评价，制定个人短期和长期目标，及实现每一目标的方法的能力。应用循证医学改善自己的临床能力。

4.人际沟通和交流技能(Interpersonal and Communication Skills)。与患者建立良好的医患关系，与团队或医护人员有效合作。

5.专业素质(Professionalism)。能以尊敬、同情、诚实的态度对待患者，做事严谨，能放弃个人利益，满足患者和社会需求。

6.利用体系内资源的能力(Systems-based Practice)。是否适应在各种不同的医疗环境中工作并能及时有效地调动患者所需的各种资源等。

与中国一样，ACGME对各临床操作技能也有数量上的要求，不过，ACGME还同时要求在住院医师的操作过程中，要有教师进行监督、签字并给予评定。美国的住院医师培训内容非常丰富，要求也较高。以理论知识学习和学术活动为例，美国马里兰大学急诊医学住院医师培训手册要求，每周需安排5小时的课堂讲座，内容包括核心课程内容、疑难病例分析、专业文章解读、科研方法的讲解，以及急诊医学管理研讨会。在学术活动上，他们要求住院医师能够掌握科研基本理论，正确解析最新文献，了解如何将科研成果应用于临床，并能参加相关学术课题的研究。

六、解决中国医疗信任危机的根本方法：将"信任危机"的恶性循环转换成"标准化医疗"的良性循环（The radical resolution of trust crisis in healthcare in China：transferring 'trust crisis' into 'trust healthcare'）

俗话说，"不在其位，不谋其政"。在为医疗改革献策献计方面，是没有道理的，因为我们都直接或间接"在其位"。

几天前，我发表了《中国医疗信任危机的来源及恶性循环》，没有引起什么反应，尚在我的预料之中。分析原因有三。一是这个话题没有新鲜感，老生常谈（诧异）；二是部分读者对于这些现象陌生，等待深入的了解（欣慰）；三是还有部分读者认为你一个临床医生，又久居美国，会有什么高见（无奈）。"砖"已经抛出来了，当然"玉"还是要出来彰显（show）一下的了。允许我用我对美国医疗体系20多年的切身体会，来诠释这些现象并提供可能的解决方法。仅供参考，但这些都是带有正能量的呀！

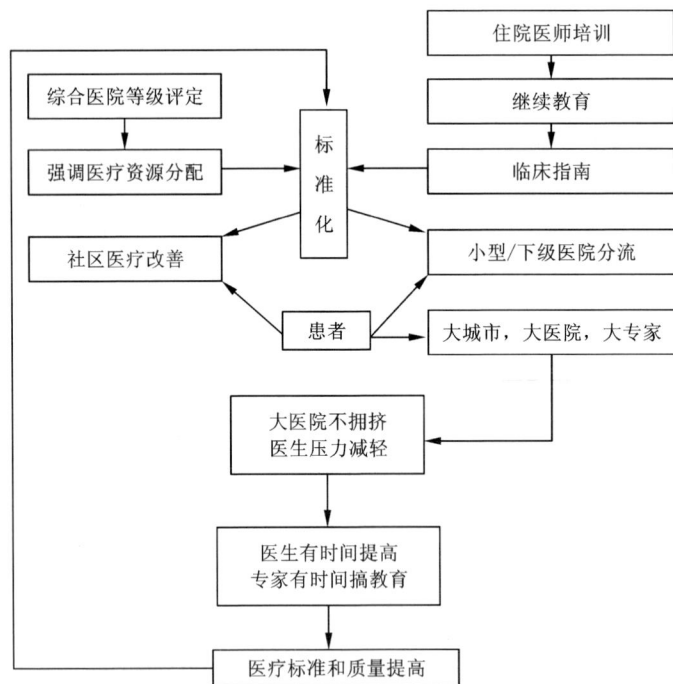

图 101 - 1 解决中国医疗信任危机的根本方法

1. 各大医院需要这样无限度的扩张吗？（信任危机的原因：资源分配不均匀；结果：患者涌向大医院）

医院的评级制度致使各大医院规模越来越大，中国医疗资源越来越集中，就连急诊科也要有自己的楼，几乎成为院中院。难怪每个大医院的医生都叫苦连天，"我们这么忙，哪还有时间和精力搞教学和继续教育"。美国全国急诊医生平均每人每小时看不到2个患者。中国呢？连一个大医院的心脏科门诊每个医生半天时间都要看53位患者(美国一般门诊或私人诊所看一个新患者要半小时，老患者也要15分钟)。为什么会有这么大的差别？人口多当然是一个关键因素，但更主要的是美国人对自己区域内的医疗网络都很信任(因为美国全部的医生都经过了全国标准和统一的住院医培训)，几乎所有患者都在利用当地的资源。

建议：医疗资源的重新合理分配应是当务之急。政府在制定医院评级标准时，要将医院对地区内基础医疗的贡献和参与作为一个主要的评定标准。不仅只是接受会诊、转诊和转院，同时要设立激励政策，鼓励专家教授定期到下级医院服务和进行技术培训，提高整体水平。

2. 国家为什么给了社区医疗这一形式和6项任务，却没有引导出质的变化？（既是信任危机的原因又是结果）

大锅饭，缺乏积极性，没有竞争，没有标准化的培训。老百姓如何能相信?! 只把固定薪水从2000元升到3000元，是不能解决根本问题的。美国在每个行政区域内都有政府财政支持的免费社区医疗机构(Health Department)，主要服务于穷人，一般都是当地的医生利用自己的业余时间做义诊。但这种形式只是对整体(主流)医疗的一个相当小的补充。

建议：首先对社区在职人员进行标准化的全面培训(包括知识和技能)，可试点引入竞争机制，包括社会资本的参与。

3. 中国为什么会开辟一个史无前例的寄生于当前医疗体系的产业——医闹和医暴？（信任危机的后果）

我认为，医闹产生的根本原因是医疗体制的不健全，使舆论和某些人或集团有机可乘。应重视当前最重要的问题，即自身的建设。

建议：加强全国范围内的医疗实践标准化和自身形象(素质)的建设，从医学生和住院医师开始。健全法制，将医闹和医暴现象作为刑事犯罪处理。

4. 医学继续教育应市场化、多样化。

一个国家医学继续教育的条件、环境和质量是标志其医学整体质量的关键。由于医学发展和更新之迅猛及医学的国际化，仅靠几个专家和几个常年指定的机构和项目，是不能满足全国各级医生对医学知识及技能更新和保持的需求的。另外，继续教育项目申请时间之长，难以想象。以2013年第一批项目申请为例，国家级申请日期为2012年7月16日–2012年9月17日，发布日期为2013年2月

1日(7个月);会级申报时间为2012年9月3日至2012年10月30日,发布日期也为2013年2月1日(5个月)。与美国相比,中国医学继续教育的形式单调、循证内容不丰富、普及性不高、受益面有限,尤其是质量难以掌握和评估。

建议:由国家医学委员会制定再教育项目标准,由举办单位教育处负责质量把关和评估,使医学再教育市场化、多样化。鼓励青年优秀医生的参与。

总而言之,所有的这些现象都直接或间接地导致了中国医疗市场的危机,但同时也代表了危机产生危害的自我保护机制。这个恶性循环链必须打断。我认为,将这个恶性循环链变成良性循环链的最核心的武器是在全国建立一个标准规范化的患者服务体系(见图101-1)。这将是一个长久战,但却是一项长治久安、利国利民的大计。标准化要从住院医师培训开始,到在职继续教育,再到制定循证指导下的规范化和标准化的医疗指南。同时鼓励大医院将资源下放至社区及下级医院共享,鼓励医学继续教育市场化。到那个时候,患者将会放心地充分利用当地医疗服务,医生将有精力和时间在提高自己的同时进行教学、科研和继续教育,以进一步提高标准化的医疗。